Kohlhammer

Die Herausgeber/innen

Prof. Dr. Dr. Thomas Fuchs, Psychiater und Philosoph, Karl-Jaspers-Professor für Philosophische Grundlagen der Psychiatrie, Universität Heidelberg.

Dr. Sanneke de Haan, Philosophin an der Universität Tilburg/NL.

Dr. Max Ludwig, Psychiater und Psychotherapeut am Zentrum für Seelische Gesundheit, Gesundheitszentrum Odenwaldkreis, Erbach.

Lily Martin, Psychologin und Doktorandin an der Psychiatrischen Klinik sowie am Psychologischen Institut der Universität Heidelberg.

Thomas Fuchs
Sanneke de Haan
Max Ludwig
Lily Martin (Hrsg.)

Selbst- und Welterleben in der Schizophrenie

Die phänomenologischen Interviews
EASE und EAWE

Verlag W. Kohlhammer

Dieses Werk einschließlich aller seiner Teile ist urheberrechtlich geschützt. Jede Verwendung außerhalb der engen Grenzen des Urheberrechts ist ohne Zustimmung des Verlags unzulässig und strafbar. Das gilt insbesondere für Vervielfältigungen, Übersetzungen, Mikroverfilmungen und für die Einspeicherung und Verarbeitung in elektronischen Systemen.
Pharmakologische Daten, d. h. u. a. Angaben von Medikamenten, ihren Dosierungen und Applikationen, verändern sich fortlaufend durch klinische Erfahrung, pharmakologische Forschung und Änderung von Produktionsverfahren. Verlag und Autoren haben große Sorgfalt darauf gelegt, dass alle in diesem Buch gemachten Angaben dem derzeitigen Wissensstand entsprechen. Da jedoch die Medizin als Wissenschaft ständig im Fluss ist, da menschliche Irrtümer und Druckfehler nie völlig auszuschließen sind, können Verlag und Autoren hierfür jedoch keine Gewähr und Haftung übernehmen. Jeder Benutzer ist daher dringend angehalten, die gemachten Angaben, insbesondere in Hinsicht auf Arzneimittelnamen, enthaltene Wirkstoffe, spezifische Anwendungsbereiche und Dosierungen anhand des Medikamentenbeipackzettels und der entsprechenden Fachinformationen zu überprüfen und in eigener Verantwortung im Bereich der Patientenversorgung zu handeln. Aufgrund der Auswahl häufig angewendeter Arzneimittel besteht kein Anspruch auf Vollständigkeit.

Die Wiedergabe von Warenbezeichnungen, Handelsnamen und sonstigen Kennzeichen in diesem Buch berechtigt nicht zu der Annahme, dass diese von jedermann frei benutzt werden dürfen. Vielmehr kann es sich auch dann um eingetragene Warenzeichen oder sonstige geschützte Kennzeichen handeln, wenn sie nicht eigens als solche gekennzeichnet sind.

Es konnten nicht alle Rechtsinhaber von Abbildungen ermittelt werden. Sollte dem Verlag gegenüber der Nachweis der Rechtsinhaberschaft geführt werden, wird das branchenübliche Honorar nachträglich gezahlt.

Dieses Werk enthält Hinweise/Links zu externen Websites Dritter, auf deren Inhalt der Verlag keinen Einfluss hat und die der Haftung der jeweiligen Seitenanbieter oder -betreiber unterliegen. Zum Zeitpunkt der Verlinkung wurden die externen Websites auf mögliche Rechtsverstöße überprüft und dabei keine Rechtsverletzung festgestellt. Ohne konkrete Hinweise auf eine solche Rechtsverletzung ist eine permanente inhaltliche Kontrolle der verlinkten Seiten nicht zumutbar. Sollten jedoch Rechtsverletzungen bekannt werden, werden die betroffenen externen Links soweit möglich unverzüglich entfernt.

Englische Originalausgaben:
Parnas J, Møller P, Kircher T, Thalbitzer J, Jansson L, Handest P, Zahavi D (2005) EASE: Examination of Anomalous Self-Experience. Psychopathology 38: 236–258.
Sass L, Pienkos E, Skodlar B, Stanghellini G, Fuchs T, Parnas J, Jones N (2017) EAWE: Examination of Anomalous World Experience. Psychopathology 50: 10–54.

Alle Rechte vorbehalten:
© 2005/2017 S. Karger AG

Für die deutschsprachige Ausgabe:
1. Auflage 2022

© W. Kohlhammer GmbH, Stuttgart
Gesamtherstellung: W. Kohlhammer GmbH, Stuttgart

Print:
ISBN 978-3-17-038408-8

E-Book-Formate:
pdf: ISBN 978-3-17-038409-5
epub: ISBN 978-3-17-038410-1

Inhalt

Herausgeber- und Autorenverzeichnis 7

Vorwort 9

Vorwort zur deutschen Übersetzung des EASE-Interviews 11
Josef Parnas
Übersetzt aus dem Englischen von Lily Martin

1 **Schizophrenie – eine Störung des basalen Selbsterlebens** 17
  Lily Martin, Max Ludwig und Thomas Fuchs
  1.1 Einleitung 17
  1.2 Das basale Selbst 18
  1.3 Schizophrenie als Selbststörung – ein historischer Rückblick 20
  1.4 Die Renaissance der Phänomenologie 29
  1.5 Schizophrenie heute: Prodromalphase, Basissymptome
      und Selbststörungen 30
  1.6 Zusammenfassung 32
  Literatur 33

2 **Entkörperung und Entfremdung in der Schizophrenie –
   eine phänomenologische Analyse zweier Fallstudien** 38
  Sanneke de Haan und Thomas Fuchs
  2.1 Einleitung 38
  2.2 Phänomenologie von Leib und Körper 39
  2.3 Selbststörungen und Leiblichkeit in der Schizophrenie 42
  2.4 Fallstudien 43
  2.5 Weitergehende Analysen 49
  2.6 Resümee 54
  Literatur 55

3 **EASE – Examination of Anomalous Self Experience** 57
  Josef Parnas, Paul Møller, Tilo Kircher, Jørgen Thalbitzer,
  Lennart Jansson, Peter Handest und Dan Zahavi
  Übersetzt aus dem Englischen von Max Ludwig, Daniel Vespermann
  und Thomas Fuchs
  Zusammenfassung 57
  3.1 Einleitung 57

	3.2	Allgemeine Leitlinien zur Durchführung des Interviews	59
	3.3	EASE: Domänen und Item-Beschreibungen	65
	3.4	EASE Itemliste und Ratingbogen	104
		Übersetzt aus dem Englischen und angepasst durch Lily Martin und Thomas Fuchs	
	3.5	EASE Rating-Kriterien	109
		Übersetzt aus dem Englischen und angepasst durch Lily Martin und Thomas Fuchs	
	3.6	Validierung der deutschsprachigen Version der EASE (Ludwig 2013)	111
	Literatur		112
4	**EASE Interviewleitfaden mit Beispielfragen**		**113**
	Lily Martin und Sanneke de Haan		
	4.1	Allgemeine Hinweise	113
	4.2	Reichweite	113
	4.3	Ablauf des Interviews	114
	4.4	Vorgehensweise	114
	4.5	Haltung der Interviewerin	115
	4.6	Auswertung	116
	4.7	Beispielfragen	116
	Literatur		129
5	**EAWE: Examination of Anomalous World Experience**		**130**
	Louis Sass, Elizabeth Pienkos, Borut Skodlar, Giovanni Stanghellini, Thomas Fuchs, Josef Parnas und Nev Jones		
	Übersetzt aus dem Englischen von Daniel Vespermann und Tim Schnitzler		
	Zusammenfassung		130
	5.1	Einleitung	131
	5.2	Allgemeine Leitlinien zur Durchführung des Interviews	136
	5.3	EAWE: Domänen und Item-Beschreibungen	142
	5.4	EAWE Itemliste	218
Stichwortverzeichnis			**227**

Herausgeber- und Autorenverzeichnis

Herausgeber/innen:

Prof. Dr. Dr. Thomas Fuchs
Klinik für Allgemeine Psychiatrie, Zentrum für Psychosoziale Medizin, Universitätsklinikum Heidelberg

Dr. Sanneke de Haan
Tilburg School of Humanities and Digital Sciences, Department of Culture Studies, Universität Tilburg, Niederlande

Dr. Max Ludwig
Zentrum für Seelische Gesundheit, Gesundheitszentrum Odenwaldkreis, Erbach

Lily Martin
Klinik für Allgemeine Psychiatrie, Zentrum für Psychosoziale Medizin, Universitätsklinikum Heidelberg
Fakultät für Verhaltens- und empirische Kulturwissenschaften, Universität Heidelberg

Autoren/innen:

Dr. Peter Handest
Department of Psychiatry, Hvidovre Hospital, University of Copenhagen, Copenhagen, Denmark

Prof. Dr. Lennart Jansson
Department of Psychiatry, Hvidovre Hospital, University of Copenhagen, Copenhagen, Denmark

Dr. Nev Jones
Felton Institute, SanFrancisco, CA, USA

Prof. Dr. Tilo Kircher
Klinik für Psychiatrie, Psychiatrie und Psychosomatik, Universitätsklinik RWTH Aachen, Aachen

Dr. Paul Møller
Unit for Mental Health Research and Development, Division of Psychiatry, Buskerud Hospital, Lier, Norway

Prof. Dr. Josef Parnas
Department of Psychiatry, Hvidovre Hospital, University of Copenhagen, Copenhagen, Denmark
Danish National Research Foundation,Center for Subjectivity Research, University of Copenhagen, Copenhagen, Denmark

Prof. Dr. Elizabeth Pienkos
University of Hartford, West Hartford, CT, USA

Prof. Dr. Louis Sass
Rutgers University, Piscataway, NJ, USA

Prof. Dr. Borut Skodlar
University of Ljubljana, Ljubljana, Slovenia

Prof. Dr. Giovanni Stanghellini
G. d'Annunzio University, Chieti, Italy
Diego Portales University, Santiago, Chile

Dr. Jørgen Thalbitzer
Department of Psychiatry, Hvidovre Hospital, University of Copenhagen, Copenhagen , Denmark

Prof. Dr. Dan Zahavi
Danish National Research Foundation, Center for Subjectivity Research, University of Copenhagen, Copenhagen, Denmark

Übersetzer:

Dr. Tim Schnitzler
Klinik für Allgemeine Psychiatrie, Zentrum für Psychosoziale Medizin, Universitätsklinikum Heidelberg

Daniel Vespermann
Klinik für Allgemeine Psychiatrie, Zentrum für Psychosoziale Medizin, Universitätsklinikum Heidelberg

Vorwort

Die phänomenologische Erforschung der Schizophrenie hat in den letzten zwei Jahrzehnten große Fortschritte gemacht. Zahlreiche neuere theoretische und empirische Arbeiten haben basale Störungen des Selbsterlebens als ein charakteristisches Merkmal oder sogar als den Kern der Erkrankung identifiziert. Sie liefern gute Evidenz dafür, dass die genaue Beschreibung dieser Selbststörungen auch zur Früherkennung und -behandlung der Erkrankung genutzt werden kann, d. h. in Phasen, in denen die charakteristischen produktiven Symptome wie Wahn oder Halluzinationen noch nicht hervorgetreten sind. Von Betroffenen werden Selbststörungen zunächst als subtiles Gefühl der Entfremdung, der inneren Leere oder als Verlust der eigenen Natürlichkeit erlebt. In akut-psychotischen Zuständen können sie sich bis zu einer existenziell bedrohlichen »Ich-Auflösung« steigern. Phänomenologisch orientierte Psychopathologen verorten den Ursprung der schizophrenen Selbststörungen in einer mangelnden Verkörperung des Selbsterlebens (disembodiment). Dementsprechend lassen sich bei Menschen mit Schizophrenie meist Störungen des Körper- und Bewegungserlebens erheben, die mit Interaktionsschwierigkeiten sowie einem hohen Leidensdruck einhergehen. Dieses alternative Verständnis der basalen schizophrenen Symptomatik ist nicht nur für die Früherkennung wertvoll; es eignet sich besonders dazu, körperorientierten Therapieverfahren, die z. B. bei bislang therapieresistenten Negativsymptomen Wirkung zeigen, eine konzeptuelle Basis zu geben.

Mit der Entwicklung einer strukturierten Erhebung von Erlebnisveränderungen bei Betroffenen haben Josef Parnas, Louis Sass und ihre Teams maßgeblich zu den beschriebenen Fortschritten beigetragen: Die zwei phänomenologischen Interviews *Examination of Anomalous Self Experience (EASE)* und *Examination of Anomalous World Experience (EAWE)* sind semistrukturierte Tiefeninterviews zu verschiedenen Bereichen des Selbst- und Welterlebens, die eine Erfassung feiner Veränderungen der Erfahrung sowie eine eingehende Untersuchung der basalen Symptomatik von Betroffenen mit Schizophrenie erlauben. Die heute übliche manualisierte Diagnostik nach ICD-10 und DSM-5 erfährt dadurch eine wesentliche Erweiterung und Bereicherung, enthält sie doch kaum Items zum Selbsterleben, zu subtilen Veränderungen des Wahrnehmens und Handelns oder zu den existenziellen Erfahrungen der Betroffenen. Die phänomenologische Psychiatrie sieht aber gerade in solchen, oft nur rand- oder vorbewussten Veränderungen die eigentliche Grundlage der Erkrankung.

Um die Exploration und Erfassung dieser essenziellen Erlebnisdimension auch in deutschsprachigen Kontexten zu ermöglichen, stellen wir im vorliegenden Band die beiden Interviews erstmals in vollständiger deutscher Übersetzung vor.

Die Übersetzungen wurden von der Forschungssektion »Phänomenologische Psychopathologie und Psychotherapie« an der psychiatrischen Universitätsklinik der Universität Heidelberg erarbeitet. Für ein besseres Verständnis phänomenologischer Konzepte und Entwicklungen stellen wir die Interviews in einen historischen Kontext. Darüber hinaus sollen phänomenologische Befunde aus der eigenen Arbeit als Beispiele für die Forschung mit den Instrumenten dienen. Im Rahmen der Forschungsarbeit an der Sektion ist zudem ein Interviewleitfaden mit Beispielfragen zu den einzelnen Items des EASE-Interviews entstanden, der die Vorbereitung und Durchführung des Interviews erleichtern kann.

Um eine nicht-stigmatisierende Sprache im Deutschen aufrechtzuerhalten, mussten wir an einigen Stellen vom Originaltext abweichen. Dies ist mit Fußnoten im Text markiert. Hinsichtlich der Vereinbarkeit geschlechtergerechter Sprache mit einem ungestörten Lesefluss haben wir uns nach einiger Diskussion im Herausgeberteam für einen Kompromiss entschieden. Wo es die Übersetzung ermöglichte, haben wir geschlechtsneutrale Begriffe gewählt. In den anderen Fällen alternieren männliche und weibliche Personenbezeichnungen von Seite zu Seite. Personenbezeichnungen im Plural haben wir im generischen Maskulinum belassen, um die Lesbarkeit der ohnehin komplexen Texte nicht zu erschweren.

Unser abschließender Dank gilt Ruprecht Poensgen und Anita Brutler vom Kohlhammer Verlag für die bewährte gute Zusammenarbeit bei der Vorbereitung des Bandes. Weiter danken wir Daniel Vespermann, Damian Peikert und Jannik Kuhn für die sorgfältige Redaktion des Manuskripts. Nicht zuletzt danken wir den vielen Betroffenen, die ihre Erfahrungen in zahlreichen Interviews und Studien mit uns geteilt haben.

Wir hoffen nun, dass der Band für alle in der Schizophrenie-Forschung Tätigen ebenso wie für alle, die eine intensivere therapeutische Arbeit mit Betroffenen phänomenologisch begründen möchten, eine wertvolle Unterstützung darstellen wird.

Heidelberg/Amsterdam, im November 2021

Lily Martin, Sanneke de Haan, Max Ludwig und Thomas Fuchs

Vorwort zur deutschen Übersetzung des EASE-Interviews

Josef Parnas

Übersetzt aus dem Englischen von Lily Martin

Es ist mir eine besondere Freude, nun die deutsche Übersetzung der *Examination of Anomalous Self Experience* (EASE) in den Händen zu halten.

Die ursprüngliche Veröffentlichung des Interviews im Jahr 2005 stieß besonders bei europäischen Psychiaterinnen und Psychiatern, die im klinischen Alltag mit der Diagnose und Behandlung von Schizophrenie zu tun haben, auf große Resonanz. Wir hatten den Eindruck, dass diese Publikation eine Lücke fülle oder gar die Sehnsucht nach einer Wiederbelebung der phänomenologischen Psychopathologie bediene. Die EASE traf auf eine diagnostische Landschaft, die wie ausgelaugt schien von einer Flut behavioral ausgerichteter Symptom-Checklisten und psychopathologischer Simplifizierungen. Zu diesem historischen Kontext gehört auch, dass zu jener Zeit eine weltweite Zunahme an Studien zur Früherkennung und -intervention bei Schizophrenie zu verzeichnen war. Diese Studien, auch als »Prodromalforschung« bezeichnet, richteten den Fokus auf das Erleben von Patienten vor der ersten Psychose. Das EASE-Interview soll jedoch nicht dazu dienen, die Entwicklung von Wahnvorstellungen und Halluzinationen vorherzusagen. Eher noch weist es eine konzeptuelle Nähe zu früheren Hochrisikostudien bei Vorläufern der *Schizophrenie-Spektrum*-Störungen auf (typischerweise bei Nachkommen von Eltern mit der Diagnose Schizophrenie), in denen der Schwerpunkt auf *Vulnerabilitätsmerkmalen* liegt, die Schizophrenie und schizotype Störungen gemeinsam haben.

Wir freuen uns besonders, das Ergebnis unserer Arbeit ins *Deutsche* übersetzt zu sehen, eine Sprache, die (gemeinsam mit dem Französischen) entscheidend zur Entstehung der modernen Psychiatrie, wie wir sie heute kennen, beigetragen hat, und in welcher die wichtigsten psychopathologischen Ideen und Begriffe zuerst formuliert wurden. Wir haben die Idee des beeinträchtigten Selbsterlebens in der Schizophrenie also sicherlich *nicht erfunden* – es gibt sie schon lange und sie ist nicht nur, aber hauptsächlich in den Schriften zahlreicher deutschsprachiger Psychopathologen gegenwärtig. Tatsächlich *neu* an unserer Arbeit ist, dass wir den Begriff der beeinträchtigten Selbstwahrnehmung in der Schizophrenie nicht primär durch gelehrte Lehnstuhlreflexionen *wiederentdeckt* haben, sondern dass der konkrete, alltägliche klinische Kontext den Anlass dazu gegeben hat. Der Begriff hat sich im Rahmen der täglichen klinischen Arbeit mit schizophrenen Erstaufnahmepatienten in Dänemark und Norwegen gewissermaßen von *selbst nahegelegt*. Wir haben lediglich für seine phänomenologische Präzisierung gesorgt und ihm eine empirische Validierung und klinische Substanz anhand systematisch erhobener Daten verschafft.

Nachfolgend werde ich versuchen, einige der wichtigsten klinischen und phänomenologischen Fragestellungen zusammenzufassen, die in Anbetracht unserer fast 15-jährigen Forschungs- und Lehrerfahrung mit der EASE besondere Aufmerksamkeit verdienen. Einige dieser Fragestellungen sind bereits in der Einleitung des ursprünglichen EASE-Interviews erwähnt worden, da sie jedoch die Tendenz aufweisen, den Lesern zu entgehen, möchte ich sie hier noch einmal besonders hervorheben.

Das EASE-Interview als solches ist kein diagnostisches Instrument

Obwohl wir die in der EASE beschriebenen Selbststörungen als sehr spezifische Aspekte von Erkrankungen aus dem schizophrenen Formenkreis verstehen, kann die EASE allein – in einem operationalen Kontext – *nicht als Diagnoseinstrument verwendet werden*. Das Interview fokussiert ausschließlich auf Beeinträchtigungen des Selbsterlebens und abstrahiert somit von anderen psychopathologischen Domänen. In unseren Forschungsprojekten sind die EASE-Interviews typischerweise in umfassendere Interviews wie beispielsweise das SCAN (Schedule for Clinical Assessment in Neuropsychiatry) eingebettet. Zudem geht dem Interview immer eine detaillierte Erfassung der psychosozialen Geschichte unserer Patienten voraus.

Das semi-strukturierte phänomenologische Interview

Das subjektive Erleben mithilfe einer geeigneten Fragetechnik zu ermitteln, ist nicht einfach. Seitens der Interviewerin oder des Interviewers bedarf es eines grundlegenden Verständnisses der phänomenologischen Beschreibungen von Bewusstseinsvorgängen. Um also Phänomene wie beispielsweise die »Verräumlichung des Denkens« *herauszuhören* und *zu bewerten*, muss man über das Hintergrundwissen darüber verfügen, dass der übliche Bewusstseinsstrom weitestgehend transparent ist, also keine objektförmigen Qualitäten aufweist, und dass sich z. B. ein Gedanke *nicht buchstäblich* so anfühlen kann, als befinde er sich *vor einem anderen Gedanken*. Es braucht ein *informiertes Zuhören*, um diese Art von Phänomenen *heraushören* und erfassen zu können, ein Zuhören, das durch einige grundlegende begriffliche Differenzierungen, wie Jaspers hervorgehoben hat, apperzeptiv unterstützt wird. Wir wissen zwar alle, was es heißt, etwas bewusst zu erleben, d. h. phänomenales Bewusstsein zu haben. Das explizite Erfassen von Anomalien der Erfahrung erfordert jedoch zusätzliche empathische, konzeptuelle und analytische Fähigkeiten. Was in der Erzählung der Patientin oder des Patienten letztendlich als abgegrenztes psychopathologisches Phänomen (oder Symptom) hervortritt, kann nicht unabhängig von der Person verstanden werden, die ihm zuhört. Um ein hinreichendes Niveau an psychopathologischer Professionalität und eine zufriedenstellende Inter-Rater-Reliabilität zu erlangen, sind demnach Erfahrung wie auch ein Training notwendig, das die theoretische Dimension einschließt.

Das subjektive Erleben kann nicht durch *Abfragen*, mittels bestätigender oder verneinender Antworten, das heißt in Form eines strukturierten Interviews erfasst werden. Es kann nur im Verlauf eines *Gesprächs* untersucht werden, das die Spontaneität der Patienten unterstützt und Raum für die Verbalisierung von Beispielen gibt. Dennoch gehört es zur Charakteristik des *semi*-strukturierten Interviews, *alle Symptomdomänen* mithilfe gründlich nachforschender Fragen ins Visier zu nehmen, Fragen, die idealerweise nicht aus heiterem Himmel gestellt werden, sondern sich in den übergreifenden Zusammenhang des Interviews einfügen. Diese Anforderungen halten die Passivität des Interviewers in Grenzen.

Der erkenntnistheoretische Status der Selbststörungen

Das EASE-Interview erfasst anomale *strukturelle* Aspekte des Selbsterlebens. Was ist hierunter aber genau zu verstehen? Es bedeutet im Grunde, dass wir im Rahmen des Interviews nicht so sehr am spezifischen semantischen Gehalt (*worüber* die Patientin oder der Patient nachdenkt, z. B. der Inhalt seines Grübelns interessiert sind, sondern vielmehr an der Art und Weise, *wie* sich Erfahrungsmodalitäten des Denkens, Wollens, Fühlens etc. ausdrücken (z. B. im Fall des Denkens: Kommt es zur Gedankensperrung, Gedankeninterferenz oder Gedankenlautwerden?).

Die Unterscheidung zwischen *Form (Struktur)* und *Inhalt* ist nicht immer eindeutig und wird ab einer bestimmten Tiefe der phänomenologischen Analyse unscharf. Im Allgemeinen lässt sich jedoch festhalten, dass sich der Begriff »*strukturell*« auf fortdauernde Ermöglichungs*bedingungen* einer normalen Entfaltung von Kognition und Affektivität bezieht. Dazu gehören z. B. das präreflexive Selbstgewahrsein, das die Erste-Person Perspektive, das Gefühl einer fortdauernden lebendigen Selbstgegenwart sowie die Transparenz und Verfügbarkeit des eigenen Bewusstseins als Medium und Quelle einschließt (Parnas und Sass 2010). »Zeitlichkeit«, »Verkörperung« und »Intentionalität« des Bewusstseins sind weitere derartige strukturelle Bedingungen.

Die einzelnen EASE-Items lassen sich am besten als wiederkehrende Manifestationen einer Störung des präreflexiven Selbstgewahrseins verstehen. Aus dieser phänomenologischen Perspektive sind die einzelnen Items keine voneinander unabhängigen Symptome, wie es im medizinisch-operationalistischen Modell der Psychopathologie der Fall ist, sondern eher *aspekthafte* Eigenschaften eines größeren Ganzen – der ›Gestalt‹ einer veränderten Struktur des Selbstgewahrseins. Daher kann die anomale Form des Erlebens nicht ausschließlich in der atomistischen, isolierten Erfahrung *als solcher* (oder *an sich*) verortet werden, sondern ist abhängig von einem Kontext anderer, vorgängiger oder nachfolgender (diachroner) sowie gleichzeitiger (synchroner) Erfahrungen, das heißt, sie muss in Abhängigkeit vom gesamten Bewusstseinsfeld verstanden werden. Mit anderen Worten: Die mereologische (d. i. Teil-Ganzes-)Struktur dieser Gestalt impliziert, dass jede einzelne, besondere Erfahrung von jenem Ganzen geprägt ist, von dem sie sich ableitet. Jede anomale Erfahrung enthält sozusagen im Kern ein potenzielles Modell des Ganzen (der generellen Struktur).

Umgekehrt bilden die individuellen Komponenten und ihre wechselseitigen, dynamischen Beziehungen die Gesamtgestalt, die jedoch *nicht* in eine einfache Ansammlung einzelner Eigenschaften zerlegt werden kann. Die Gesamtgestalt oder generelle Struktur bezieht von den einzelnen Beispielen den Charakter konkreter, klinischer Verwurzelung, da die Konzeptualisierung oder Formalisierung der wesentlichen Merkmale einer Gestalt (in unserem Fall die Beeinträchtigung des Selbstgewahrseins) immer von konkreten Beispielen anomalen Erlebens gewissermaßen beherrscht wird.

Wir können uns erneut dem Beispiel der »Verräumlichung des Denkens« zuwenden. Es handelt sich bei diesem Phänomen nicht um ein isoliertes Symptom, sondern eher um eine *implizite Konsequenz* von Denkprozessen, die ihrer selbstverständlichen »Meinhaftigkeit« beraubt sind und so eine Art *Kluft* zwischen dem Subjekt und seinen Gedanken entstehen lassen, also einen Raum, einen Riss oder eine Distanz, in der das *nun introspizierte* Denken nicht umhin kommt, sozusagen in *einzelnen Teilen* zu erscheinen, wodurch sich Beschreibungen mit quasi-räumlichen Begriffen nahezu aufdrängen.

Phänomenologisch ausgedrückt ist es die gesamte Gestalt (die veränderte Struktur des Gewahrseins), die dem psychopathologischen Profil des Schizophrenie-Spektrums seine charakteristische Typizität verleiht (eine Gestalt, die im Laufe der Zeit mit variierender Terminologie bezeichnet wurde). Diese grundlegende Auffassung wurde von nahezu allen klassischen Psychopathologien geteilt. Verstehen wir diese spezifische Gestalt als eine Strukturveränderung, dann ist sie, logisch betrachtet, eine überdauernde Eigenschaft (*trait*), die oft mit bestimmten Beschwerden oder Verhaltensschwierigkeiten einhergeht, die bis in die Jugend oder gar frühe Kindheit zurückreichen und andauern oder aber, auch im Falle jahrelanger Krankheit, leicht und schlagartig wiederkehren können. Da die Patienten sich in chronischen Stadien an die basalen Störungen anzupassen scheinen, erreicht ihre phänomenologische Intensität in den ersten Jahren der Erkrankung ihren Gipfel und schwindet allmählich, wenn sie in weiteren Symptombildungen aufgehen (Sass und Parnas 2003; Parnas und Sass 2008).

Einsatzbereiche und Forschungsfelder

In der empirischen Forschung können die EASE-Items aufsummiert und in einem Gesamtscore zusammengefasst werden. Dies schließt Scores für die einzelnen Subdomänen der EASE mit ein. Gesamt- oder Subscores können dann, abhängig vom jeweiligen Forschungsinteresse, mit anderen Variablen in Verbindung gebracht werden (z. B. in Forschungsarbeiten zur Pathogenese, Krankheitslehre oder Behandlung von Schizophrenie). In derartigen Ansätzen werden Phänomene zum Teil auf Symptome reduziert, was für empirische Zwecke jedoch unumgänglich scheint. Eine derartige Reduktion ist nur dann zu rechtfertigen, wenn die Daten zunächst auf eine phänomenologisch informierte Art und Weise erhoben wurden. Mit anderen Worten: Nur phänomenologisch erhobene Daten werden Veränderungen in der *Gestalt des Selbstgewahrseins* überhaupt widerspiegeln. Deshalb sind ein Interviewtraining und eine solide psychopathologische Auffassungsgabe unabdingbar, um eine zufriedenstellende Reliabilität des EASE-Interviews im Rahmen von Forschungsarbeiten zu gewährleisten.

Die Höhe des Gesamtscores der EASE (welcher bestenfalls eine *ordinalskalierte* Variable darstellen kann) spiegelt wider, wie schwerwiegend und durchgängig die Veränderung des Selbstgewahrseins ist. Es widerspricht dem Gestaltverständnis, einzelne Items auf der Suche nach einem »pathognomonischen Symptom« hin zu prüfen – ein solches Symptom existiert nicht. Wie bereits erwähnt, ist es die Gesamtgestalt, in der die diagnostische Nützlichkeit und Spezifität der EASE liegt. Die Auswahl statistischer Methoden wird natürlich durch die Gegebenheiten des Analysekontextes und die jeweils aufgeworfenen Forschungsfragen bestimmt. Angesichts der Tatsache, dass EASE-Scores maximal als ordinalskaliert verstanden werden können, lässt sich dennoch festhalten, dass die angemessenste Herangehensweise für die EASE eine nicht-parametrische ist.

Wir möchten außerdem vor der verbreiteten, oft auf nicht ausreichenden Kenntnissen beruhenden Tendenz warnen, Faktorenanalysen vorzunehmen. Abgesehen davon, dass eine Faktorenanalyse parametrischer Natur ist und ein Verhältnis von 10 zu 1 zwischen der Anzahl von Patienten und der Anzahl der Items voraussetzt, besteht die EASE nicht aus kontingent zusammengesetzten, voneinander unabhängigen Items. Wie bereits festgehalten, weist die EASE Wiederholungstendenzen auf; ferner stellen Beziehungen wechselseitiger *Implikation* (die sich in den Bewertungsvorgaben widerspiegeln) ein wesentliches Element dar, und schließlich ist das Instrument in rational strukturierte Domänen unterteilt.

Die klinische Bedeutsamkeit des EASE-Interviews liegt in der eingehenden Einschätzung der Betroffenen sowie in der Etablierung einer therapeutischen Beziehung und therapeutischer Ziele. Das Interview gewährt uns in erster Linie einen Einblick in die grundlegenden Dynamiken der Erkrankung unserer Patienten. Gleichzeitig signalisiert es ihnen, dass der Kliniker bzw. die Klinikerin sich mit der Eigenart ihres Erlebens auskennt. Dies vermag das schmerzhafte Gefühl einer einzigartigen, existenziellen Einsamkeit bei den Betroffenen zu mildern und hilft, die spezifischen Probleme zu umreißen, die therapeutisch anzugehen sind.

Literatur

Parnas J, Sass LA (2008) Varieties of »phenomenology«. On description, understanding, and explanation in psychiatry. In: Kendler KS, Parnas J (Hrsg.) Philosophical Issues in Psychiatry: Explanation, Phenomenology, and Nosology. Baltimore: John Hopkins University Press. S. 239–277.

Parnas J, Sass LA (2010) The structure of self-consciousness in schizophrenia. In: Gallagher S (Hrsg) The Oxford Handbook of the Self. Oxford: Oxford University Press. S. 521–546.

Sass LA, Parnas J (2003) Self, consciousness, and schizophrenia. Schizophrenia Bulletin 29 (3): 427–444.

1 Schizophrenie – eine Störung des basalen Selbsterlebens

Lily Martin, Max Ludwig und Thomas Fuchs

1.1 Einleitung

Störungen aus dem schizophrenen Spektrum sind nach ICD-10 und DSM-5 als eine Agglomeration von Symptomen definiert, die sich in erster Linie an der akuten Psychose orientieren (ICD-10 und DSM-5). Retrospektive Studien an Patienten mit einer erstmaligen Episode haben jedoch gezeigt, dass den meisten psychotischen Erstmanifestationen eine im Durchschnitt etwa fünf Jahre währende Prodromalphase voraus geht (Häfner et al. 1995). Präpsychotische, subklinische Störungen von Antrieb, Affekt, Wahrnehmung und Denken wurden schon in den 1960er Jahren im Rahmen des »Basissymptom-Konzepts« von Gerd Huber und seinen Mitarbeitern beschrieben (Huber 1966). Diese subtilen Veränderungen der Selbstwahrnehmung konnten mithilfe der 1987 veröffentlichten »Bonner Skala für die Beurteilung von Basissymptomen – BSABS« erfasst werden (Gross et al. 1987).

Eine Arbeitsgruppe um den dänischen Psychiater Josef Parnas und den amerikanischen Psychologen Louis Sass integrierte diese Basissymptome seit etwa 2000 in eine umfassendere phänomenologische Theorie, die die Schizophrenie als eine Störung des basalen Selbsterlebens versteht (Sass und Parnas 2003). In ihrem Zentrum steht eine Schwächung des präreflexiven Selbstempfindens und der Selbstpräsenz, die phänomenologisch auch als »Ipseität« (Selbstheit) bezeichnet wird. Damit einher geht ein Verlust des »Common Sense« und eine sogenannte »Hyperreflexivität« (Sass 2003; Fuchs 2011). Individuelle Veränderungen der Wahrnehmung, des Leiberlebens und des Kontakts mit anderen ergeben sich danach aus einer tiefgreifenden Veränderung der Erlebnisstrukturen. Auch die Symptome ersten Ranges in der akuten Psychose (Ich-Störungen, Wahn und Halluzinationen) sind demnach als vorübergehende Manifestation der zugrundeliegenden Selbststörungen anzusehen. Dieses Modell speist sich aus Konzepten phänomenologischer Philosophen wie Maurice Merleau-Ponty und Michel Henry sowie Psychiatern wie Eugène Minkowski und Wolfgang Blankenburg.

Um die Störungen des basalen Selbsterlebens zu erfassen, entwickelte die Arbeitsgruppe um Parnas die »Examination of Anomalous Self Experience – EASE« (Parnas et al. 2005). Das semistrukturierte, qualitative Interview bildet in den fünf Domänen »Kognition und Bewusstseinsstrom«, »Selbstgewahrsein und Präsenz«, »Leiberleben«, »Demarkation und Transitivismus« sowie »Existenzielle Reorientierung« mit insgesamt 94 Items das veränderte Selbsterleben differenziert ab. Da das Leiden von Menschen mit Schizophrenie bis heute nicht in befriedigendem Maße gelindert werden kann – es gibt beispielsweise kaum Therapieverfahren, die belastende Negativsymptome nachhaltig verringern (Martin et al. 2016b) – , lohnt es sich, mithilfe der EASE die Störung des basalen Selbst als möglichen pathogenetischen Kern der Schizophrenie zu untersuchen. Dadurch können Symptomzusammenhänge erkennbar werden, die für die weitere Aufklärung der Pathogenese, für eine verbesserte Früherkennung und nicht zuletzt für die Entwicklung innovativer, z. B. körper- und kreativtherapeutischer Interventionen bedeutsam sind. 2017 veröffentlichte eine weitere Arbeitsgruppe um Louis Sass die »Examination of Anomalous World Experience – EAWE[1]« (Sass et al. 2017), die sich mit insgesamt 75 Items den fünf weiteren Domänen »Raum und Objekte«, »Zeit und Ereignisse«, »Sprache«, »Atmosphäre« und »Existenzielle Orientierung« widmet. Damit werden die EASE-Kategorien bedeutsam ergänzt und erweitert.

Das vorliegende Buch beinhaltet die bislang unveröffentlichten deutschsprachigen Versionen der EASE und der EAWE. Die Übersetzung der EASE wurde im Rahmen einer Fall-Kontroll-Studie am Universitätsklinikum Heidelberg erstmals an einer Stichprobe von 33 Menschen mit einer Ersterkrankung aus dem schizophrenen Formenkreis sowie an 24 Kontrollprobanden angewandt, inhaltlich analysiert sowie klinisch validiert (Ludwig 2013). Die Validierung geschah unter Einbezug bereits etablierter Instrumente wie der PANSS (Positive and Negative Symptom Scale; Kay et al. 1987), der CDS (Cambridge Depersonalisation Scale; Michal et al. 2004) und dem M.I.N.I. (Mini-International Neuropsychiatric Interview; Sheehan et al. 1998). Eine Validierung der deutschsprachigen EAWE steht noch aus.

Das Buch bettet die beiden Interviews in einen historischen und psychopathologischen Kontext ein. Die EASE wird zudem durch einen ausführlichen Interviewleitfaden ergänzt, der zum Einsatz im Klinikalltag sowie für die Forschung genutzt werden kann, ferner durch eine mehrstufige Auswertungsskala zur quantitativen Be- und Auswertung der EASE-Items. Selbstverständlich können und sollen die Inhalte des Interviews aber auch mithilfe qualitativer Methodik ausgewertet werden.

1.2 Das basale Selbst

Die phänomenologische und ontologische Natur des Selbsterlebens wird in verschiedenen Wissenschaften kontrovers diskutiert (Berrios und Marková 2003; Fuchs 2020). Es besteht kein Konsens darüber, ob so etwas wie »das Selbst« real erfahrbar ist oder eher eine theoretische Konzeption der Philosophie darstellt. Viele verstehen das Selbstempfinden als einen integralen Bestandteil des Bewusstseins

---

1 Gesprochen [íːwi]

(Damasio 1999; Zahavi 1999), der z. B. bei der Suche nach neuronalen Korrelaten von bewusstem Erleben zu berücksichtigen sei. Andere dagegen behaupten, dass es weder notwendig noch logisch sei, die Existenz eines Selbst anzunehmen (Metzinger 2003). Darüber hinaus bestehen divergierende Vorstellungen davon, aus welchen Komponenten sich das menschliche Selbsterleben konstituiert: James (1890/1950) unterscheidet zwischen einem materiellen, sozialen und geistigen Selbst; Neisser (1988) definiert ein ökologisches, ein interpersonelles, ein erweitertes, ein privates und ein konzeptuelles Selbst. Daneben gibt es Ausführungen zum ›autobiografischen‹, ›relationalen‹, ›fiktionalen‹ und ›neuronalen‹ Selbst ebenso wie zu einem ›Kernselbst‹, einem ›verkörperten‹, ›minimalen‹ oder ›basalen‹ Selbst (z. B. Damasio 1999; Strawson 1999; Zahavi 1999). Das Disparate der Konzepte ist sowohl problematisch als auch produktiv: Es erzeugt einen Reichtum an methodologischen Zugängen – sie reichen von der Introspektion und phänomenologischen Analyse über Gedankenexperimente, linguistische Analysen, empirische Experimente bis hin zu Studien von pathologischen Zuständen –, verhindert jedoch eine Vergleichbarkeit der Ergebnisse und Befunde sowie die Entwicklung einer einheitlichen Theorie.

Kircher und David (2003, S. 2) definieren das Selbst als »die allgemein geteilte Erfahrung, dass wir wissen, dass wir über die Zeit hinweg die gleiche Person sind, dass wir der Autor unserer Gedanken/Handlungen sind, und dass wir uns von der Umwelt unterscheiden«. Dies umfasst das sehr grundlegende, unmittelbare und implizite Empfinden, als Person eine Ganzheit zu bilden, verschieden von anderen zu sein und über die Zeit hinweg ein kontinuierliches Zentrum der eigenen Erfahrungen darzustellen. Bezug nehmend auf neuere phänomenologische, entwicklungspsychologische und neurowissenschaftliche Konzepte wollen wir im Folgenden zwei grundlegende Formen dieses Selbsterlebens unterscheiden: (1) das basale, präreflexive oder leibliche Selbst und (2) das erweiterte, reflexive oder personale Selbst (Damasio 1999; Gallagher 2005; Rochat 2004; Zahavi 1999).

1. Das *basale Selbst* ist ein inhärenter Bestandteil aller Bewusstseinsprozesse. Es ist charakterisiert durch ein *implizites, präreflexives* (dh. unbewusstest) *und verkörpertes Selbstgewahrsein* (›Ich bin ich und ich selbst mache diese Erfahrung‹), das in jeder Erfahrung mitgegeben ist, ohne dass dafür eine explizite Introspektion oder Reflexion erforderlich wäre. Einen Baum zu sehen oder zu berühren, schließt immer auch das implizite Bewusstsein des eigenen Sehens oder Spürens und des eigenen Leibes im Hintergrund ein. Darin besteht die ›Erste-Person-Perspektive‹ oder ›Ipseität‹ (Klawonn 1991; Henry 1963). In der Literatur wird auch von einem »minimalen Selbst« *(minimal self)* oder »Kernselbst« *(core self)* gesprochen (Zahavi 2011; Cermolacce et al. 2007), da das basale Selbst das Minimum an Selbstsein beschreibt, das für ein subjektives Erleben erforderlich ist. Das basale Selbsterleben lässt sich nach Fuchs (2012) weiter in das ›primäre leibliche‹, das ›ökologische‹ (auf die Umwelt bezogene) und das ›soziale‹ (auf die anderen bezogene) Selbst differenzieren.

2. Das erweiterte, personale oder reflexive Selbst ist durch eine Reihe von eng miteinander verknüpften Fähigkeiten charakterisiert: (a) durch ein höherstufi-

ges Bewusstsein der eigenen Zustände und Erlebnisse (introspektives oder reflexives Selbstbewusstsein), (b) durch die Fähigkeit, andere als intentionale Wesen zu verstehen und ihre Perspektive nachzuvollziehen (Perspektivenübernahme) (Tomasello 2002; Fuchs 2013); (c) durch die Fähigkeit, die eigenen Erfahrungen zu kohärenten Geschichten zu verknüpfen (narrative Identität) (Carr 1986; Schechtman 1996); (d) durch ein begriffliches und biografisches Wissen von sich selbst (Selbstkonzept).

Eine Großzahl neuerer theoretischer und empirischer Forschungsarbeiten beschreibt eine Störung des basalen Selbsterlebens als charakteristisch für die schizophrene Erkrankung (Ardizzi et al. 2015; Benson et al. 2019; Fuchs 2005; Møller und Husby 2000; Parnas und Handest 2003; Parnas und Sass 2011; Thakkar et al. 2011). Vielfach werden die Veränderungen des Selbsterlebens der Betroffenen auch unter dem Begriff der Entkörperung *(disembodiment)* zusammengefasst und als psychopathologischer Kern oder Grundstörung der Erkrankung verstanden (Laing 1960; Fuchs 2001, 2005; Stanghellini 2004; Fuchs und Röhricht 2017). Störungen der Reflexivität oder der Perspektivenübernahme (»Theory of Mind«) sind nach dieser Konzeption eher als sekundäre Folgen der basalen Selbststörung zu verstehen. Dieser Grundstörung wollen wir im Folgenden anhand der historischen Entwicklung des Schizophreniekonzepts sowie aktueller psychopathologischer Erklärungsansätze nachgehen.

1.3 Schizophrenie als Selbststörung – ein historischer Rückblick

Frühe Beschreibungen von Selbstentfremdung oder Depersonalisation in der Psychopathologie waren nicht auf die heute im Schizophreniespektrum versammelten Erkrankungen beschränkt: Ein Sich-selbst-Fremdwerden im weiteren Sinne zeigte sich als so charakteristisch für psychische Erkrankungen, dass bereits der Psychiater Wilhelm Griesinger (1861) die Entfremdung als ihr Grundmerkmal ansah und die französische Psychiatrie sie generell mit dem Begriff *aliénation* (Entfremdung) bezeichnete.

1.3.1 Emil Kraepelin und Eugen Bleuler – Dementia Praecox und Schizophrenie

Die Frage nach der Grundstörung in der Schizophrenie beginnt mit deren erstmaliger Konzeption bei Emil Kraepelin. Er unterteilte die endogenen Psychosen 1896 in zwei Gruppen: einerseits die phasisch verlaufenden Psychosen mit vorherrschender affektiver Symptomatik, die er als »manisch-depressives Irresein« bezeichnete (Kraepelin 1899, S. 160); andererseits die Psychosen mit paranoid-halluzinatorischen, katatonen oder desorganisierten Syndromen und progressiv-chronischem Verlauf, für die er den Begriff »Dementia praecox« wählte[2]. Neben der psychotischen Symptomatik beschrieb Kraepelin verschiedene prodromale Anzeichen, die der Produktivsymptomatik vorausgingen:

> »Oft gehen schon lange Zeit Erscheinungen von ›Nervenschwäche‹ voraus. Die Kranken werden still, gedrückt, teilnahmslos, ängstlich, dabei reizbar und widerspenstig, klagen über [...] Erschwerung des Denkens, Mattigkeit, verlieren Schlaf und Esslust, ziehen sich von ihrer Umgebung zurück, wollen ins Kloster gehen, hören auf zu arbeiten, bleiben viel im Bett liegen. Dieser Zustand der unbestimmten Vorboten kann kürzere oder längere Zeit andauern« (Kraepelin 1899, S. 160).

Die eigentliche Psychose verstand er als eine Manifestation psychischer Funktionsstörungen, der »Grundstörungen der seelischen und geistigen Leistungen«. Sie führten zu einem Verlust der »inneren Einheitlichkeit von Verstandes-, Gemüts- und Willensleistungen«. Eine Abschwächung des Wollens und eine »Zersplitterung des Bewußtseins« sei die Folge, sodass das psychische Leben einem »Orchester ohne Dirigenten« gleiche (Kraepelin 1913, S. 668–747). Kraepelin hob darüber hinaus immer wieder die »Schädigung des Gemütslebens« hervor und sprach von einer gemütlichen Stumpfheit und Gleichgültigkeit, grundlosem Lachen, einem Verlust des Mitleids, Schwinden des Feingefühls und paradoxen Gefühlen (Kraepelin 1913, S. 668). Zusammengefasst äußerte sich die »Dementia praecox« für Kraepelin in kognitiv-dynamischen Beeinträchtigungen nach Art eines persistierenden Grundsyndroms (Kraepelin 1913, S. 177). Paranoid-halluzinatorische, katatone und hebephrene Symptome stellten nur vorübergehende Überlagerungen dieses Grundsyndroms dar. Kraepelin blieb in der Ausdifferenzierung dieser Grundstörung jedoch sehr unbestimmt. Darüber hinaus fand der Frühverlauf der Dementia praecox trotz seiner eindeutigen Erwähnung insgesamt wenig Beachtung.

In Abgrenzung zu Kraepelin prägte der Schweizer Psychiater Eugen Bleuler 1911 den Begriff der »Schizophrenie« bzw. der »Gruppe der Schizophrenien«. Bleuler verstand die »Aufspaltung des Geistes« (griech. *schizo* = ich spalte, *phren* = Geist) als Kernmerkmal der Erkrankung – nicht etwa ihren Verlauf und Ausgang. Zur besagten Aufspaltung gehörten laut Bleuler hauptsächlich eine mangelhafte Einheit des Denkens, Fühlens und Wollens: Das Ich der Betroffenen durchlebe »die vielfältigsten Veränderungen«, die durch die Dissoziation psychischer Vorgänge gekennzeichnet seien und z. B. zu einer »Spaltung der Persönlichkeit« sowie einem Verlust der Gerichtetheit des Denkens führten (Bleuler 1911, S. 58, 143). Er beschrieb zudem bereits Anomalien des Selbsterlebens, z. B. einen Verlust der »Transparenz« des Bewusstseins oder den »Transitivismus« als Verlust der Ich-Grenzen (Bleuler 1911). Später formulierte Bleuler sein Konzept der Grundstörung, die vor allem in einer »Assoziationsstörung« zu sehen sei. Seine Grund- oder Primärsymptome wurden später als die »3 As« zusammengefasst:

---

[2] »Dementia praecox« zeigt eine Unterscheidung zur altersbedingten Form der kognitiven Degeneration (Demenz) auf: Das Adjektiv »praecox« bezeichnet das »vorzeitige« Auftreten der Erkrankung während oder nach der Pubertät (Kraepelin 1899).

1. Störung der *Assoziation* (Bleuler 1911, S. 10), wie Gedankenabbrechen, -drängen, -sperren, paralogische Verknüpfungen oder Ideenarmut;
2. Störung der *Affekte* (Bleuler 1911, S. 31) wie Gemütsverödung, Gleichgültigkeit, Stimmungen der Depression, Angst, Wut oder Manie, Fehlen einheitlicher Gefühlsäußerungen und Labilität der Affekte;
3. *Autismus:* Die »Loslösung von der Wirklichkeit mit dem relativen oder absoluten Überwiegen des Binnenlebens nennen wir Autismus« (Bleuler 1911, S. 52).

Die Auseinandersetzung des Erkrankten mit diesem kognitiv-affektiven Grundsyndrom führt nach Bleuler zu den sogenannten akzessorischen oder Sekundärsymptomen der Schizophrenie, d. h. zu Halluzinationen, Wahnideen, Katatonie oder funktionellen Störungen von Gedächtnis und Sprache (Bleuler 1911), die er für grundsätzlich reversibel hielt.

Bleuler schrieb der Schizophrenie keinen zwingend negativen Verlauf zu und legte deshalb ein besonderes Augenmerk auf den Frühverlauf der Erkrankung. Für die schleichend auftretenden und wenig charakteristischen Frühstadien, die auch lebenslang auf einem Niveau unterhalb der akuten Psychose verbleiben könnten, wählte er den Begriff der »latenten Schizophrenie«. Sie ist heute unter der Bezeichnung »schizotype Störung« (F21) in der ICD-10 als eine der schizophrenen Spektrumsstörungen berücksichtigt und kann sowohl im familiären Umfeld von Menschen mit Schizophrenie als auch im individuellen Vorfeld der akuten Psychose vorkommen. Auch Bleuler beschrieb schon 1911 einige Merkmale des schizophrenen Prodroms:

> »Gelingt es, eine gute Anamnese zu erheben, findet man vor dem Ausbruch der Psychose meist Änderungen im gewohnten Wesen: Die späteren Kranken werden empfindsamer und zurückgezogener, geben persönliche Beziehungen und Interessen auf, beschäftigen sich mit abstrakten Wissenschaften, die ihnen früher fernlagen, entwickeln verschrobene hypochondrische Ideen und versagen mehr und mehr in ihrer Arbeit und familiären Aufgaben. Sie zeigen mannigfache Symptome, wie sie bei Neurosen vorkommen« (Bleuler 1911, S. 447–448).

1.3.2 Josef Berze – die »Hypotonie des Bewusstseins«

Auch der österreichische Psychiater Josef Berze vertrat Kraepelins und Bleulers Konzept einer Grundstörung der Schizophrenie. Er verstand darunter eine »Insuffizienz der psychischen Aktivität« oder eine »Hypofunktion des eigentlichen Denkapparates (der intentionalen Sphäre)«, für die er auch den Begriff der »Hypophrenie« gebrauchte (Berze 1914, IV). Psychopathologisch sei diese Grundstörung schwer zu fassen, da sie oft durch Positivsymptome und Affektstörungen überlagert und von den Betroffenen nur schwer zu beschreiben sei (Berze 1914, S. 1).

Berze versuchte zu zeigen, dass alle Symptome der Psychose aus der »Herabsetzung der psychischen Aktivität« bzw. aus der Störung der Intentionalität abgeleitet werden können. Eine »Steigerung des Passivitätsgefühls« führe zum Verlust der Intentionalität der Wahrnehmung und des Denkens, mit der Folge einer Entfremdung von Gedanken bis hin zur völligen Abspaltung im Sinne des Stimmenhörens. Mögliche Depersonalisationsphänomene erstrecken sich aber auch auf die Motorik, resultierend in dem Gefühl, ein Automat oder ein Instrument zu sein. Insgesamt zeige sich in der Schizophrenie eine »*Lockerung des Ichverbandes*, aus welcher sich die verschiedenen Arten der *Spaltung* der Persönlichkeit ergeben,« bis hin zum völligen Ichverlust (Berze 1914, S. 138).

Berze verstand somit die Transformation des Selbsterlebens als die Wurzel der Schizophrenie und leitete daraus die Vielfalt ihrer Symptome ab. Darunter finden sich viele der heute im EASE-Interview versammelten Selbststörungen, etwa die verringerte Transparenz und Präsenz des Bewusstseins (»Störungen des Persönlichkeits- oder Ich-Bewußtseins«) oder Störungen der Affektivität mit Verarmung des Gefühlslebens und der Affektmodulation, bis hin zur Dissoziation der Ausdrucksbewegungen und zur Parathymie (Berze 1914, S. 181–186). Zusammen mit Hans Gruhle entwickelte Berze später seine Konzeption weiter. In dem gemeinsamen Buch »Psychologie der Schizophrenie« wird zwischen Prozess- und Defekt-Symptomen unterschieden und die Prodromalphase der Erkrankung besonders hervorgehoben: Die »schizophrene Grundstimmung« entspreche einer sich mitunter Jahre vor einer Psychose vollziehenden »Umwandlung der Persönlichkeit« (Berze und Gruhle 1929, S. 87).

1.3.3 Karl Jaspers und Christian Scharfetter – das Konzept der Ich-Störungen

Etwa gleichzeitig mit Berze schlug Karl Jaspers in seiner »Allgemeinen Psychopathologie« (1913) erstmals eine nähere Bestimmung des »Ichbewusstseins« nach vier formalen Merkmalen vor: (1) Aktivität, (2) Einheit, (3) Identität des Ich und (4) Ichbewusstsein im Gegensatz zum Außen (Jaspers 1973, S. 101 ff.).

1. Als »Aktivität des Ich« verstand Jaspers eine alle Wahrnehmungen, Vorstellungen, Gedanken und Gefühle begleitende Tönung »des ›mein‹, des ›ich‹, des ›persönlichen‹, des eigenen Tuns«, die er auch als »Personalisation« bezeichnete (Jaspers 1973, S. 101). Störungen der Personalisation bestimmte er dementsprechend als »Depersonalisationserscheinungen« (Jaspers 1973).
2. Die beim Gesunden vorhandene »Einheit des Ich« könne im Sinne der Ich-Spaltung und Ich-Verdoppelung gestört sein, wobei Betroffene mit zunehmender Distanzierung vom eigenen Erleben ihre eigene Wahrnehmung, ihr eigenes Denken und Handeln wie von Außen beobachteten.
3. Die »Identität des Ich« verstand Jaspers (1973, S. 103) als das Bewusstsein, »in der Zeitfolge identisch derselbe zu sein«. Er bezog sich damit auf die häufige Erfahrung von Menschen mit Schizophrenie, in der Psychose eine andere Person geworden zu sein.
4. Als »Ichbewußtsein im Gegensatz zum Außen« bezeichnete Jaspers die Demarkation von Ich und Nicht-Ich. Ihre Beeinträchtigung führe zu Verschmelzungen der Betroffenen mit Objekten oder Personen der Umwelt (Transitivismus nach Bleuler) oder zu Phänomenen der Gedankenausbreitung (1973, S. 106).

Von diesen formalen Merkmalen des Ichbewusstseins grenzte Jaspers das »Persönlichkeitsbewußtsein« als inhaltlich ausgestaltete, auch in ihrer psychologischen Genese verstehbare Dimension ab. Er benannte Veränderungen der Persönlichkeit und nicht integrierte Triebregungen in der Pubertät, aber auch die Labilität des Persönlichkeitsbewusstseins bei Patienten mit Schizophrenie, die sich z. B. als bestimmte historische Personen erleben können (Jaspers 1946, S. 106 f.). Schließlich definierte Jaspers noch die »abgespaltenen Personifikationen«, die Betroffenen als eigenständige Anteile der eigenen Persönlichkeit innerlich oder in Halluzinationen gegenübertreten (Jaspers 1946, S. 107 f.).

Jaspers' Klassifikation hatte nachhaltigen Einfluss, insbesondere auf das Konzept der Ich-Störungen, denen bereits im Lehrbuch der Psychiatrie von Oswald Bumke (1932) ein maßgeblicher Status für die Diagnose der Schizophrenie beigemessen wurde. Kurt Schneider verwies in seiner 1950 erstmals erschienenen »Klinischen Psychopathologie« auf Jaspers' Kriterien, stellte aber fest, dass in der klinischen Praxis de facto nur der Aktivitätssinn gestört sei (Schneider 1950/1959). Da der Begriff der Aktivität jedoch kaum auf Gefühle und spontane Gedanken angewandt werden könne, ersetzte er das Aktivitätsgefühl durch den Begriff der »Meinhaftigkeit«. Störungen der Meinhaftigkeit wurden nun gleichbedeutend mit den schizophrenen Ich-Störungen bzw. Erlebnissen der Fremdbeeinflussung. In der letzten Ausgabe von 1992 fasste Schneider Gedankeneingebung, -entzug, -übertragung und alle Phänomene »gemachter« Gefühle, Empfindungen und Handlungen unter dem Begriff der *Ich-Störungen* zusammen und charakterisierte sie als eine abnorme Durchlässigkeit der Grenze zwischen Ich und Umwelt. In seinem bis heute wirksamen System nahmen die Ich-Störungen den Status von Symptomen ersten Ranges für die Diagnose der Schizophrenie ein, während subtilere, prodromale Störungen des basalen Selbsterlebens unberücksichtigt blieben.

In jüngerer Zeit schlug der Psychopathologe Christian Scharfetter eine durch »deskriptive, phänomenologische, existenzanalytische und psychoanalytisch-psychodynamische« Ansätze modifizierte Klassifikation des Selbsterlebens nach Jaspers vor (Scharfetter 1995, S. 71 ff.). Danach setze sich das Ich-Bewusstsein aus fünf basalen Dimensionen zusammen: (1) Vitalität, (2) Aktivität, (3) Kontinuität, (4) Demarkation und (5) Identität.

1. Die »Ich-Vitalität« stellt die Gewissheit der eigenen Lebendigkeit dar. Ihre Störung manifestiert sich im Gefühl des Absterbens bzw. in einem darin begründeten hypochondrischen Wahn, in der Angst vor dem Weltuntergang oder dem Nicht-mehr-Sein.
2. »Ich-Aktivität« ist das Erleben der Selbstbestimmung des eigenen Erlebens, Denkens und Handelns. Ihre Beeinträchtigung geht mit dem Erleben von Fremdbeeinflussung oder -steuerung des Fühlens, Denkens oder Handelns einher und kann in einen Beeinflussungswahn münden. Auch eine Beeinträchtigung der Intentionalität des Denkens, Gedankenabreißen oder -entzug, Echopraxie, Echolalie oder Stereotypien erklärte Scharfetter durch eine mangelnde Ich-Aktivität.
3. »Ich-Konsistenz« oder -Kontinuität bezeichnet die Zugehörigkeit wechselnder Zustände und unterschiedlicher Selbstanteile zu einem einheitlichen Selbster-

leben. Störungen der Ich-Konsistenz führen zur Desintegration von Selbstanteilen oder Selbstfunktionen, wie etwa bei der Entfremdung von Leibempfindungen (Coenästhesien), von Gedanken (Stimmenhören) oder Handlungen (Willensbeeinflussung), bis hin zur Persönlichkeitsverdoppelung oder -auflösung.
4. Die »Ich-Demarkation« entspricht der Ich-Umwelt-Abgrenzung bei Jaspers und Schneider. Ihre Beeinträchtigung äußert sich in Appersonierung oder Transitivismus, Gedankenausbreitung sowie, in Reaktion darauf, in eigenweltlichem Rückzug als Schutz vor dem drohenden Selbstverlust.
5. Die »Ich-Identität« schließlich stellt die Gewissheit der eigenen personalen, leiblichen, sexuellen und biografischen Identität dar. Ihr drohender Verlust manifestiert sich in Angst vor oder der Wahrnehmung von physiognomischen und Gestaltveränderungen (Spiegelphänomen), Geschlechtswechsel, Veränderung der Herkunftsidentität (Abstammungswahn) oder Verwandlung in ein anderes Wesen.

Scharfetter kommt der Verdienst zu, die noch primär auf die Diagnostik bezogenen Störungen des Selbsterlebens in der Schizophrenie bei Jaspers und Schneider um existenzielle Aspekte erweitert und sie zum Teil einer Psychopathologie gemacht zu haben, die die persönliche Wirklichkeit der Betroffenen berücksichtigte und daraus therapeutische Schritte ableitete. Seine Ich-Psychopathologie lässt auch viele Überschneidungen mit der Psychopathologie des Selbsterlebens erkennen, auf der das EASE- und das EAWE-Interview aufbauen. Allerdings unterscheidet seine Einteilung nicht klar zwischen den gravierenden Selbststörungen – vor allem den wahnhaften Ich-Störungen – in der akuten Psychose und den subtileren Störungen des basalen Selbsterlebens, wie sie für die neuere phänomenologische Psychopathologie der Schizophrenie in erster Linie relevant wurden. Diese tiefer liegende Ebene der Erkrankung erschließt sich erst phänomenologischen Ansätzen, wie sie in erster Linie von Eugène Minkowski und Wolfgang Blankenburg entwickelt wurden.

1.3.4 Eugène Minkowski – der »Verlust des vitalen Kontakts« als Grundstörung

Anders als Jaspers und Schneider stellte Eugène Minkowski, ebenfalls Psychiater und Philosoph, nicht die produktiven Symptome, sondern den »schizophrenen Autismus« als Ausdruck einer tiefgreifenden Störung des Selbst in den Mittelpunkt seiner Untersuchungen. 1927 erschien sein erstes Werk »La Schizophrenie«, 1933 sein Hauptwerk »Le temps vécu« (»Die gelebte Zeit«, 1971). Darin beschrieb er den Verlust des »vitalen Kontakts mit der Wirklichkeit« als die Grundstörung der Schizophrenie (»perte du contact vital avec la réalité«; Minkowski 1928/1997, S. 106). Diese führe schließlich zu einer fortschreitenden Verarmung und Erstarrung der Persönlichkeit – einer Art »verarmtem Autismus« (»autism pauvre«, Minkowski 1928/1997, S. 191), in dem die Erkrankung in Reinform in Erscheinung trete.

In seinen umfangreichen Untersuchungen des alltäglichen Lebens führte Minkowski aus, was unter dem »vitalen Kontakt« zu verstehen sei, nämlich die Fähigkeit, mit der Welt und mit anderen in Resonanz zu treten, von ihnen affiziert zu werden und angemessen zu reagieren, oder mit anderen Worten, eine präreflexive »Immersion« in die soziale Welt. Von dem französischen Lebensphilosophen Henri Bergson übernahm Minkowski darüber hinaus den Begriff des »élan vital«, ein vitalistisches Prinzip der Lebensenergie, das Minkowski auch im menschlichen »élan personnel« wirksam sah; gemeint ist der Grundantrieb, das eigene Leben zu führen und zu gestalten (Minkowski 1928/1997, S. 165 ff.). Dieser personale Elan sei durch eine Polarität zwischen zwei Prinzipien charakterisiert, nämlich *Verbundenheit* und *Trennung*, die Minkowski nach Bleuler auch als »Syntonie« und »Schizoidie« bezeichnete (Minkowski 1928/1997, S. 74 ff.).

In der Syntonie erlebt der Mensch, so Minkowski, den vitalen Kontakt mit der Realität in den Phänomenen der gelebten Zeit – der Gegenwart, der Dauer, der Kontinuität, dem Rhythmus kosmischer Prozesse ebenso wie in der Resonanz und Sympathie mit anderen, als »gelebten Synchronismus« (Minkowski 1928/1997). Zum personalen Elan gehört für Minkowski andererseits ein gewisses Maß an Schizoidie, d. h. an Distanzierung, Autonomie, Für-Sich-Sein und Trennung. Schizoidie und Syntonie stehen normalerweise in einem zyklischen Wechsel und Ausgleich. Im Falle einer überhandnehmenden Schizoidie jedoch tritt ein Erkrankungsprozess ein, der schließlich zur Schizophrenie führen kann.

In der schizophrenen Erkrankung ist der primäre Zyklus von Schizoidie und Syntonie gestört: Die Immersion in die Umwelt geht verloren, und mit dem »vitalen Kontakt« schwindet auch der personale Elan. Im Verlauf ihres autistischen Rückzugs entwickeln die Betroffenen nach Minkowski einen »pathologischen Rationalismus« und versuchen, die »Beweglichkeit des Lebens im Verstand einzusperren« (Minkowski 1928/1997). Während die dynamischen, flexiblen und anpassungsfähigen Aspekte ihrer Beziehungen verloren gehen, treten die festen, statischen und rationalen Elemente hervor – eine dem Konzept der »Hyperreflexivität« verwandte Beschreibung. Den resultierenden Autismus betrachtete Minkowski als eine »Störung der innersten Struktur des Selbst« (»trouble de la structure intime du moi« (Minkowski 1928/1997, S. 114), und damit zugleich im pathogenetischen Sinn als die Grundstörung (»trouble générateur«) der Schizophrenie, von der die verschiedenen Kardinalsymptome ihren Ausgang nehmen.

1.3.5 Wolfgang Blankenburg – der »Verlust der natürlichen Selbstverständlichkeit«

Auch der Psychiater und Philosoph Wolfgang Blankenburg bemühte sich »um die Freilegung dessen, was bei Schizophrenen im Grunde ihres Menschseins ›gestört‹ ist« (Blankenburg 1971, S. 4). Er verstand es als eine der wichtigsten Aufgaben der phänomenologischen Psychopathologie, »nach Abwandlungen des In-der-Welt-Seins gerade auch da zu fahnden, wo kein Wahn, wo keine abnormen ›Inhalte‹ im engeren Sinne vorliegen« (Blankenburg 1971, S. 2). Im Rahmen seines Habilitationsprojekts »Der Verlust der natürlichen Selbstverständlichkeit«

(Blankenburg 1971) interviewte Blankenburg über 400 Patienten mit Schizophrenie, die zwischen 1955 und 1967 in der psychiatrischen Universitätsklinik Freiburg aufgenommen wurden, und wählte diejenigen aus, die »einer deutlichen Wahrnehmung ihres Verändertseins Ausdruck geben« konnten (Blankenburg 1971, S. 26). Mit einzelnen Patienten konnte Blankenburg auch schon vor dem ersten Ausbruch der Produktivsymptomatik sprechen. Bei ihnen erkannte er einen hohen Leidensdruck, den er – wie andere vor ihm – als Prodromalsymptomatik zusammenzufassen versuchte:

> »Das Charakteristische liegt darin, daß sie einerseits in ihrer Einbettung in die Gesamtlebensgeschichte als relativ neurosennah [...] imponieren. Auf der anderen Seite erweckt die Symptomatik in ihrer starren Monotonie und Unverrücklichkeit zugleich den Eindruck einer elementaren Defizienz« (Blankenburg 1971, S. 50).

Seine Interviews führten Blankenburg zu der Einsicht, der psychopathologische Kern der symptomarmen, hebephrenen Schizophrenie sei ein Mangel an »Selbststand«, ein Verlust der natürlichen Selbstverständlichkeit oder des sogenannten »Common Sense«:

> »Der »Mangel an ›Halt‹, an Selbststand kann geradezu als ein konstitutives Moment für den hebephrenen Wesenswandel angesprochen werden. [...] Solche Patienten fühlen sich fortwährend auf eine unerklärliche Weise ›allein‹ gelassen, auf sich selber gestellt [...] Auch wenn keinerlei Anforderungen an sie herangetragen werden, erleben sie sich ständig in einer ganz bestimmten Weise überfordert. Das Auf-sich-Selbst-Gestelltsein, die Spontaneität, von sich aus zu urteilen, von sich aus etwas zu tun, ja überhaupt nur zu sein, können sie nicht leisten« (Blankenburg 1971, S. 95f.).

Das »Sichselbersein« müssen die Patienten, so Blankenburg, mit einem ungeheuren Kraftaufwand eigens bewerkstelligen. Bei allem, was sie tun, fehle das entscheidende Gefühl des eigenen Selbst als Begründungsinstanz. Die Ausführungen Blankenburgs beinhalten die implizite Unterscheidung zwischen einer präreflexiven, basalen Ebene des Selbst und einem narrativen, bewussten Ich, wie er von modernen Phänomenologen (▶ Kap. 1.1) sowie den Autoren des EASE-Interviews vorausgesetzt wird. Um die beschriebene Ich-Schwäche von Selbstwertproblemen oder Mangel an Selbstvertrauen abzugrenzen, wie sie von Personen mit Neurosen oder Persönlichkeitsstörungen bekannt sind, unterschied Blankenburg zwischen einem »natürlichen«, »empirischen« und »transzendentalen« Selbst:

> »Auch da, wo ich von mir selbst nicht viel halte, wo ich mich als ein relativ insuffizientes oder minderwertiges Subjekt entwerfe, kann dieser Entwurf doch in sich als solcher stabil und fundiert sein. Die Verunsicherung des Entwerfens ist etwas anderes als die Unsicherheit, die in einen bestimmten Selbstentwurf hineingehört. Das heißt, sie ist etwas anderes als Selbstunsicherheit in dem gewöhnlichen psychologischen Sinn des Wortes« (Blankenburg 1971, S. 100).

Die »natürliche Selbstverständlichkeit« hat nach Blankenburg zugleich »Hintergrund- und Grundlagencharakter«, sie ist »basal« (Blankenburg 1971, S. 62). Basal zum einen, weil sie sich »von dem Boden des gewöhnlichen, alltäglichen Bewusstseins nicht abhebt und deshalb meist übersehen wird; zum anderen, weil sie – mit diesem Boden identisch – als Basis die Alltäglichkeit des menschlichen In-der-Welt-Seins trägt« (Blankenburg 1971, S. 62). Blankenburg verknüpfte den

Verlust der natürlichen Selbstverständlichkeit mit dem überlappenden Konzept des Verlustes des »Common sense«, der das implizite (Handlungs-)Wissen davon umfasst, was »sich gehört«, »sich schickt«, und was allgemein als selbstverständlich gilt. Der Begriff beschreibt die stillschweigend vorausgesetzten Spielregeln, die unser alltägliches Zusammenleben bestimmen (siehe auch Blankenburg 1969, S. 144 ff.).

Die tiefe Verunsicherung der Betroffenen führt laut Blankenburg häufig dazu, dass sie sich auf jede Aussprache oder Begegnung mit einem Menschen innerlich vorbereiten müssen. Jede einzelne Situation müssen sie vorausentwerfen:

> »Diese Fragen, die den Gesunden im praktischen Leben kaum behelligen, füllen bei Kranken [...] zeitweise das Bewußtsein so sehr, daß sie darüber weder zu den Dingen noch zu sich selbst noch zu den anderen Menschen finden. Sie sind ständig mit der Herstellung jener Basis beschäftigt, die der Gesunde bedenkenlos voraussetzt, um sich von dort aus den Anforderungen des konkreten Lebens zuzuwenden« (Blankenburg 1971, S. 82).

Als Folge des tiefgreifenden Verlusts von Selbstverständlichkeit und Common sense bewegen sich Betroffene fortwährend in der Alternative zwischen schablonenhafter Übernahme von Umgangsformen (z. B. floskelhafte Wendungen) und autistischem Rückzug (in extremen Zustandsbildern zwischen Echopraxie oder Echolalie einerseits, Negativismus oder Stupor andererseits). Selbstverständlichkeiten des Alltags wandeln sich zu Fragwürdigkeiten. Offensichtlich wirkt sich der Verlust der natürlichen Selbstverständlichkeit auch auf die Intersubjektivität im Kontakt mit anderen aus. Dies zeige sich z. B. im Unvermögen, den Blick der anderen auszuhalten. Betroffene können die Rivalität zwischen Blicken und Erblicktwerden, Vergegenständlichen und Vergegenständlicht- (d. h. »Fixiert«-)Werden nicht aufheben:

> »Beim Gesunden findet sich statt der starren Alternative ein feines Oszillieren zwischen den beiden Polen der Selbstbehauptung und Selbsthingabe. In einer für das Bewußtsein unterschwellig bleibenden Form bildet dieser Vorgang die Grundlage für die Wahrnehmung des Anderen, in gröberer Form für die reale Begegnung mit ihm, sei sie nun freundlicher oder feindlicher Art. Die wechselseitige Bezogenheit der Pole ist dabei nie ganz durchbrochen. Das bedeutet: die Alternativstruktur ist stets mehr oder weniger aufgehoben, erst unter psychopathologischen Bedingungen tritt sie als solche hervor« (Blankenburg 1971, S. 109).

Eine »Tendenz zur Aufspaltung der Erfahrung in Alternativen« ist nach Blankenburg bei Menschen mit Schizophrenie auf vielen Ebenen erkennbar: Sie erleben sich als zerrissen zwischen Desautomatisierung und totalem Automatismus in den Bewegungen, zwischen schablonenhafter Übernahme von Haltungen oder Rollen und autistischem Rückzug in Beziehungen. Oft führe diese Verselbständigung der Alternativen innerhalb der mitmenschlichen Begegnung zum Wahn, da aus dem Vertrauensschwund Misstrauen werde und der Wahn die einzige Möglichkeit sei, mit der Übermächtigung durch das Fremde fertigzuwerden: Der andere werde in seiner Vereinnahmung zum Verfolger, Hypnotiseur, Vergewaltiger oder geheimen Geliebten.

Blankenburg beschreibt neben dem Verlust von »natürlicher Selbstverständlichkeit« sowie der damit verbundenen Hyperreflexivität zahlreiche Veränderungen des basalen, präreflexiven Selbsterlebens, die später auch in die Items der EASE Eingang fanden. Dazu gehören die Ambivalenz, das verminderte basale Selbsterleben (Verlust des Selbststands), das mimetische Erleben, die Selbstvergewisserung im Spiegelbild, der Verlust der Initiative, das Missverhältnis zwischen intendiertem und tatsächlichem Ausdruck, transitivistische Phänomene und Phänomene der existenziellen Reorientierung.

1.4 Die Renaissance der Phänomenologie

Die beschriebenen Arbeiten verhalfen den Selbststörungen zu einem zwar soliden, jedoch lange Zeit randständigen Platz im pathogenetischen Verständnis der Schizophrenie. Dass Beschreibungen schizophrener Selbststörungen in der psychiatrischen Fachwelt bis vor Kurzem eine Nischenexistenz führten, lag zum einen an den lange fehlenden englischen Übersetzungen der Arbeiten, zum anderen an dem oft hohen Abstraktionsgrad der philosophisch fundierten Texte. Sie erschienen weit entfernt vom raschen klinischen Alltag und deshalb wenig anwendbar. Von 1960–1985 gab es kaum englischsprachige Schriften, die sich mit der Phänomenologie der Schizophrenie befassten. Sowohl Mayer-Gross mit seinem »Textbook of Psychiatry« (1954) als auch Fish mit »Schizophrenia« (Hamilton und Fish 1984) versuchten phänomenologische Konzepte in die englischsprachige Psychiatrie einzuführen, allerdings mit wenig Erfolg.

Erst Sass (1992, 1994), Schwartz und Wiggins (1987), Cutting, Dunne und Shepherd (1987, 1989) sowie Bovet und Parnas (1993) griffen die phänomenologische Tradition systematisch wieder auf und verhalfen ihr zu einer Renaissance in der internationalen Psychiatrie (Sass et al. 2011). Seit 2000 erschienene englischsprachige Publikationen zur schizophrenen Erkrankung beschäftigten sich mit dem Selbsterleben (Sass und Parnas 2003), Zeiterleben (Fuchs 2005), der Wahrnehmung (Nelson und Sass 2008; Schwartz et al. 2005), dem Wahn und der Wahnstimmung (Parnas und Sass 2001; Fuchs 2020), Störungen des Common Sense (Stanghellini 2001, 2004; Stanghellini und Ballerini 2007), Affekt und Emotion (Ratcliffe 2008), Negativsymptomen (Sass 2003) sowie Persönlichkeit und Autonomie (Sass 2011). Daraus erwuchsen auch empirische Studien, welche die Störungen des Selbsterlebens als einen Kern- und Differenzierungsfaktor der frühen Schizophrenie zu kennzeichnen suchen (Møller und Husby 2000; Parnas et al. 2003; Parnas et al. 2005).

Ein wesentliches Motiv für die Renaissance der Phänomenologie stellte nicht zuletzt eine zunehmende Desillusionierung hinsichtlich der manualisierten, operationalisierten Diagnosesysteme dar, die mit dem DSM III (1980) in die Psychiatrie Einzug hielten (Sass et al. 2001). Schlüsselfiguren der nordamerikanischen und europäischen Psychiatrie beklagten in der Folge einen fehlenden Fortschritt in der Erforschung und Behandlung der Schizophrenie (Andreasen 2007). Grund sei der Verlust von Validität infolge einer Überbewertung der Reliabilität der Diagnostik, einhergehend mit dem Verlust der reichen psychopathologischen, häufig phänomenologischen Tradition der europäischen Psychiatrie (Andreasen 2007).

Eine gewisse Ernüchterung ist auch hinsichtlich neurozentrischer und reduktionistischer Ansätze in der Psychiatrie festzustellen. Trotz intensiver Forschung in den letzten zwei bis drei Jahrzehnten vermochten die Neurowissenschaften kaum diagnostisch oder therapeutisch relevante Ergebnisse für die Psychiatrie zu liefern (Fuchs 2017). Zur gleichen Zeit entwickelte sich mit den Konzepten der »Embodied« und »Enactive Cognitive Science« eine alternative Sicht auf Gehirn und Psyche, die die Verkörperung geistiger Funktionen und ihre Einbettung in die Umwelt als unabdingbar für ihr adäquates Verständnis betrachtet; damit gab sie auch der phänomenologischen Erforschung der subjektiven Erfahrung von Leiblichkeit und Intersubjektivität neuen Auftrieb (Varela et al. 1991; Gallagher 2005; Gallagher und Zahavi 2008; Thompson 2007; Fuchs 2008, 2018).

1.5 Schizophrenie heute: Prodromalphase, Basissymptome und Selbststörungen

Die phänomenologische Konzeption der Schizophrenie als basale Selbststörung steht in Einklang mit einer zunehmenden Fokussierung der Interventionen auf die Früherkennung und Prävention der Erkrankung; denn solche Interventionen sind ohne ein adäquates Verständnis des subjektiven Erlebens in präpsychotischen Phasen nicht denkbar.

Tabelle 1.1 gibt einen Überblick über die häufigsten Symptome in der sogenannten Prodromalphase (Vorläuferphase) schizophrener Erkrankungen, durchschnittlich fünf Jahre vor der ersten Psychose. Viele der Symptome sind mit einem hohen Leidensdruck und einer funktionalen Einschränkung der Betroffenen verbunden. Dies führt dazu, dass im Mittel bereits zwei bis vier Jahre vor einer Erstaufnahme der soziale Abstieg der Betroffenen beginnt. Eine frühe Behandlung im Prodromalstadium ist daher auch mit der Hoffnung auf eine positive Beeinflussung des Krankheitsverlaufs verbunden (Häfner 1995).

Viele dieser Prodromalsymptome finden sich in ganz ähnlicher Form in der EASE wieder. Dies ist nicht überraschend, da die Inhalte der EASE maßgeblich durch das Basissymptom-Konzept von Huber (Huber 1966, 1983; Huber und Gross 1989) sowie die dazugehörige *Bonner Skala für die Beurteilung von Basissymptomen* (BSABS, Gross et al. 1987) beeinflusst wurde. Huber ging in seinem einflussreichen Früherkennungsansatz von hirnorganischen Abweichungen bei Menschen mit Schizophrenie aus, die ihren psychopathologischen Ausdruck in Form feiner, selbst wahrnehmbarer Defizite finden. Erst sekundär kommt es, laut Huber, beim Fortbestehen ungünstiger Lebensbedingungen oder Bewältigungsmechanismen zu produktiv-psychotischen Symptomen.

1.5 Schizophrenie heute: Prodromalphase, Basissymptome und Selbststörungen

Tab. 1.1: Prodromalsymptome schizophrener Erkrankungen nach einer Literaturübersicht von Yung und McGorry (1996). Mit Sternchen* gekennzeichnet: am häufigsten beschriebene Symptome in retrospektiven Ersterepisoden-Studien

Symptombereich	Symptom
Neurotisch anmutende Symptome	Ängstlichkeit*, Unruhe, erhöhte Reizbarkeit, erhöhte Irritierbarkeit*
Affektbezogene Symptome	depressive Stimmungslage*, Anhedonie, Schuldgefühle, Misstrauen*, suizidale Gedanken, Stimmungsschwankungen, allgemeinere Affektveränderungen
Veränderung der Willensstärke	Apathie, Verlust des Antriebs und der Motivation*, Gefühle von Langeweile und Verlust von Interessen, Müdigkeit und Energieverlust*
Kognitive Denkstörungen	Aufmerksamkeits-*, Konzentrationsstörungen*, gedankliche Einengung, vermehrte Tagträume, reduziertes Abstraktionsvermögen (Konkretismus), Denkblockaden
Körperliche Symptome	somatische Beschwerden, Gewichtsverlust, Appetitlosigkeit, Schlafstörungen*
Andere Symptome	zwanghafte und dissoziative Phänomene, erhöhte interpersonelle Empfindsamkeit, veränderte Wahrnehmung der eigenen Person, anderer Personen und der Welt, motorische, Sprach- und Wahrnehmungsstörungen
Beobachtbare Verhaltensänderungen	Einbrüche in der Bewältigung von schulisch-beruflichen Anforderungen und in der sozialen Rollenanpassung*, sozialer Rückzug*, impulsives, ungewöhnliches, bizarres oder aggressives Verhalten

Nuechterlein und Dawson (1984) unterscheiden in ihrem Vulnerabilitäts-Stress-Bewältigungs-Modell zwischen sogenannten »state-« und »trait-Merkmalen«: *state*-Merkmale sind nur in bestimmten Stadien einer Erkrankung (Prodrom, manifeste Erkrankung, Remission) deutlich ausgeprägt, *trait*-Merkmale hingegen zeigen ein dauerhaft erhöhtes Ausprägungsniveau. Vulnerabilitätsfaktoren und auch Basissymptome weisen nach dieser Konzeption *trait*-Charakter auf, da in ihnen eine generelle Anfälligkeit für schizophrene Erkrankungen zum Ausdruck kommt.

Auch phänomenologische Psychopathologen gehen davon aus, dass die schizophrene Vulnerabilität in einer *trait*-artigen Störung des basalen Selbsterlebens oder des »minimalen Selbst« besteht (Sass und Parnas 2003; Parnas und Sass 2011; Fuchs 2012; Fuchs und Röhricht 2017). Die Konzeption der Selbststörungen hat ihren Ursprung in Berichten von Beschwerden, die sowohl Jahrzehnte vor der ersten akuten Episode als auch im Vorfeld schizophrener Rezidive auftreten können. Die Arbeitsgruppe um Josef Parnas und Louis Sass entwickelte daraus ein umfassendes psychopathologisches Modell, dass sich aus dem Basisstörungskonzept von Huber, aus Konzepten von Phänomenologen wie Maurice

Merleau-Ponty und Michel Henry sowie von Psychiatern wie Eugène Minkowski und Wolfgang Blankenburg speist (▶ Kap. 1.3).

Danach lässt sich die Grundstörung der Schizophrenie, wie bereits erwähnt, als eine Schwächung des basalen Selbsterlebens beschreiben, die zunächst das präreflexive, selbstverständliche In-der-Welt-Sein erfasst. Dieses wird gewöhnlich vermittelt durch eine transparente, im Hintergrund aller Erfahrungen fungierende Leiblichkeit. Als Ursprung der veränderten Selbstwahrnehmung bei schizophrenen Erkrankungen gilt daher auch eine *fehlende Verkörperung* des Selbsterlebens (*disembodiment*) (Laing 1960/1990; Stanghellini 2004; Fuchs 2005, 2020; ▶ Kap. 2). In der Schizophrenie scheint das präreflexive, implizite Selbstsein, die Einbettung des Selbsterlebens in den Leib in unterschiedlichem Ausmaß verloren zu gehen. Der gelebte Leib trägt und vermittelt das alltägliche In-der-Welt- und Mit-anderen-Sein nicht mehr in selbstverständlicher Art und Weise. Gewohnte Handlungssequenzen zersetzen sich und müssen nun eigens geplant oder gezielt »gemacht« werden. Die sonst durch den Leib automatisch vermittelten Lebensvollzüge verlieren ihre »Meinhaftigkeit« und damit auch ihre Transparenz (Fuchs 2015).

Zugleich lösen sich integrale Wahrnehmungsgestalten auf, störende Details treten in den Vordergrund, und die wahrgenommene Welt verliert zunehmend ihre vertrauten Sinnbezüge. Schließlich werden auch die Beziehungen zu anderen fragwürdig, und die selbstverständliche Teilnahme an der gemeinsamen Lebenswelt und ihrem »common sense« misslingt (Stanghellini 2000; Thoma und Fuchs 2018). Soziale Interaktionen mit anderen können für Betroffene zunehmend belastend oder bedrohlich werden. Vergeblich versuchen sie, diese verschiedenen Formen von Entfremdung und Selbstverlust durch zwanghafte Selbstbeobachtung, Hyperreflexivität und bewusste Steuerung des eigenen Tuns zu kompensieren.

In der akuten Psychose steigert sich die zuvor noch schleichende Entfremdung zum Erlebnis der Selbstentmächtigung. Nun treten den Betroffenen die entfremdeten Bruchstücke des eigenen Wahrnehmens, Denkens und Handelns wie von außen gegenüber, als scheinbar von anonymen Mächten ausgelöste Empfindungen, gesteuerte Bewegungen, eingegebene Gedanken oder – bei noch weitergehender Entfremdung – als akustische Halluzinationen (»Stimmen«). Die sogenannten »produktiven« Symptome der akuten Psychose (Ich-Störungen, Beeinflussungswahn, Halluzinationen) stellen demnach Externalisierungen vollständig entfremdeter und als solcher nicht mehr erkannter Eigentätigkeiten dar, die sich den Betroffenen von außen her entgegenstellen. Damit ist die phänomenologische Konzeption der Schizophrenie, wie sie den hier vorgestellten Interviews zugrunde liegt, im Überblick skizziert.

1.6 Zusammenfassung

Der historische Überblick sowie neuere phänomenologische Untersuchungen legen die Existenz einer Grundstörung der Schizophrenie nahe, die ähnlich einer

Vulnerabilität schon vor dem Ausbruch der Erkrankung erfasst werden kann. Sie besteht modernen phänomenologischen Theorien zufolge in einer Beeinträchtigung des basalen, leiblich verankerten Selbsterlebens. Dies bedeutet nicht etwa, dass Erkrankte kein Selbstkonzept aufweisen, sondern umschreibt vielmehr die Tatsache, dass sie ihr Kernselbst als grundsätzlich fragil, bedroht und instabil empfinden. Nach heutigem Stand umfasst die schizophrene Grundstörung folgende pathogenetische und kompensatorische Aspekte (Fuchs 2012):

a. Störung der »Ipseität«, der »Ersten-Person-Perspektive« oder der »Selbstaffektion«
b. Schwächung des primären leiblichen Selbsterlebens
c. Störung der impliziten Funktionen des Leibes, mit der Folge einer Entfremdung des Wahrnehmens und Handelns
d. Verlust des »Common Sense«
e. »Hyperreflexivität«
f. Störung des zwischenleiblichen Kontakts mit anderen
g. sozialer Rückzug (schizophrener Autismus).

Die »Examination of Anomalous Self-Experience (EASE)« (Parnas et al. 2005) und die »Examination of Anomalous World Experience (EAWE[3])« (Sass et al. 2017) stellen semi-strukturierte Interviews dar, die der detaillierten Erfassung dieser und anderer basaler Störungen des Erlebens bei Menschen mit Schizophrenie dienen. Sie haben eine hohe deskriptive, diagnostische und differenzialdiagnostische Relevanz für Störungen innerhalb des Schizophreniespektrums. Damit dienen sie besonders auch der Früh- und Differenzialdiagnostik und bieten Möglichkeiten der psychoedukativen sowie therapeutischen Unterstützung – nicht zuletzt für die Entwicklung innovativer, etwa körper- und kreativtherapeutischer Interventionen (Röhricht und Friebe 2006; Martin et al. 2016a, b; Galbusera et al. 2018). Für Betroffene bedeuten sie oft die Möglichkeit, zum ersten Mal über sonst meist unberücksichtigte, schwer beschreibbare Veränderungen ihrer Erlebniswelten Auskunft zu geben, sich darüber Klarheit zu verschaffen und sich verstanden zu fühlen.

Literatur

American Psychiatric Association (1980) Diagnostic and Statistical Manual of Mental Disorders, 3rd Ed. DSM-3. Washington, D.C.: American Psychiatry Association Publishing.
American Psychiatric Association (2013) Diagnostic and Statistical Manual of Mental Disorders, 5th Ed. DSM-5. Arlington, VA: American Psychiatry Association Publishing.
Andreasen NC (2007) DSM and the death of phenomenology in America: An example of unintended consequences. Schizophr Bull 33: 108–112.

---

3 Gesprochen [í:wi]

Ardizzi M, Ambrosecchia M, Buratta L, Peciccia M, Donnari S, Mazzeschi C, Gallese V (2015) Interoception Sensitivity and Autonomic Regulation During Social Interaction in Schizophrenia. Eur Psychiatry 30: 1693.
Benson TL, Brugger P, Park S (2019) Bodily self-disturbance in schizophrenia-spectrum populations: Introducing the Benson et al. Body Disturbances Inventory (B-BODI). PsyCh Journal 8(1): 110–121. doi:10.1002/pchj.280.
Berrios GE, Marková IS (2003) The self and psychiatry: A conceptual history. In: Kircher T, David A (Hrsg.) The Self in Neuroscience and Psychiatry. Cambridge: Cambridge University Press. S. 9–39.
Berze J (1914) Die primäre Insuffizienz der psychischen Aktivität. Ihr Wesen, ihre Erscheinungen und ihre Bedeutung als Grundstörung der Dementia praecox und der Hypophrenien überhaupt. Leipzig, Wien: Deutike.
Berze J, Gruhle HW (1929) Psychologie der Schizophrenie. Berlin: Springer.
Blankenburg W (1969) Ansätze zu einer Psychopathologie des ›common sense‹. Confinia Psychiatrica 12: 144–163.
Blankenburg W (1971) Der Verlust der natürlichen Selbstverständlichkeit. Ein Beitrag zur Psychopathologie symptomarmer Schizophrenien. Stuttgart: Enke.
Bleuler E (1911) Dementia praecox oder Gruppe der Schizophrenien. Leipzig, Wien: Deutike.
Bovet P, Parnas J (1993) Schizophrenic delusions: A phenomenological approach. Schizophr Bull 19(3): 579–597.
Bumke O (1932) Handbuch der Geisteskranken. Vol. 9. Berlin: Springer.
Carr D (1986) Time, Narrative, and History. Bloomington, IN: University of Indiana Press.
Cermolacce M, Naudin J, Parnas J (2007) The »minimal self« in psychopathology: Re-examing the self- disorders in the schizophrenia spectrum. Conscious Cogn 16(3): 703–714. Epub 2007, Jul 13.
Cutting J, Dunne F (1989) Subjective experience of schizophrenia. Schizophr Bull 15: 217–231.
Cutting J, Shepherd M (Hrsg.) (1987) The Clinical Roots of the Schizophrenia Concept. Cambridge, MA: Cambridge University Press.
Damasio A (1999) The Feeling of What Happens: Body and Emotion in the Making of Consciousness. New York: Harcourt Brace.
Fuchs T (2001) The tacit dimension. Philos Psychiatry Psychol 8(4): 323–326.
Fuchs T (2005) Corporealized and disembodied minds: A phenomenological view of the body in melancholia and schizophrenia. Philos Psychiatry Psychol 12(2): 95–107.
Fuchs T (2008) Das Gehirn – ein Beziehungsorgan. Eine phänomenologisch-ökologische Konzeption. Stuttgart: Kohlhammer.
Fuchs T (2011) Psychopathologie der Hyperreflexivität. Dtsch ZPhilos 59: 565–576.
Fuchs T (2012) Selbst und Schizophrenie. Dtsch Z Philos60(6): 887–901. doi:10.1524/dzph.2012.0067
Fuchs T (2013) The phenomenology and development of social perspectives. Phenomenol Cogn Sci 12: 655–683.
Fuchs T (2015) From self-disorders to ego disorders. Psychopathology 48: 324–331.
Fuchs T (2017) Zwischen Psyche und Gehirn. Zur Standortbestimmung der Psychiatrie. Nervenarzt 88: 520–528.
Fuchs T (2018) Ecology of the Brain. The Phenomenology and Biology of the Embodied Mind. Oxford: Oxford University Press.
Fuchs T (2020) Selbsterleben und Selbststörungen. In: Fuchs T, Breyer T (Hrsg.) Selbst und Selbststörungen. Freiburg: Karl Alber. S. 31–65.
Fuchs T, Röhricht F (2017) Schizophrenia and intersubjectivity: An embodied and enactive approach to psychopathology and psychotherapy. Philos Psychiatry Psychol 24: 127–142.
Galbusera L, Finn M, Fuchs T (2018) Interactional synchrony and negative symptoms: An outcome-study of body-oriented psychotherapy for schizophrenia. Psychother Res 28: 457–469.
Gallagher S (2005) How the Body Shapes the Mind. Oxford: Oxford University Press.

Gallagher S, Zahavi D (2008) The Phenomenological Mind. Abingdon, New York: Routledge.
Griesinger W (1861) Pathologie und Therapie der psychischen Krankheiten. Stuttgart: Krabbe.
Gross G, Huber G, Klosterkötter J, Linz M (1987) Bonner Skala für die Beurteilung von Basissymptomen (BSABS). Berlin, Heidelberg, New York: Springer.
Häfner H (1995) Onset and early course of schizophrenia. In: Häfner H (Hrsg.) Search for the Causes of Schizophrenia. Vol. 3. Berlin: Springer. S. 43–66.
Hamilton M, Fish F (1984) Fish's Schizophrenia. Bristol: Wright.
Henry M (1963) L'essence de la manifestation. Paris: Presses Universitaires de France.
Huber G (1966) Reine Defektsyndrome und Basisstadien endogener Psychosen. Fortschr Neurol Psychiatr Grenzgeb 34: 409–426.
Huber G (1983) Das Konzept substratnaher Basissymptome und seine Bedeutung für Theorie und Therapie schizophrener Erkrankungen. Nervenarzt 54: 23–32.
Huber G, Gross G (1989) The concept of basic symptoms in schizophrenic and schizoaffective psychoses. Recenti Prog Med 80: 646–652.
James W (1890/1950) The Principles of Psychology. Vol.2. New York: Dover Publishers.
Jaspers K (1946) Allgemeine Psychopathologie. 4. völlig neu bearbeitete Auflage. Berlin: Springer.
Jaspers K (1973) Allgemeine Psychopathologie. 9. Auflage. Berlin/Heidelberg: Springer.
Kay SR, Fiszbein A, Opler LA (1987) The positive and negative syndrome scale (PANSS) for schizophrenia. Schizophr Bull 13(2): 261–276.
Kircher T, David A (2003) Introduction: The self and neuroscience. In: Kircher T, David A (Hrsg.) The Self in Neuroscience and Psychiatry. Cambridge: Cambridge University Press. S. 1–8.
Klawonn E (1991) Jeg'ets ontologi: En afhandling om subjektivitet, bevidsthed og personlig identitet. Odense: Odense Universitetsforlag.
Kraepelin E (1899) Psychiatrie – Ein Lehrbuch für Studi[e]rende und Aerzte. Bd. 2, Allgemeine Psychiatrie. 6. Aufl. Leipzig: A. Barth.
Kraepelin E (1913) Psychiatrie – Ein Lehrbuch für Studi[e]rende und Aerzte. Bd. 3, Klinische Psychiatrie, Teil II. 8. Aufl. Leipzig: A. Barth.
Laing RD (1960/1990) The Divided Self (incl. 1965 preface). London: Penguin Books.
Ludwig M (2013) Erfassung von Störungen des basalen Selbsterlebens bei Schizophreniespektrumsstörungen – Validierung und Anwendung einer deutschsprachigen Version des EASE-Interviews ('Examination of Anomalous Self Experience'). *Unveröffentlichte Dissertationsschrift*.
Martin L, Koch S, Hirjak D, Fuchs T (2016b) Overcoming disembodiment: The effect of movement therapy on negative symptoms in schizophrenia – A multicenter randomized controlled trial. Front Psychol: Art. 483.
Martin L, Pohlmann V, Koch SC, Fuchs T (2016a) Back into Life: Effects of Embodied Therapies on Patients with Schizophrenia. Eur Psychother 13: 179–194.
Mayer-Gross W, Roth M, Slater E (1954) Clinical Psychiatry. London: Bailliere Tindall.
Metzinger T (2003) Being No One. Cambridge, MA: MIT Press.
Michal M, Sann U, Niebecker M, Lazanowsky C, Kernhof K, Aurich S, Overbeck G, Sierra M, Berrios GE (2004) Die Erfassung des Depersonalisations-Derealisations-Syndroms mit der deutschen Version der Cambridge Depersonalisation Scale (CDS). Psychother Psychosom Med Psychol 54(9–10): 367–374.
Minkowski E (1928/1997) Du symptôme au trouble générateur. In: Au-delà du rationalisme morbide. Paris: Éditions L'Harmattan. S. 93–124.
Minkowski E (1933/1971) Die gelebte Zeit. Phänomenologische und psychopathologische Studien. Salzburg: Otto Müller.
Møller P, Husby R (2000) The initial prodrome in schizophrenia: Searching for naturalistic core dimensions of experience and behavior. Schizophr Bull 26(1): 217–232. doi:10.1093/oxfordjournals.schbul.a033442
Neisser U (1988) Five kinds of self-knowledge. Philos Psychol 1/1: 35–59.

Nelson B, Sass LA (2008) The phenomenology of the psychotic break and Huxley's trip. Substance use and the onset of psychosis. Psychopathology 41(6): 346–355.

Nuechterlein KH, Dawson ME (1984) A heuristic vulnerability/stress model of schizophrenic episodes. Schizophr Bull 10(2): 300–312.

Parnas J (2003) Self and schizophrenia: A phenomenological perspective. In: Kircher T, David A (Hrsg.) The Self in Neuroscience and Psychiatry. Cambridge, MA: Cambridge University Press. S. 217–241.

Parnas J, Handest P (2003) Phenomenology of anomalous self-experience in early schizophrenia. Compr Psychiatry 44(2): 121–134. doi: https://doi.org/10.1053/comp.2003.50017

Parnas J, Handest P, Jansson L, Sæbye D (2005) Anomalies of subjective experience among first-admitted schizophrenia spectrum patient: Empirical investigation. Psychopathology 38: 259–267.

Parnas J, Sass LA (2001) Self, solipsism, and schizophrenic delusions. Philos Psychiatry Psychol 8(2): 101–120.

Parnas J, Sass LA (2011) The structure of self-consciousness in schizophrenia. In: Gallagher S (Hrsg.) The Oxford Handbook of the Self. Oxford: Oxford University Press. S. 521–546.

Ratcliffe M (2008) Feelings of Being. Phenomenology, Psychiatry, and the Sense of Reality. Oxford: Oxford University Press.

Rochat P (2004) The emergence of self-awareness as co-awareness in early child development. In: Zahavi D, Grünbaum T, Parnas J (Hrsg.) Advances in Consciousness Research. The Structure and Development of Self-Consciousness. Philadelphia, PA: John Benjamins. S. 1–20.

Röhricht F, Priebe S (2006) Effect of body oriented psychological therapy on negative symptoms in schizophrenia: A randomised controlled trial. Psychol Med 36: 669–678.

Sass LA (1992) Madness and Modernism. Insanity in the Light of Modern Art, Literature, and Thought. New York: Basic Books.

Sass LA (1994) The Paradoxes of Delusion. Wittgenstein, Schreber, and the Schizophrenic Mind. Ithaca, NY: Cornell University Press.

Sass LA (2003) Self-disturbance in schizophrenia: Hyperreflexivity and diminished self-affection. In: Kircher T, David A (Hrsg.) The Self in Neuroscience and Psychiatry. Cambridge, MA: Cambridge University Press. S. 242–271.

Sass LA, Parnas J (2003) Schizophrenia, consciousness, and the self. Schizophr Bull 29(3): 427–444.

Sass LA, Parnas J, Zahavi D (2011) Phenomenological psychopathology and schizophrenia. Contemporary Approchaches and Misunderstandings. Philos Psychiatry Psychol 18(1): 1–23.

Sass LA, Pienkos E, Skodlar B, Stanghellini G, Fuchs T, Parnas J, Jones N (2017) EAWE: Examination of Anomalous World Experience. Psychopathology 50: 10–54.

Scharfetter C (1995) Schizophrene Menschen. Diagnostik, Psychopathologie, Forschungsansätze. 4. überarbeitete Auflage. Weinheim: Beltz.

Schechtman M (1996) The Constitution of Selves. Ithaca, NY: Cornell University Press, Ithaca.

Schneider K (1950/1959) Klinische Psychopathologie. 5. Aufl. Stuttgart: Thieme.

Schwartz MA, Wiggins OP (1987) Diagnosis and ideal types: A contribution to psychiatric classification. Compr Psychiatry 28: 277–299.

Schwartz MA, Wiggins OP, Naudin J, Spitzer M (2005) Rebuilding reality. A phenomenology of aspects of chronic schizophrenia. Phenomenol Cogn Sci 4: 91–115.

Sheehan DV, Lecrubier Y, Sheehan KH, Amorim P, Janavs J, Weiller E, Hergueta T, Baker R, Dunbar GC (1998) The Mini-International Neuropsychiatric Interview (M.I.N.I.): The development and validation of a structured diagnostic psychiatric interview for DSM-IV and ICD-10. J Clin Psychiatry 59 (Suppl. 20): 22–33.

Stanghellini G (2000) Vulnerability to schizophrenia and lack of common sense. Schizophr Bull 26: 775–787.

Stanghellini G (2001) Psychopathology of common sense. Philos Psychiatry Psychol 8(4): 295–298.

Stanghellini G (2004) Disembodied Spirits and Deanimated Bodies: The Psychopathology of Common Sense. Oxford: Oxford University Press.
Stanghellini G, Ballerini M (2007) Values in persons with schizophrenia. Schizophr Bull 33 (1): 131–141.
Strawson G (1999) ›The self‹. In: Gallagher S, Shear J (Hrsg.) Models of the self. Exeter: Imprint Academic. S. 1–24.
Thakkar KN, Nichols HS, McIntosh LG, Park S (2011) Disturbances in body ownership in schizophrenia: evidence from the rubber hand illusion and case study of a spontaneous out-of-body experience. PLOS ONE 6(10): e27089.
Thoma S, Fuchs T (2018) A Phenomenology of sensus communis. Outline of a phenomenological approach to social psychiatry. In: Englander M (Hrsg.) Phenomenology and the Social Context of Psychiatry: Social Relations, Psychopathology, and Husserl's Philosophy. London, New York: Bloomsbury. S. 137–159.
Thompson E (2007) Mind in life. Biology, Phenomenology, and the Sciences of Mind. London, Cambridge, MA: Harvard University Press.
Tomasello M (2002) Die kulturelle Entwicklung des menschlichen Denkens. Zur Evolution der Kognition. Frankfurt a. M.: Suhrkamp.
Varela F, Thompson E, Rosch E (1991) The Embodied Mind: Cognitive Science and Human Experience. Cambridge, MA: MIT Press.
Yung AR, McGorry PD (1996) The prodromal phase of first-episode psychosis: past and current conceptualizations. Schizophr Bull 22 (2): 353–370.
Zahavi D (1999) Self-awareness and Alterity. A Phenomenological Investigation. Evanston, IL: Northwestern University Press.
Zahavi D (2011) Unity of consciousness and the problem of self. In: Gallagher S (Hrsg.) The Oxford Handbook of the Self. Oxford: Oxford University Press. S. 316–338.

2 Entkörperung und Entfremdung in der Schizophrenie – eine phänomenologische Analyse zweier Fallstudien[4]

Sanneke de Haan und Thomas Fuchs

2.1 Einleitung

Der dritte Abschnitt des EASE-Interviews betrifft die Veränderungen im Leiberleben der Patienten.[5] Seit langem ist bekannt, dass viele Patienten mit Schizophrenie sowohl in Früh-, Akut- als auch in Spätstadien der Erkrankung von coenästhetischen, also fremdartigen leiblichen Empfindungen berichten, wie z. B. schwer beschreibbare Schmerzen, Stromempfindungen oder das Spüren von einzelnen Organen u. Ä. (Huber 1971; Gross et al. 1987; Jenkins und Röhricht 2007). Als Sammlung isolierter körperlicher Symptome wäre diese Dimension der Störung allerdings nicht hinreichend beschrieben. Vielmehr erscheint die generelle Beziehung der Betroffenen zu ihrem Leib, ihr leiblich vermitteltes »In-der-Welt-Sein« insgesamt in einer noch näher zu bestimmenden Weise verändert (Stanghellini 2004; Fuchs 2005). Aus phänomenologischer Sicht verliert der Leib als impliziter und damit gewöhnlich verborgener Hintergrund des Erlebens seine tragende oder vermittelnde Rolle und tritt störend und die Wahrnehmung verzerrend hervor.

Im Folgenden untersuchen wir die Rolle des Leibes in der beginnenden Schizophrenie anhand der Erfahrungen von zwei erstmalig erkrankten Patienten. Wir wollen zeigen, dass sich die typischen Veränderungen des Leib- und Selbsterlebens in der Schizophrenie als ein quasi-cartesianischer Dualismus beschreiben lassen, nämlich als eine Trennung der normalpsychologischen Einheit der verkörperten Subjektivität, die sich in einer grundlegenden Entfremdung von der Welt manifestiert. In der phänomenologischen Psychopathologie spricht man auch von einer »Entkörperung« *(disembodiment)* des Subjekts in der Schizophrenie (Laing 1990; Fuchs und Schlimme 2009). Bevor wir diese Phänomene anhand der Kasuistiken näher untersuchen, geben wir eine kurze Einführung in die Phänomenologie der Leiblichkeit (1) und skizzieren dann die Role des Leibes für die basalen Selbststörungen in der Schizophrenie (2).

---

4 Überarbeitete und erweiterte Übersetzung des Aufsatzes von de Haan und Fuchs (2010).
5 Bereits in der Bonner Skala für die Beurteilung von Basissymptomen (Gross et al. 1987) wurde der Erhebung leiblicher Empfindungen viel Raum gegeben; in der EASE sind noch drei neue Items hinzugefügt, nämlich 3.4–3.6.

2.2 Phänomenologie von Leib und Körper

Die maßgebliche Rolle des Körpers für das Selbsterleben dürfte heute unumstritten sein. Forschungen und Konzepte besonders zur »Embodied and Enactive Cognition« haben immer deutlicher gezeigt, dass sowohl Wahrnehmen, Fühlen und Handeln als auch höhere kognitive Prozesse wie Denken und Entscheiden in hohem Maß durch unsere Verkörperung bestimmt werden (Damasio 1999; Gallagher 2005). Die Frage ist allerdings, wie diese Rolle des Körpers in der Schizophrenie näher zu verstehen ist, damit auch der Zusammenhang zwischen den einzelnen leibbezogenen Symptomen klarer wird. Die phänomenologische Psychopathologie erscheint dazu besonders geeignet, insofern sie die Abwandlungen im gesamten In-der-Welt-Sein der Patienten untersucht, wie sie durch den Leib vermittelt werden: die Beziehung des Subjekts zu sich selbst, zu anderen und zur Welt (Fuchs 2010).

Die klassische Frage nach dem Zusammenspiel zwischen Leib, Geist und Welt nimmt in der Phänomenologie eine zentrale Stellung ein. Husserl (1993), der Begründer der Phänomenologie, hat darauf hingewiesen, dass das Bewusstsein immer auf etwas gerichtet, d. h. intentional ist: es ist immer Bewusstsein *von* etwas. Mit diesem Begriff der Intentionalität betonte er die fundamentale Korrelation zwischen Bewusstsein und Welt. Heidegger (2001) sah im Bewusstsein eine noch zu beschränkte Kategorie und führte den Begriff des ›In-der-Welt-Seins‹ ein, um die menschliche Existenz in ihrer grundlegenden Beziehung zur Welt zu bezeichnen. Merleau-Ponty schließlich entfaltete in seinem Hauptwerk »Phänomenologie der Wahrnehmung« (1966) die grundlegende Leiblichkeit unseres In-der-Welt-seins: Nicht das Denken oder Erkennen, sondern eher das Wahrnehmen und Handeln stellen unsere primäre Beziehung zur Welt her. Der Intentionalität des denkenden Bewusstseins stellte Merleau-Ponty, anknüpfend an spätere Arbeiten Husserls, die *leibliche* Intentionalität des »Ich kann« gegenüber, also die vom Leib ermöglichten Bereitschaften des Handelns. Bereits Heidegger hatte den Primat unseres praktischen Umgangs mit der Welt postuliert; Merleau-Ponty fügte hinzu, dass dieser sich über das Medium des Leibes vollziehe.

Detailliert beschreibt Merleau-Ponty, wie unsere leiblichen Fähigkeiten die Welt für uns erschließen und bestimmen, wie wir die Welt wahrnehmen. Wir sehen keine neutrale Ansammlung von Objekten in einem abstrakten räumlichen Koordinatensystem, sondern wir sehen eine Bäckerei, wenn wir hungrig sind, oder einen Baum zum Unterstellen, wenn es anfängt zu regnen. Wahrnehmen bedeutet für Merleau-Ponty weder die bloße Registrierung von Informationen durch einen passiven Empfänger noch eine Projektion meines Bewusstseins, so als könnte ich nur sehen, was ich selbst in meine Wahrnehmung hineingelegt habe. Es geht vielmehr um die Koppelung zwischen mir als leiblich situierter Person und den Aufforderungscharakteren (*affordances*, Gibson 1979) meiner Umwelt. Abhängig von meiner Geschichte, meinen erworbenen Fähigkeiten, meinen aktuellen Bedürfnissen und Plänen ziehen bestimmte Dinge mich entweder an oder stoßen mich ab. So übt ein Flügel eine andere Anziehungskraft auf einen Pianisten aus als auf jemanden, der nicht Klavier spielt oder gar nicht an

Musik interessiert ist. Aber auch für den Pianisten wird es von den Umständen und seiner momentanen Verfassung abhängen, ob er zuerst sieht, dass es sich um einen Steinway handelt, oder ob er zuerst die Schale mit Obst bemerkt, die auf dem Flügel steht.

Gegen die seit jeher dominierende Darstellung des Körpers als Vehikel (Descartes 1959) oder sogar als »Gefängnis« (Platons »Phaidon«) der Seele betont Merleau-Ponty die Bedeutung des Leibes für unser Selbstsein. Der Leib ist in einem konstitutiven Sinn »Ausdruck der gesamten Existenz, nicht als deren äußere Begleiterscheinung, sondern weil sie in ihm sich realisiert« (Merleau-Ponty 1966, S. 198). Allerdings ist die menschliche Existenz durch eine grundsätzliche Offenheit und Mehrdeutigkeit gekennzeichnet. Obgleich seine leibliche Konstitution vieles bestimmt, vermag der Mensch zu sich selbst und seinem Bestimmtsein eine Haltung einzunehmen; ja er kann gar nicht anders als dies zu tun. Heideggers Begriff der Existenz bezieht sich auf eben diese Grundbedingung, dass es dem Menschen in seinem Sein um dieses Sein selbst geht (Heidegger 2001, I, § 9). Plessner (1981) spricht von der »exzentrischen Position« des Menschen: Wir fallen nie restlos mit uns selbst zusammen, sondern verhalten uns immer zu uns selbst. Die Selbstreflexion enthält zugleich die Möglichkeit der Freiheit und Selbstbestimmung.

Der menschliche Leib umfasst damit sowohl die Faktizität, das Gewordensein, als auch das Mögliche. Einerseits ist er als Organismus von biologischen Gesetzen bestimmt, andererseits ist er aber auch erlebter und erfahrener Leib und übersteigt damit die biologische Ebene. Die in der philosophischen Anthropologie geläufige, auf Plessner zurückgehende Unterscheidung zwischen *Leib* (als Subjekt) und *Körper* (als Objekt) bezieht sich auf diese Doppelnatur des »Leibkörpers«: Wir *sind* unser Leib und *haben* zugleich unseren Körper. Um zu zeigen, dass es zwei Weisen gibt, seinen Leib zu erleben, verweist Husserl (1952) auf die Doppelempfindungen bei der Selbstberührung: Fasse ich mit meiner rechten Hand meine linke an, so ist die linke Hand einerseits ein berührtes Objekt, dessen Eigenschaften wie Rauheit, Wärme usw. ich feststellen kann. Andererseits spüre ich mit der linken Hand selbst, dass ich berührt werde, d. h. ich spüre die Berührung »von innen«. Die Hand ist damit sowohl materieller Körper als auch spürender Leib.

In unseren alltäglichen Handlungen sind wir mit unserer Aufmerksamkeit meist nicht auf uns oder auf unseren Körper gerichtet, sondern auf die Welt und auf die Ziele unseres Tuns. Plessner (1981) beschreibt die Rolle des Leibes als »vermittelte Unmittelbarkeit«: Indem er selbst im Hintergrund bleibt, erlaubt er es uns, die Aufmerksamkeit auf unsere Umgebung zu richten. Diese Funktion als Medium kann der Leib aber nur dann erfüllen, wenn er wirklich ein Medium bleibt und nicht selbst zum Objekt der Aufmerksamkeit wird. Hört man z. B. die eigene Stimme wegen eines Echos im Telefon, so fällt es schwer, sich auf die eigenen Worte zu konzentrieren, und man gerät bald ins Stottern. Achtet man auf die Füße, während man rasche Tanzschritte macht, wird man leicht stolpern. Die Verschiebung der Aufmerksamkeit von der Handlung selbst auf ihre physische Umsetzung bewirkt also, dass man vom impliziten Modus des Leibseins in den expliziten Modus des Körperhabens gerät. Die Wahrnehmung des eigenen

2.2 Phänomenologie von Leib und Körper

Leibes und seiner Bewegungen aus innerer Distanz macht aus ihm ein Objekt. Dies unterbricht die natürliche Flüssigkeit der Bewegung – der Leib kann unter Kontrolle nicht spontan sein.

Daraus folgt, dass Bewusstsein und Überlegung in Bezug auf unsere körperlichen Fähigkeiten nicht immer unsere Freiheit erhöhen. Wenn wir Freiheit im Sinne von Handlungsmöglichkeiten verstehen, ist die unmittelbare erfahrene Freiheit oft sogar größer in *Abwesenheit* von Reflexion. Überlegung behindert nämlich bis zu einem gewissen Grad die vermittelnde Rolle, die der Leib nur auf der Grundlage seiner Transparenz erfüllen kann. Je besser wir eine Fähigkeit beherrschen, desto weniger müssen wir darüber nachdenken, und umso mehr kann die Reflexion uns bei der Durchführung stören. In diesem Sinne nimmt die Erfahrung der Freiheit zu, je weniger bewusste Überlegung wir für die korrekte Durchführung der Handlung benötigen. In der Schizophrenie hingegen kann die Reflexion, wie wir sehen werden, exzessiv werden und als *Hyperreflexivität* das natürliche Verhältnis zur Welt beeinträchtigen (Fuchs 2011).

Obwohl der Leib in der Regel implizit und im Hintergrund tätig ist, gibt es verschiedene Situationen, in denen sich unsere Aufmerksamkeit auf den Körper als Objekt verschiebt. Teilweise geschieht dies, wenn unser Körper uns auf irgendeine Weise im Weg steht. Heidegger (2001) wies darauf hin, dass ein Werkzeug für uns erst zum Objekt wird, wenn es fehlt, defekt ist oder uns an eine unvollendete Aufgabe erinnert. Genauso tritt unser Körper in den Vordergrund, wenn er sich als verletzt oder bedürftig zeigt, nämlich im Fall von Schmerzen, Hunger, Durst, Lust, Müdigkeit usw. Außerdem können wir uns in sozialen Situationen des Blickes der anderen bewusst werden und uns selbst gleichsam mit ihren Augen sehen. Die anderen konfrontieren mich mit der Objektseite meines Körpers und können mich dadurch meiner selbst entfremden (Sartre 1962). Aber auch wenn wir eine neue Fähigkeit erlernen, wenden wir uns dem Körper zu, d. h. wir wechseln vom impliziten Erleben zu einem expliziten Fokus auf die Koordination unserer Bewegungen, bis sie uns »in Fleisch und Blut« übergegangen sind. Bewusste Aufmerksamkeit ermöglicht uns, neue Fähigkeiten zu erlernen und so unser Repertoire von Gewohnheiten zu erweitern.

Die Erfahrung des Körpers als Objekt beinhaltet eine Form der Reflexion, der Distanz vom natürlich gelebten Leib. Die zuvor genannten Situationen sind passagerer Natur; sobald wir den Hunger gestillt haben, uns angewöhnt haben, »blind« mit der Tastatur zu schreiben, oder uns nicht länger von anderen beobachtet fühlen, vergessen wir den Körper und gehen wieder in dem auf, was wir tun. Die implizite Leiberfahrung hat damit in der Regel die Oberhand; doch ist unser Lebensvollzug durch einen fortwährenden Wechsel, ja eine Ambiguität zwischen der Erfahrung des Körpers als Objekt und des Leibes als Subjekt charakterisiert. Unser Erleben pendelt beständig zwischen dem »Aufgehen in« und dem »Nachdenken über«. Jedes neue Erlernen beruht auf dieser Wechselbeziehung – Schritt für Schritt gewinnt die im Leibgedächtnis sedimentierte Erfahrung wieder die Oberhand über die bewusste Aufmerksamkeit. Unsere Freiheit liegt letztlich weder ausschließlich in dem einen noch im anderen Modus, sondern in der Möglichkeit, frei zwischen ihnen zu wechseln.

2.3 Selbststörungen und Leiblichkeit in der Schizophrenie

Die dargestellte Phänomenologie der Leiblichkeit ist nun von zentraler Bedeutung für das Verständnis der basalen Selbststörungen, wie sie in den EASE- und EAWE-Interviews erfasst werden. In ihrer grundlegenden phänomenologischen Theorie der Schizophrenie haben Sass und Parnas (2003) zwei sich ergänzende Hauptaspekte dieser basalen Selbststörungen unterschieden: (1) *verminderte Selbstaffektion* und (2) *Hyperreflexivität*. Bevor wir zu den Fallstudien übergehen, wollen wir diese beiden Aspekte kurz darstellen.

Der Begriff der *Selbstaffektion* beschreibt das Merkmal all unserer Erfahrungen, dass wir dabei immer schon auf eine präreflexive und nicht-vergegenständlichende Weise unserer selbst gewahr sind: Wir müssen uns also nicht erst fragen, wer wir sind, wie wir heißen oder wann wir geboren wurden, um doch unserer selbst inne zu sein. Sass und Parnas (2003) bestimmen Selbstaffektion auch als die »Intensität oder Vitalität der subjektiven Selbstgegenwart«. Sie greifen zu ihrer Bestimmung auf die Begriffe der »Ipseität« oder Selbstheit (Henry 1963/2019) und des »minimalen Selbst« (Zahavi 1999) zurück (▶ Kap. 1): Beide bezeichnen im Unterschied zum erweiterten, autobiografischen oder personalen Selbsterleben die Eigenschaft aller Erfahrung, in einer subjektiven, erstpersonalen Weise erlebt zu werden, also *jemandes* Erfahrung zu sein. Dieses basale Selbsterleben oder Selbstempfinden wird vom Leib getragen; es entspricht einem Spüren von leiblicher Präsenz und Lebendigkeit, das unsere Erfahrungen fortwährend begleitet, auch wenn wir unseres Leibes dabei nicht explizit bewusst sind. Ist diese Selbstaffektion beeinträchtigt, so resultieren die Gefühle der inneren Leere und Entfremdung bis hin zur Depersonalisation, wie wir sie in der Schizophrenie finden.

Das komplementäre Phänomen dazu ist die im ersten Abschnitt bereits erwähnte *Hyperreflexivität*: Sie gleicht gewissermaßen dem Versuch des entkörperten Bewusstseins, die verlorene Selbstvertrautheit der Erfahrung reflexiv wiederherzustellen, sich also seiner selbst durch ständige Selbstbeobachtung, Nachdenken, Grübeln und Reflexion zu vergewissern – ein Versuch, der freilich vergeblich bleiben muss. Die folgende Schilderung eines Patienten mit Schizophrenie gibt davon eine Vorstellung:

> Sobald ihm ein Gedanke durch den Kopf ging [...], musste er seine Aufmerksamkeit zurücklenken und sein Bewusstsein untersuchen, um genau zu wissen, was er gedacht hatte; er war ständig mit der Kontinuität seines Denkens beschäftigt. Er hatte Angst davor, er könnte für einen Moment zu denken aufhören, es könnte vielleicht einmal vorgekommen sein, dass »meine Vorstellung stillstand«. Eines Nachts wachte er auf und fragte sich: »Denke ich eigentlich gerade? Da es nichts gibt, das beweist, dass ich denke, kann ich nicht wissen, ob ich existiere.« (Hesnard 1909, S. 179; zit. n. Parnas und Handest 2003, S. 128; eig. Übers.)

Vergeblich versucht dieser Patient, seine existenzielle Angst vor dem Selbstverlust durch ständige Selbstvergewisserung zu bannen. Die spontane Selbstvertrautheit der Erfahrung lässt sich so nicht herstellen – Descartes' Formel »*cogito ergo sum«*, die den radikalen Selbstzweifel doch überwinden sollte, erweist sich hier als wirkungslos. Hyperreflexivität ist demnach ein komplementäres Phänomen zum Verlust der leiblichen Selbstaffektion oder Entkörperung in der Schizophrenie. Wenden wir uns nun den beiden Fallstudien zu.

2.4 Fallstudien

Die beiden im Folgenden geschilderten Patienten wurden mit der erstmaligen Diagnose einer Schizophrenie nach ICD 10-Kriterien in die Psychiatrische Universitätsklinik Heidelberg aufgenommen und im Rahmen einer größeren Stichprobe mit dem EASE-Interview untersucht.[6] Für die Darstellung in diesem Kapitel wurden sie aufgrund ihrer paradigmatischen Beschreibungen und ihres sehr unterschiedlichen kulturellen Hintergrunds ausgewählt. Letzteres dient als zusätzlicher Beleg für die elementare Natur der behandelten Prozesse.

Patient SN

SN ist ein 22-jähriger Mann, der sich mit überwiegend körperlichen Beschwerden in der Klinik vorstellte. Seine Eltern trennten sich, als er acht Jahre alt war, und er entschied sich, bei seinem gewalttätigen Vater zu leben. Wenn die Auseinandersetzungen mit ihm eskalierten, zog der Patient manchmal zu seiner Großmutter im gleichen Dorf. Im Alter von 15 Jahren begann er mit Freunden viel zu trinken, und mit seinen schulischen Leistungen ging es bergab. Nach zwei Jahren exzessiven Trinkens merkte er, dass er süchtig geworden war. Er hörte zu trinken auf, absolvierte aber die Schule dennoch nicht. Mit 18 Jahren zog er aus und brach den Kontakt zu seinem Vater ab. Den Kontakt zu seiner Mutter hatte er bereits Jahre zuvor verloren. Zu dieser Zeit begann er Cannabis zu konsumieren. Zuerst erlebte er dies als eine Erweiterung seines Bewusstseins, dann führte es zunehmend zu Grübeleien und Entfremdungsgefühlen. Zwei Monate vor seiner Aufnahme in die Klinik beendete er den Konsum.

Vor etwa drei Jahren hatte er erstmals gewisse Veränderungen an sich selbst bemerkt. Die Welt sah irgendwie anders aus und fühlte sich auch anders an, und er hatte seltsame Körperempfindungen und Stimmungsschwankungen. In den letzten sechs Monaten litt er an Schlaflosigkeit, unerklärlichen Schmerzen in der Haut, in Knochen und Gelenken, und war nicht in der Lage zu weinen, zu lachen oder sogar mit jemandem zu sprechen. Der einzige Kontakt bestand zu seiner Freundin, mit der er zusammenlebte. Er vermutete allerdings, dass sie seine Gedanken lesen konnte. Er dachte, dass seine veränderte Erfahrung

---

6 Die Fallstudien sind dem Aufsatz von de Haan und Fuchs (2010) entnommen.

vielleicht durch einen Gehirntumor verursacht sei, aber die neurologische Untersuchung zeigte keine Auffälligkeiten. In der Klinik wurde aufgrund von Symptomen wie Gedankeneingebung, Gedankenausbreitung, Wahnwahrnehmungen und Coenästhesien eine Schizophrenie diagnostiziert.

Patient LN

LN ist ein 23-jähriger Mann, der in fast vollständiger Isolation im Haus seiner Eltern lebte, bevor er in die Klinik eingewiesen wurde. Er litt unter schwerer Depersonalisation und Derealisation; aufgrund von Wahnwahrnehmungen und verschiedenen negativen Symptomen wurde eine Schizophrenie diagnostiziert. L.N. stammt aus dem Iran; wegen der Arbeit seines Vaters musste die Familie dort häufig umziehen. Als er 16 Jahre alt war, emigrierten sie nach Deutschland, wo sie zwei Jahre lang in einem Asylbewerberheim lebten. LN beschreibt die Umstände als sehr demütigend: Sie hätten sich ein Zimmer mit zwei Familien geteilt, und er habe in der Schlange warten müssen, um eine Mahlzeit zu erhalten. Erst nach einem Jahr durfte er zur Schule gehen. Trotz gewisser Schwierigkeiten, sich zu konzentrieren, war er immer ein sehr guter Schüler gewesen. Auf dem Gymnasium fand er jedoch nur schwer Kontakt zu seinen Mitschülern und hatte keine Freunde. Nach dem Abitur begann er ein Informatikstudium, wechselte dann aber bald zur Physik, da er nach mehr intellektueller Herausforderung suchte. Nach einigen Wochen brach er aber auch dieses Studium ab und wagte sich seither nur noch selten aus dem Haus.

2.4.1 Verlust des Selbst

Sorgen um das eigene Selbst- und Person-Sein nehmen in unseren Interviews einen vorrangigen Platz ein, so auch bei diesen beiden Patienten.

> LN: »Es fällt mir schwer zu sagen, wer ich eigentlich bin, denn in verschiedenen Situationen fühle ich mich sehr unterschiedlich und verhalte mich auch sehr unterschiedlich. ... Ich erlebe mich so ›als Einzelteile‹, nicht als ein vollständiges Ding. Nicht als eine Person, als ganze Person. Ich empfinde mich nur als Teile einer ganzen Person, aber nie gleichzeitig ... Es ist schwer zu erklären.«

Der Verlust der Selbstkohärenz lässt sich nicht verdrängen; er führt vielmehr zu einem ständigen Bemühen, sich irgendwie zu sammeln und aus den einzelnen Teilen ein sinnvolles Ganzes zu bilden:

> LN: »Ich muss mich die ganze Zeit fragen: Wer bin ich eigentlich? Weil das so ist, geht's mir die meiste Zeit sehr komisch, dann beobachte ich mich selber: Wie geht's mir jetzt, wo sind die Teile [...] Ich denke so viel darüber

nach, dass ich zu nichts komme. Es ist nicht leicht, wenn man sich von Tag zu Tag ändert. Als wäre man plötzlich ein ganz anderer Mensch.«

SN beschreibt einen ähnlichen Verlust des Selbstempfindens:

SN: »Also bei allem, was ich zurzeit mache, kommt es mir so vor, als wäre die Person eigentlich nicht ich. Irgendetwas Verfälschtes [...] Ich bin nicht ich, wie ich hier gerade sitze.«

Beide Patienten zweifeln daran, ob sie noch die gleichen Personen, ja sogar ob sie überhaupt noch Personen sind. Wie viele Menschen mit Schizophrenie betrachten sie diesen Selbstverlust als ihr Kernproblem und sehen viele andere Schwierigkeiten als Resultat dieses basalen Verlustes. Hinzu kommen oft auch Gefühle von Leere:

SN: »Das ist unbeschreibbar. Man kann einfach nichts sagen, man hat nichts im Kopf. [...] Es betrifft mein ganzes Dasein. Das spüre ich dann auch körperlich. Dass einfach nichts ... irgendwie keine Substanz da ist. [...] So eine Leere im Herz *(fasst sich an die Brust)*.«

Der Selbstverlust ist auch oft von dem Gefühl begleitet, zu offen zu sein, eine »zu dünne Haut« zu haben. Dies kann in Erfahrungen des *Transitivismus* übergehen, also in eine Durchlässigkeit der Grenzen zu den anderen bzw. zur Umwelt, so als würden die anderen mit ihren Blicken oder ihrem Bewusstsein in einen eindringen.

SN: »Meine Haut ist extrem dünn, was meine Person angeht. Ich fühle mich ausgeliefert, so wie ein Kaninchen, das auf dem Rücken liegt.«

LN: »Ich bin halt zu empfindlich [...], so hilflos, manchmal. Ich kann mich meiner Meinung nach nicht gut verteidigen.«

Scheinbar im Gegensatz zu dem Gefühl, zu offen und zu verletzbar zu sein, beschreiben viele Patienten sich auch als zu abgeschlossen zu fühlen, so als gäbe es eine Mauer oder Glaswand zwischen ihnen und der Welt. Doch diese Erfahrungen können durchaus gleichzeitig bestehen: Einerseits fehlt den Patienten der lebendige, zwischenleibliche Kontakt zu anderen Menschen, andererseits fühlen sie sich gerade aus diesem Grunde ausgesetzt und verwundbar.

2.4.2 Entfremdung

Beide Patienten beschreiben eine ausgeprägte Entfremdung von sich selbst bzw. ihrem Körper, von anderen Menschen und ihrer Umgebung.

> SN: »Ich hatte generell nicht mehr so ein Körpergefühl, das ging irgendwann komplett weg. Mein Gesicht wurde mir immer fremder, was es immer noch ist. Auch meine Stimme, weil ich viel weniger geredet habe. Einfach so eine extreme Selbstentfremdung.« – »Die Welt ist nicht mehr so wirklich greifbar [...] Wenn man nicht mehr daran teilhaben kann, fühlt sie sich ja automatisch anders an.«

Zu dieser allgemeinen Depersonalisation und Derealisation treten Entfremdungen der Wahrnehmung und des Handelns, die wir nachfolgend beschreiben.

Wahrnehmung

Die Entfremdung von der Umwelt kann sich zu einer erlebten Distanz gegenüber dem eigenen Wahrnehmen selbst steigern. Beide Patienten gebrauchen sogar das gleiche Bild einer Kamera, um dies zu beschreiben:

> LN: »Ich habe schon das Gefühl, ich sitze auf einem fernen Planeten irgendwo, und da ist in meinem Kopf irgendwie eine Kamera, und die Bilder werden dann dahin übertragen. Als wäre ich total fern von hier, wo ich gerade sitze.«

> SN: »Es war für mich so, als wären meine Augen Kameras, und mein Gehirn war schon in meinem Körper, aber so als wäre mein Kopf riesengroß, so groß wie ein Universum, und ich wäre ganz hinten und die Kameras ganz vorne. Also extrem weit entfernt von den Kameras. [...] Z. B., wenn ich am Bahnhof gelaufen bin, da ist eine Menschenmenge und da ist eine Bank, ich habe dieses roboterartige Gefühl in meinem Kopf, wie durch Kameras zu gucken; dann überwacht man seinen ganzen Körper, die Schritte, die man zur Bank macht. Die Blicke der anderen wirken schon fast physisch auf einen ein. Man spürt die Blicke.«

Normalerweise fallen das Subjekt und seine Wahrnehmung zusammen, sodass wir im Wahrnehmen bei den Dingen selbst sind. Doch die Patienten sind von der Welt getrennt; sie nehmen nicht die Dinge, sondern nur noch ihre Bilder wahr, die indirekt, wie von einer Kamera übermittelt werden. Diese Distanz zwischen dem Subjekt und seinen Erfahrungen entspricht dem klassischen Bild eines Homunkulus, der »hinten im Kopf« sitzt. Die »fast physische« Wirkung der Blicke der anderen verweist wiederum auf die Gefühle von Offenheit und Verletzlichkeit im Kontakt mit anderen Subjekten.

Handlungen

Im Handeln äußert sich die Entfremdung in einer zunehmenden Desintegration von leiblichen Gewohnheiten und automatischen Abläufen. In vielen Situationen gelingt es den Patienten nicht mehr, einen flüssigen Handlungsbogen auszuführen und sich dabei auf selbstverständliche Weise ihres Leibes zu bedienen.

> SN: »Es gab Phasen, wo ich mir extrem grobmotorisch vorkam, wo ich einfach eine Bewegung mit dem Arm gemacht habe, und der Arm hat weiter ausgeschlagen, als ich es wollte. Aber ich kam mir auch beim Laufen extrem stümperhaft vor. Ich habe dann die ganze Zeit meinen Gang und meine Bewegungen beobachtet. [...] Das Treppenlaufen war auch extrem, wo man sich ja ein bisschen konzentrieren muss und Balancegefühl braucht. Ich habe wirklich Schritt für Schritt gedacht, quasi jede Bewegung.«

Die natürlichen Bewegungsabläufe misslingen, und die Bewegungen ermangeln der Geschmeidigkeit und Flüssigkeit. So wie S.N. versuchen viele Betroffene, dies durch die bewusste Beobachtung und Steuerung der normalerweise impliziten Gewohnheiten zu kompensieren. Ronald Laing (1990) beschrieb diese Patienten als »überbewusst« *(hyper-conscious)*: Sie seien »zwanghaft mit der ständigen Beobachtung ihrer geistigen und körperlichen Vorgänge beschäftigt« (1990, S. 112; eig. Übers.). Das gleiche Phänomen haben wir oben bereits als *Hyperreflexivität* benannt, was bedeutet, dass selbst alltägliche Handlungen ständige bewusste Aufmerksamkeit erfordern (Sass 1992; Fuchs 2011).

> SN: »Egal wo, das Beobachten war einfach bei allem dabei, sogar beim Computerspielen. Das fand sogar statt, wenn ich durch eine virtuelle Welt ging. Die Hand-Auge-Koordination, und das alles beobachtet man dann. Und es ist auch jetzt noch so. Einfach bei allen, was man macht, was man spricht, was man sagt.«

Auch soziale Interaktionen sind dann ständiger Beobachtung und Reflexion unterworfen:

> LN: »Ich beobachte halt alles genau, was ich mache, und was um mich herum passiert. Wenn ich mit anderen rede, versuche ich immer alles zweimal zu überdenken. damit ich das richtig mache. [...] Es ist, als wäre ich ein Außenstehender.«

> SN: »Wenn ich zwei Sätze sagte, überlagerten sich die Sätze im Kopf so krass, weil ich bei jedem Wort, das ich gesagt habe, im gleichen Moment darüber nachgedacht habe, sodass ich kein weiteres Wort herausbrachte.«

LN geht so weit, seine eigene Hyperreflexivität oder sein »Bedürfnis zu überdenken« zu analysieren, wie er es selbst nennt. Er vermutet, dass dieses Überdenken ihn daran hindert, ganz gegenwärtig zu sein, und einem spontanen Erfassen der Welt im Weg steht:

> LN: »Ich habe mir sogar überlegt, vielleicht kommt dieses Gefühl, dass ich nicht da bin und so, vielleicht kommt es von diesem ständigen Überdenken. Vielleicht denke ich so viel, dass mein Gehirn nicht mehr dazu kommt, automatisch die Umgebung zu kapieren.«

Der Verlust der Spontaneität führt in Verbindung mit der Hyperreflexivität zu der Initiativlosigkeit und Abulie (Willenlosigkeit), wie sie bei den Patienten häufig zu beobachten sind. Äußerlich gleichen sie nicht selten der Untätigkeit und Handlungshemmung in der Depression. Während sie hier aber vor allem auf einen Mangel an Energie und Antrieb zurückgehen, ist es in der Schizophrenie die innere Leere, also der tiefgreifende Verlust des Selbstseins, der die Negativsymptomatik hervorruft (vgl. EASE-Items 1.11, 2.16, 3.8.5):

> SN: »Wenn es einem gut geht, dann weiß man, wer man ist, […] und was man machen will. Man kann einfach aufstehen und irgendwas machen. Und das fehlt einfach komplett. Man sitzt dann da und weiß mit nichts irgendwas anzufangen … Ich kann mich einfach nicht zuordnen; ich weiß nicht, was ich machen will, wer ich bin. […] Das ist auch mein größtes Problem zurzeit, dass ich nicht weiß, wer ich bin, was ich will.«

Andererseits kann der Verlust der natürlichen leiblichen Verhaltensweisen, das *disembodiment*, auch zum Gegenteil von Hyperreflexivität führen. Statt die eigenen Handlungen bewusst zu steuern, stellen die Patienten dann fest, dass ihr Körper die Bewegungen wie »von allein« vollzieht. Sie selbst sind gar nicht mehr daran beteiligt, in ihren Handlungen nicht präsent; stattdessen erleben sie ihren Körper wie eine Maschine oder einen Roboter. In Analogie zur Hyperreflexivität können wir hier von einem *Hyperautomatismus* sprechen. Dabei ist es für die Betroffenen nicht unbedingt unangenehm, den Körper gewähren zu lassen. Besonders wenn sie unter Hyperreflexivität leiden, kann das Ausschalten von Beobachtung und Denken durchaus eine Erleichterung bedeuten. Patient S.N. vergleicht es sogar mit einem »runner's high«:

> SN: »Ich habe bei der Arbeit den ganzen Tag Reifenrohlinge auf so einen Metallblock gelegt, acht Stunden am Stück […]. Ich war wie unter Droge. Wenn es mir nach vier Stunden Arbeit richtig schlecht ging, dann war es wie bei Läufern im ›runner's high‹: Dann kam ich manchmal so rein in die Arbeit […], dass ich komplett abgestellt habe, mein Geist war völlig weg von meinem Körper, und ich habe nur noch gearbeitet. Manchmal tat es ganz gut, losgelöst zu sein von dem allen. […] Und ich habe gedacht, wenn so etwas möglich ist, dass es automatisch geht, dann muss es auch einen Weg geben, dass es mir wieder besser geht.«

Auch LN beschreibt, wie sein Erleben entweder durch Hyperreflexion oder durch Hyperautomatismus gekennzeichnet ist, aber gerade das Mittlere fehlt:

> LN: »Alles was ich mache, mache ich mit Logik und Überdenken und so. Natürlich, von alleine, geht wenig. […] Es kann aber sein, dass ich Sachen mache und es überhaupt nicht merke. Ich stehe auf, gehe meine Zähne putzen, komme wieder zurück und weiß dann überhaupt nicht mehr, was ich inzwischen gemacht habe. Das kommt auch vor. Es ist ein Gemisch aus beidem: entweder totaler Automatismus oder totale Kontrolle.«

Am flüssigen Vollzug gewohnter Handlungsabläufe sind wir normalerweise durchaus aufmerksam beteiligt und vermögen die Bewegungen z. B. zu modulieren, zurückzunehmen oder zu intensivieren. Für die Patienten jedoch gibt es keine Modulation, keinen flexiblen Wechsel zwischen kontrollierten und automatisierten Handlungen. Der Verlust der natürlichen Leiblichkeit gilt insofern für die Hyperreflexion ebenso wie für den Hyperautomatismus.

2.5 Weitergehende Analysen

Blicken wir auf die Schilderungen der Patienten zurück, so zeigt sich als zentrales Thema ein grundlegender *Verlust der Kohärenz* auf verschiedenen Ebenen. Sowohl die innere Kohärenz als auch die äußere Verbundenheit mit der Welt sind beeinträchtigt.

- *Innerlich* schildern die Patienten eine Fragmentierung ihres Selbsterlebens; sie erleben sich nicht mehr als einheitliche Personen. Zugleich besteht eine Getrenntheit vom eigenen Leib: Er wird nicht mehr lebendig empfunden, sondern erscheint als fremd und nimmt eine mechanische Qualität an. Wie viele Patienten mit einer Schizophrenie beschreibt auch S.N. merkwürdige körperliche Schmerzen, die als Coenästhesien, d. h. entfremdete Leibempfindungen einzuordnen sind. Schließlich besteht eine grundsätzliche Trennung zwischen dem Subjekt und seinen Erlebnissen: Beide Patienten berichten, dass sie nicht mehr in ihren Erfahrungen aufgehen; Wahrnehmen, Denken, Fühlen und Handeln sind zu quasi-mechanischen Vorgängen geworden, an denen sie kaum noch teilhaben.
- *Nach außen hin* beschreiben die Patienten Schwierigkeiten, mit anderen in Kontakt zu kommen; sie fühlen sich grundlegend »anders«, als Beobachter oder Außenseiter in der Welt. Die Schwierigkeit besteht sowohl darin, sich zu vulnerabel und offen zu fühlen – mit der Gefahr, sich aufzulösen (Transitivismus) –, oder aber zu abgeschlossen und unerreichbar zu sein, als gäbe es eine Mauer um die Patienten, die jeden Kontakt verhindert. Zudem ist die Beziehung zur Umwelt ihrerseits durch Entfremdung und verschiedene Formen der Derealisierung charakterisiert. Das gesamte In-der-Welt-Sein der Patienten zeigt eine grundlegende Unverbundenheit, einen Verlust der Kohärenz.

Wir untersuchen diese beiden Dimensionen nun unter dem Gesichtspunkt der Entkörperung (▶ Kap. 2.5.1) und der Intersubjektivitätsstörung (▶ Kap. 2.5.2).

2.5.1 Entkörperung

Wie können wir die Rolle verstehen, die der Leib für den erstgenannten Kohärenzverlust spielt? Wie wir zuvor gesehen haben, fungiert der Leib für gewöhnlich im Hintergrund, als stillschweigender Vermittler zur Welt. Diese »vermittelte Unmittelbarkeit« besitzt er aufgrund seiner doppelten Natur, sowohl Subjekt (erlebend, sich spürend) als auch Objekt (Teil der physischen Welt und in ihr tätig) zu sein.

Bei Patienten mit Schizophrenie ist diese Vermittlerrolle grundlegend beeinträchtigt – dies haben wir oben bereits als *disembodiment* oder Entkörperung bezeichnet. Die beschriebene Distanz vom eigenen Leib reicht bis zu einer regelrechten Spaltung zwischen »Körper« und »Geist«. An die Stelle der leibseelischen Einheit der alltäglichen Erfahrung tritt eine Art cartesianischer Dualität – von Ryle (1949) treffend als »Geist in der Maschine« beschrieben. Doch anders als Descartes meinte, sind wir normalerweise keine Geister in Maschinen, sondern verkörperte Subjekte. Eine psychopathologische Spaltung zwischen Körper und Geist – nicht als zwei Substanzen, sondern als zwei Pole unserer Existenz verstanden – muss dann beide Seiten dessen beeinträchtigen, was sonst eine polare Einheit bildet:

- Der Körper erscheint als entfremdetes Objekt, als mechanisch oder gar als Roboter. An die Stelle des *Leib-Seins* tritt nun vollständig das *Körper-Haben*.
- Das Subjekt andererseits, der eigenen Leiblichkeit entfremdet, bleibt entleert zurück, ohne sich selbst zu spüren und als lebendig zu erfahren, und ohne eine tiefer empfundene Verbindung mit der Welt. In sich zurückgezogen und abgeschnitten von der gemeinsamen Realität, droht das entkörperte Subjekt sich immer mehr in der Hyperreflexivität und in seiner Phantasiewelt zu verlieren.

Die Auswirkung der Entkörperung zeigt sich, wie wir bereits sahen, vor allem in Bewegungs- und Handlungsabläufen, nämlich als eine *Entfremdung von den leiblichen Gewohnheiten*. Es handelt sich gewissermaßen um eine Umkehrung des Lernens, bei dem sich immer ein Übergang von der bewussten Aufmerksamkeit zur automatisierten Gewohnheit vollzieht, das heißt, vom Expliziten zum Impliziten oder vom *knowing-that* zum *knowing-how*. Paradigmatisch lässt sich das an der Fähigkeit illustrieren, auf einer Tastatur zu schreiben: Zu Beginn übt man die Zuordnung von Buchstaben und Tasten bewusst ein, so lange bis die Finger die Zuordnung erlernt haben. Die Fähigkeit geht uns »in Fleisch und Blut« über, das heißt, sie wird Teil des Leibgedächtnisses (Fuchs 2000b, 2012). Die Vollzüge werden uns vertraut, und wir können unsere Gedanken wieder auf anderes richten. Wie William James es formulierte, ist es »ein allgemeines Prinzip in der Psychologie, dass das Bewusstsein alle Prozesse verlässt, in denen es nicht mehr von Nutzen ist« (James 1950, S. 496). Wir können hinzufügen, dass es gerade die verkörperte Natur des Subjekts ist, die es dem Bewusstsein erlaubt, sich zurückzuziehen und sich dem Leib zu überlassen.

In der Schizophrenie geht nun die durch das Leibgedächtnis und die Gewohnheit vermittelte Vertrautheit mit den Dingen und Situationen verloren. Sonst selbstverständliche Handlungen werden nun von den Patienten entweder im Einzelnen »gesteuert« (Hyperreflexivität), oder sie laufen gleichsam außerhalb von ihnen ab (Hyperautomatismus). Man könnte auch sagen, die Handlungen sind nicht mehr *verkörpert*: Das Subjekt ist nicht mehr leiblich in ihnen engagiert, es vermag sie nicht mehr zu leiten und flexibel zu modulieren. Es kann sie nur entweder bis in die Einzelbewegungen hinein »machen« oder aber wie einen fremden Automatismus ablaufen lassen.

Mit dem Verlust der leiblichen Verankerung des Selbst wird aber nicht nur der allgemeine Kontakt zur Welt beeinträchtigt, sondern auch das im Laufe des Lebens erworbene, selbstverständliche *knowing how*, auf das wir uns in der sozialen Welt stützen. Blankenburg (1971) hat die schizophrene Entfremdung dementsprechend als einen »Verlust der natürlichen Selbstverständlichkeit« oder auch des *Common sense* beschrieben. Es geht um die meist alltäglichen Fähigkeiten und Gewohnheiten, mittels deren man sich in sozialen Situationen bewegt, einschließlich eines Sinns oder Taktgefühls für das, was in einer bestimmten Situation angemessen oder am Platz ist. Wie der Name schon andeutet, ist der *Common sense* wesentlich intersubjektiv konstituiert: Sowohl sein Erwerb als auch seine Anwendung vollziehen sich grundsätzlich in sozialen Beziehungen (Thoma und Fuchs 2018).

Zugleich hat diese soziale Konstitution eine leibliche Grundlage: Das Wissen der natürlichen Selbstverständlichkeit ist im Grunde ein zwischenleibliches Wissen davon, wie man mit anderen auf selbstverständliche Weise umgeht. Naudin et al. (2000) beschreiben, wie manche Patienten explizite Theorien über die soziale Welt formulieren, um ihren Mangel an *Common sense* zu kompensieren. Sie nehmen ihre Zuflucht zu Theorien als Ersatz für das fehlende zwischenleibliche *Know-how*. Doch alle diese hyperreflexiven Bemühungen vermögen die natürliche Gewandtheit des Lebens in der sozialen Welt nicht wiederzugewinnen. Die in der Kognitionspsychologie häufig vertretenen Konzepte der Schizophrenie als Störung der »Theory of Mind« (Frith 1992; 2004) erweisen sich vor diesem Hintergrund als verfehlt: Was Betroffenen fehlt, ist nicht eine Theorie des Fremdpsychischen, bestehend aus Regeln, Algorithmen oder Schlussfolgerungen, sondern die Zwischenleiblichkeit der sozialen Welt, die von frühester Kindheit an in das implizite oder leibliche Gedächtnis eingeht (Fuchs 2012), und die uns auf intuitive Weise zur Verfügung steht.

2.5.2 Entkörperung und Intersubjektivität

Die zweite Form des Kohärenzverlusts in der Schizophrenie bezieht sich auf die Störung der Intersubjektivität, der grundlegenden Verbundenheit mit anderen. Wie hängt diese für das soziale Leben der Patienten so folgenreiche Störung mit der Entkörperung zusammen?

In seinem klassischen Werk »*The divided self*« (1990) charakterisierte bereits Ronald Laing die Schizophrenie als eine grundlegende Trennung zwischen

Selbst und Leib, die zu einem entkörperten Selbst einerseits und einem verdinglichten Körper andererseits führt. Laing zufolge schließt sich die Person in der Schizophrenie von der Außenwelt ab, nämlich im Versuch, ihr Selbst zu schützen. Da aber der Leib auch Teil der Welt ist, nämlich als sichtbarer Körper für andere Menschen, bedeutet das Abschirmen des Selbst immer auch eine Distanzierung vom eigenen Leib. Doch warum muss das Selbst sich abschirmen, und wogegen muss es geschützt werden? Hier verweist Laing auf die fundamentale »*ontologische Unsicherheit*« von Patienten mit Schizophrenie (Laing 1990, S. 39). Betrachten wir dies etwas näher.

Das gesunde psychische Leben vollzieht sich innerhalb einer Gemeinschaft: Wir sind ständig in Beziehung zu unseren Mitmenschen und zu unserer Umwelt. Diese Beziehung hat eine dialektische Struktur: Einerseits bedarf es einer *Aufgeschlossenheit und Offenheit* für die Welt, für die Aktionen und Reaktionen anderer Menschen; denn nur durch seine Beziehungen kann sich das Selbst erhalten, will es nicht Gefahr laufen, in der Isolierung zugrunde zu gehen. Andererseits bedarf es der Fähigkeit zur *Differenzierung und Abgrenzung*, denn nur dadurch kann sich das Selbst in seiner Bestimmtheit und Eigenheit bewahren. So setzt bereits ein Gespräch mit einem anderen Menschen die Fähigkeit voraus, dessen Perspektive mitzuvollziehen, sich also bis zu einem gewissen Grad für ihn zu öffnen, sich jedoch zugleich auch abzugrenzen, um sich in der Perspektivenübernahme nicht selbst zu verlieren.

Wie Blankenburg treffend bemerkte, impliziert jede Perspektivenübernahme bereits einen potenziellen Selbstverlust, der aber *in statu nascendi* aufgehoben wird (Blankenburg 1965). Jede Begegnung und Interaktion mit anderen beruht auf der Fähigkeit, zwischen der eigenen, verkörperten Perspektive und der virtuell eingenommenen Perspektive der anderen zu wechseln *und zugleich zu unterscheiden*, also sich selbst gegenüber dem anderen zu behaupten. Eine fundamentale Gefährdung dieser Selbstbehauptung charakterisiert nun die Schizophrenie, wie in folgenden Beispielen deutlich wird:

> Ein junger Mann war in Gesprächen oft verwirrt, da er nicht mehr zwischen sich und dem Gesprächspartner unterscheiden konnte. Er begann den Sinn dafür zu verlieren, wessen Gedanken von wem stammten, und hatte das Gefühl, als ob der andere irgendwie in ihn »eindringe« (Parnas 2003, S. 232; eig. Übers.).

> Wenn ich in der Bahn fahre, haben die Blicke der Menschen so etwas Durchdringendes, […] und es ist dann so, wie wenn um mich herum ein Bewusstsein meiner Person entsteht; […] sie können in mir lesen wie in einem Buch. Ich weiß dann nicht mehr, wer ich überhaupt bin (eigener Patient, Fuchs 2000a, S. 172).

Patienten mit Schizophrenie verlieren ihre Verankerung im leiblichen Zentrum und damit ihre Fähigkeit zur Selbstbehauptung; sie sind nicht mehr in der Lage, zwischen Öffnung und Abgrenzung zu pendeln, ihre eigene Perspektive und die der anderen getrennt zu halten. Denn für diese zentrale Dialektik der menschlichen Beziehungen ist ein *grundlegendes Selbstvertrauen* erforderlich – das implizite Vertrauen auf das eigene Selbstsein, das im Leib verankert ist und standhält, und das nicht in der Gegenwart anderer, im Erblicken ihrer Blicke oder im »Bewusstsein ihres Bewusstseins« zusammenbricht.

Laing zufolge mangelt es Betroffenen an diesem grundlegenden Selbstvertrauen. Daher wird jede Öffnung gegenüber anderen, ja oft jede Begegnung beängstigend: Es droht die Überwältigung und Auflösung des Selbst durch die bloße Präsenz, die Blicke und die Intentionalität der anderen. Wie sich zeigt, ist es gerade die zentrale Fähigkeit des Menschen, sich für andere zu öffnen und ihre Perspektive einzunehmen, die ihn in der Schizophrenie anfällig macht für den Verlust seines Selbst. Intuitiv spüren die Patienten diese potenzielle Gefahr und ziehen sich daher oft schon lange vor einer Erkrankung in eine mentale Zitadelle zurück. Doch dieser Rückzug lässt sich nicht durchhalten, denn auch eine reduzierte Teilnahme am sozialen Leben stellt ihre Forderungen.

Zur erstmaligen Erkrankung kommt es daher häufig in Situationen *sozialer Exposition* oder *emotionaler Öffnung*, wenn es also in besonderer Weise darum geht, sich selbst gegen die Perspektiven und Intentionen anderer zu behaupten – etwa beim Auszug aus dem Elternhaus, beim Beginn einer ersten intimen Beziehung oder beim Eintritt ins Berufsleben. In solchen Situationen können Betroffene ihre primäre Eigenperspektive nicht mehr aufrechterhalten, und sie geraten in die radikale Verunsicherung, die Jaspers (1973) als »Wahnstimmung« beschrieben hat. Im weiteren Verlauf entwickelt sich die akute Psychose, in der sich die Patienten schließlich von allen Seiten beobachtet, verfolgt oder beeinflusst erleben (Fuchs 2020, S. 63–89, S. 263–286).

Aber auch ein *Mangel an Anerkennung* durch die soziale Umgebung kann die Selbstbehauptung unterminieren: Nach neueren epidemiologischen Studien sind soziale Marginalisierung, Minderheitenstatus, Migration und andere Ausschlusserfahrungen bedeutsame Risikofaktoren für eine Schizophrenie und führen zu signifikant erhöhten Inzidenzen in den betroffenen Populationen (Cantor-Graae und Selten 2005; Fearon et al. 2006; Zammit et al. 2010; Bourque et al. 2011). Obgleich der tiefgreifende Mangel an »ontologischer Sicherheit« bei zur Schizophrenie disponierten Menschen von psychologischen Problemen der Selbstbehauptung und des Selbstwertes unterschieden werden muss, kann die Brüchigkeit des Selbstseins doch auch durch Erfahrungen der sozialen Exklusion, Diskriminierung oder Deprivation verschärft werden.

Zusammengefasst können wir die ontologische Unsicherheit bei Patienten mit Schizophrenie als Ausdruck ihrer latent schon bestehenden Entkörperung verstehen: als Verlust des Vertrauens in die leibliche Verankerung des Selbst, die es uns sonst erlaubt, mit anderen in Kontakt zu treten und uns für sie zu öffnen, ohne dabei selbst verloren zu gehen. Wie Laing (1990) feststellte, besteht die Tragik der Betroffenen darin, dass sie sich immer mehr in ihre innere Zitadelle zurückziehen, um ihr Selbst zu schützen, obwohl doch dieser Mangel an Kontakt das Selbst noch weiter beeinträchtigt. Denn in sozialen Interaktionen drückt sich das Selbst aus und wird dabei auch gefördert und genährt. Merleau-Ponty (1966) hat betont, dass der leibliche und sprachliche Ausdruck nicht bloß eine äußere

Form ist, in der ein von ihm unabhängig bestehendes Inneres zu Tage tritt, sondern dass er im Gegenteil selbst konstitutiv für unser Selbstsein ist. Der Ausdruck gestaltet die Existenz, ja die »Ek-sistenz« (Heidegger) ist eigentlich nichts anderes als ein fortwährendes »Heraustreten«. Wir brauchen Beziehungen, um wir selbst sein zu können. Mit ihrem autistischen Rückzug entfremden sich Betroffene jedoch mehr und mehr von der gemeinsamen Welt, und ihr Selbst verarmt. Je besser wir die grundlegend veränderte Erfahrungsweise von Patienten mit Schizophrenie verstehen, desto eher sind wir in der Lage, bei der Überwindung dieser Entfremdung zu helfen.

2.6 Resümee

Wir haben gesehen, dass die Leiblichkeit in der schizophrenen Selbststörung in verschiedener Hinsicht eine zentrale Rolle spielt. In den Erfahrungen der Patienten manifestiert sich eine grundlegende Spaltung zwischen einem »entkörperten Geist« und einem »entseelten Körper« (Stanghellini 2004). Die primäre Erfahrung des selbstverständlichen Leibseins geht verloren, und an ihre Stelle tritt ein entfremdeter Körper, der den Betroffenen oft wie ein äußerer, nur noch mechanisch bedienter Gegenstand erscheint. Die Trennung zwischen »Geist« und »Körper« erzeugt einen gleichsam cartesianischen Dualismus: Der Geist wird zu einem hyperreflexiven Beobachter, der in einem maschinenhaften Körper sitzt. Diese Spaltung bleibt zudem nicht statisch, sondern unterliegt einer sich verstärkenden Wechselwirkung, da einerseits Entkörperung und Hyperreflexivität, wie wir gesehen haben, sich gegenseitig fördern und andererseits der autistische Rückzug der Patienten ihre Selbstentfremdung weiter verschlimmert.

Die Modulation zwischen Leibsein und Körperhaben ist essenziell für die Bewahrung und Entwicklung des Selbst. Zum einen ist die Leiblichkeit unentbehrliche Bedingung für das Gefühl, ein lebendiges Wesen zu sein: Der Leib ist die Basis der Selbstaffektion, der in aller Erfahrung implizierten Empfindung, gegenwärtig zu sein und sich selbst zu spüren. Ebenso ist der Leib die Quelle von Antrieb und Wollen, von Trieb und Begehren, und damit für alle Initiativen des Selbst in der Welt. Nicht zuletzt bietet der Leib einen Halt für die Bewahrung des Selbst in Beziehungen: Die Verankerung in der Leiblichkeit erlaubt es, sich den anderen zu öffnen und ihre Perspektive zu übernehmen, ohne dabei seiner selbst verlustig zu gehen. All diese Prozesse des Kontakts zur Welt setzen die Doppelnatur des Leibes voraus, die vermittelte Unmittelbarkeit, die er zur Welt herstellt, und die flexible Oszillation zwischen den Modi des Leibseins und des Körperhabens. Diese Vermittlungen und Bewegungen jedoch versagen in der Schizophrenie, und die Einheit von Selbst und Leib zerfällt in ein entkörpertes Bewusstsein und einen entseelten Körper.

Die charakteristische Entfremdung von Patienten mit Schizophrenie ist somit nicht ohne eine Phänomenologie und Ontologie der Leiblichkeit zu begreifen.

Diese Konzeption bedeutet in der theoretischen wie praktischen Konsequenz eine Verlagerung von einem kognitiven Ansatz zu einer leib- und erlebnisorientierten Herangehensweise. Die phänomenologisch inspirierten EASE- und EAWE-Interviews sind dazu geeignet, sowohl die theoretisch-psychopathologische Analyse der schizophrenen Erfahrung weiter zu entwickeln als auch der Forschung zur praktischen Wirksamkeit leib- und bewegungsorientierter, musikalischer und kreativer Therapien die erforderliche Basis zu verschaffen.

Literatur

Blankenburg W (1965) Zur Differentialphänomenologie der Wahnwahrnehmung. Nervenarzt 36(7): 285–298.
Blankenburg W (1971) Der Verlust der natürlichen Selbstverständlichkeit. Ein Beitrag zur Psychopathologie symptomarmer Schizophrenien. Beiträge aus der allgemeinen Medizin. Vol. 21. Stuttgart: Enke.
Bourque F, van der Ven E, Malla A (2011) A meta-analysis of the risk for psychotic disorders among first-and second-generation immigrants. Psychol Med 41(5): 897–910.
Cantor-Graae E, Selten JP (2005) Schizophrenia and Migration: A Meta-Analysis and Review. Am J Psychiatry 162(1): 12–24.
Damasio A (1999) The Feeling of What Happens: Body and Emotion in the Making of Consciousness. New York: Harcourt Brace.
de Haan S, Fuchs T (2010) The ghost in the machine: Disembodiment in schizophrenia – Two case studies. Psychopathology 43(5): 327–333.
Descartes R (1959) Meditationes de prima philosophia. Meditationen über die erste Philosophie (hrsg. v. Gäbe L). Hamburg: Felix Meiner.
Fearon P, Kirkbride JB, Morgan C, Dazzan P, Morgan K, Lloyd T, Hutchinson G, Tarrant J, Fung WL, Holloway, J, Mallett R, Harrison G, Leff J, Jones PB, Murray RM (2006) Incidence of schizophrenia and other psychoses in ethnic minority groups: Results from the MRC AESOP Study. Psychol Med 36(11): 1541–1550.
Frith CD (1992) The Cognitive Neuropsychology of Schizophrenia. Hillsdale: Erlbaum.
Frith CD (2004) Schizophrenia and theory of mind. Psychol Med 34: 385–389.
Fuchs T (2000a) Psychopathologie von Leib und Raum. Darmstadt: Steinkopff.
Fuchs T (2000b) Das Gedächtnis des Leibes. Phänomenologische Forschungen 5: 71–89.
Fuchs T (2005) Corporealized and disembodied minds: A phenomenological view of the body in melancholia and schizophrenia. Philos Psychiatry Psychol 12(2): 95–107.
Fuchs T (2010) Phenomenology and psychopathology. In: Gallagher S, Schmicking D (Hrsg.) Handbook of Phenomenology and Cognitive Science. Dordrecht: Springer. S. 546–573.
Fuchs T (2011) Psychopathologie der Hyperreflexivität. Dtsch Z Philos 59: 565–576.
Fuchs T (2012) The phenomenology of body memory. In: Koch S, Fuchs T, Summa M, Müller C (Hrsg.) Body Memory, Metaphor and Movement. Amsterdam: John Benjamins. S. 9–22.
Fuchs T (2020) Randzonen der Erfahrung. Beiträge zur phänomenologischen Psychopathologie. Freiburg: Karl Alber.
Fuchs T, Schlimme J (2009) Embodiment and psychopathology: A phenomenological perspective. Curr Opin Psychiatry 22: 570–575.
Gallagher S (2005) How the Body Shapes the Mind. Oxford: Oxford University Press.
Gibson J (1979) The Ecological Approach to Visual Perception. Boston: Houghton Mifflin.

Gross G, Huber G, Klosterkötter J, Linz M (1987) Bonner Skala für die Beurteilung von Basissymptomen (BSABS). Berlin/Heidelberg, New York: Springer.
Heidegger M (2001) Sein und Zeit. 18. Aufl., unveränd. Nachdr. d. 15. Aufl. Tübingen: Niemeyer.
Henry M (1963/2019) Das Wesen des In-Erscheinung-Tretens (übers. v. Hansen A). Freiburg: Karl Alber.
Huber G (1971) Die »coenästhetische Schizophrenie« als ein Prägnanztyp schizophrener Erkrankungen. Acta Psychiatr Scand 47: 349–362.
Husserl E (1952) Ideen zu einer reinen Phänomenologie und phänomenologischen Philosophie. Zweites Buch. Den Haag: Martinus Nijhoff.
Husserl E (1993) Logische Untersuchungen. Tübingen: Max Niemeyer.
James W (1950) The Principles of Psychology. Vol. 2. New York: Dover Publishers.
Jaspers K (1973) Allgemeine Psychopathologie. 9. Aufl. Berlin/Heidelberg: Springer.
Jenkins G, Röhricht F (2007) From cenesthesias to cenesthopathic schizophrenia: A historical and phenomenological review. Psychopathology 40(5): 361–368.
Laing RD (1990) The Divided Self: An Existential Study in Sanity and Madness London: Penguin Books.
Merleau-Ponty M (1966). Phänomenologie der Wahrnehmung. Berlin: Walter de Gruyter.
Naudin J, Azorin J-M, Mishara AL, Wiggins OP, Schwartz MA (2000) Schizophrenia and common sense: Study of 3 single cases. Psychopathology 33(5): 275–282.
Parnas J (2003) Self and schizophrenia: A phenomenological perspective. In: Kircher T, David A (Hrsg.) The Self in Neuroscience and Psychiatry. Cambridge: Cambridge University Press. S. 217–241.
Parnas J, Handest P (2003) Phenomenology of anomalous self-experience in early schizophrenia. Comprehensive Psychiatry 44: 121–134.
Plessner H (1981) Die Stufen des Organischen und der Mensch. Gesammelte Schriften IV. Frankfurt am Main: Suhrkamp.
Ryle G (1949) The Concept of Mind. London: University of Chicago Press.
Sartre J-P (1962) Das Sein und das Nichts. Reinbek: Rowohlt.
Sass LA (1992) Madness and Modernism. Insanity in the Light of Modern Art, Literature and Thought. New York: BasicBooks.
Sass LA, Parnas J (2003) Schizophrenia, consciousness, and the self. Schizophr Bull 29(3): 427–444.
Stanghellini G (2004) Disembodied Spirits and Deanimated Bodies: The Psychopathology of Common Sense. Oxford: Oxford University Press.
Thoma S, Fuchs T (2018) A phenomenology of sensus communis. Outline of a phenomenological approach to social psychiatry. In: Englander M (Hrsg.) Phenomenology and the Social Context of Psychiatry: Social Relations, Psychopathology, and Husserl's Philosophy. London/New York: Bloomsbury. S. 137–159.
Zahavi D (1999) Self-awareness and Alterity. A Phenomenological Investigation. Evanston, IL: Northwestern University Press.
Zammit S, Lewis G, Rasbash J, Dalman C, Gustafsson JE, Allebeck P (2010) Individuals, schools, and neighborhood: A multilevel longitudinal study of variation in incidence of psychotic disorders. Arch Gen Psychiatry 67(9): 914–922.

3 EASE – Examination of Anomalous Self Experience

Josef Parnas, Paul Møller, Tilo Kircher, Jørgen Thalbitzer, Lennart Jansson, Peter Handest und Dan Zahavi

Übersetzt aus dem Englischen von Max Ludwig, Daniel Vespermann und Thomas Fuchs

Zusammenfassung

Die *Examination of Anomalous Self-Experience* (EASE) (Parnas et al. 2005b) ist eine Symptomcheckliste zur semi-strukturierten phänomenologischen Exploration auf *das Erleben bezogener* oder *subjektiver* Anomalien, die als Beeinträchtigungen des basalen oder »minimalen« Selbstgewahrseins begriffen werden können. Die EASE ist auf der Basis von Selbstbeschreibungen von Personen[7] entwickelt worden, die an einer Schizophrenie-Spektrum-Störung litten. Das Instrument weist eine hohe deskriptive, diagnostische wie auch differenzialdiagnostische Relevanz für Störungen innerhalb des Schizophreniespektrums auf. Die hier vorliegende Version[8] enthält psychopathologische Item-Beschreibungen (Manual), interviewspezifische Fragestellungen (▶ Kap. 4), einen Bewertungsbogen sowie eine Liste zum Erinnern der Items während des Interviews (▶ Kap. 3.4, ▶ Kap. 3.5).

3.1 Einleitung

Die Termini und grundlegenden Begriffe werden in den einzelnen Abschnitten und unter den jeweiligen Items erläutert.

3.1.1 Zwecksetzung und Zielgruppen

Die EASE richtet sich auf Anomalien subjektiver Erfahrung, die offenbar *Beeinträchtigungen des Selbstgewahrseins* widerspiegeln. Sie ist eine phänomenologisch-

---

7 Der Begriff »patient« wurde häufig mit den Begriffen »Betroffene/r«, »Person« oder »Proband/in« übersetzt. Diese Übersetzung soll hervorheben, dass Menschen mit einer schizophrenen Erkrankung nicht allein durch diese Erkrankung bestimmt werden.
8 Bezüglich usrprünglich in Appendizes befindlichen Inhalten (Checkliste der Items, Rating Kriterien für Häufigkeit und Schweregrad der einzelnen Items) weicht die deutsche Übersetzung der EASE von der Originalversion des Interviews ab. Dies ist u. a. dem Umstand geschuldet, dass es sich bei der vorliegenden Version um eine Buchpublikation handelt. Inhalte von Appendizes wurden aktualisiert und ergänzt und befinden sich in der vorliegenden Version in eigens dafür vorgesehenen Kapiteln.

deskriptiv ausgerichtete Skala und dient einer vorwiegend qualitativen, um Detailliertheit bemühten Darstellung von Phänomenen, denen gemeinsam ist, dass in ihnen ein auf irgendeine Art verzerrtes Empfinden der Ersten-Person-Perspektive zum Ausdruck kommt – kurz, es geht um eine Störung oder einen Mangel des Gefühls, ein Subjekt zu sein, ein mit sich selbst übereinstimmendes Zentrum von Gedanken, Handlungen und Erfahrungen.[9]

Die Skala ist zwar hauptsächlich für Störungen aus dem Schizophreniespektrum konzipiert, kann jedoch nicht als alleiniges diagnostisches Instrument verwendet werden (Selbststörungen sind im DSM-5 oder ICD-10 nicht als diagnostisch ausschlaggebende oder auch nur bedeutsame Merkmale der Schizophrenie aufgeführt; Derealisation und Depersonalisation werden als unwesentliche Eigenschaften der schizotypen Störung erwähnt). Die EASE deckt nicht alle potenziellen Anomalien der Erfahrung ab, sondern konzentriert sich nur auf die Selbststörungen (im Gegensatz zur BSABS (Gross et al. 1987); so werden z. B. Wahrnehmungsstörungen nicht untersucht).

3.1.2 Entwicklung der EASE

Die Entwicklung der EASE war ursprünglich durch die teilstationäre und stationäre klinische Arbeit mit Erstaufnahmepatienten der Universitätspsychiatrie des Hvidovre Krankenhauses in Kopenhagen motiviert (über einen Zeitraum von vier Jahren sind insgesamt ungefähr 100 konsekutive Patienten von Josef Parnas und Lennart Jansson befragt worden). Das Hauptanliegen bestand darin, die verschiedenen Ausprägungen des schizophrenen Autismus im Erleben und Verhalten zu untersuchen und besser zu verstehen (Parnas und Bovet 1991). Dabei fiel auf, dass die Mehrzahl der Betroffenen durchweg von einem langfristig andauernden Gefühl fehlender Identität oder einem seit kurzem auftretenden Gefühl der Selbstumwandlung berichteten. Zwei voneinander unabhängige, nichtkontrollierte Studien, die nahezu zeitgleich in Dänemark und Norwegen durchgeführt wurden, konnten diese Eindrücke auf systematische Weise bestätigen (Parnas et al. 1998; Møller und Husby 2000). Eine jüngere Studie mit 151 konsekutiven Erstaufnahmepatienten mit unterschiedlichen Diagnosen zeigte, dass Selbststörungen bedeutsame Aspekte von Schizophrenie und Schizotypie bilden (Parnas und Handest 2003; Handest und Parnas 2005). Eine weitere, eigenständige Studie zeigte, dass es Selbststörungen (die über die Lebenszeit hinweg dokumentiert wurden) erlauben, zwischen *residualer* Schizophrenie und remittierenden *psychotischen* bipolaren Erkrankungen zu unterscheiden (Parnas et al. 2003). Die neuesten Analysen konnten deutlich machen, dass sich Selbststörungen auch bei Fällen aus dem Schizophreniespektrum (Schizophrenie und Schizotypie) häufen, die in einer ausgedehnten genetischen Familienstudie identifiziert wurden (Nordgaard et al. 2018). Zusammenfassend lässt sich sagen, dass der Ausgangspunkt der EASE zu einem wesentlichen Teil klinisch-phänomenologisch war –

---

9 Es besteht indes auch die Möglichkeit, die Häufigkeit und Intensität des anomalen Erlebens zu bewerten.

basierend auf einer Vielzahl von Interviews mit Betroffenen mit einer Erkrankung aus dem Schizophreniespektrum im Anfangsstadium – und im Anschluss durch systematisch erhobene empirische Daten aus den vielfältigen oben angeführten Stichproben erweitert wurde.

Wir wurden auch von klassischen psychopathologischen Beschreibungen dieser subtilen pathologischen Phänomene beeinflusst, wie sie z. B. in den Werken von Pierre Janet, Hans Gruhle, Joseph Berze, Eugène Minkowski und Wolfgang Blankenburg zu finden sind. Darüber hinaus wurden wir maßgeblich durch die deutsche Forschungsgruppe um Gerd Huber, Gisela Gross, Joachim Klosterkötter, Frauke Schulz-Lotter und ihre Kollegen angeregt; diese gehörten zu den wenigen modernen Psychiatrieforschern, die das subjektive Erleben der Betroffenen ernst nahmen und systematisch untersuchten. Mit Hubers Begriff der »Basissymptome« waren wir bereits seit den späten 1980er Jahren vertraut, und die BSABS wurde dann 1995 vollständig ins Dänische übersetzt und publiziert. Es gibt einige natürliche Überschneidungen mit der BSABS, insbesondere in den Domänen, die kognitive Beeinträchtigungen und Coenästhesien betreffen, aber auch bei anderen, einzelnen Items. In diesen Fällen werden die ursprünglichen BSABS-Itemnummern in Klammern hinter dem Itemnamen angeführt. Dennoch ist es wichtig, die jeweiligen Definitionen eingehend und sorgfältig zu prüfen, da sie in der Regel *nicht* vollständig identisch sind. Unser klinisch-psychopathologischer Ansatz zeichnet sich dadurch aus, dass er in hohem Maße von der Phänomenologie im Sinne Husserls geprägt ist (Parnas und Zahavi 2002; Sass und Parnas 2003).

3.2 Allgemeine Leitlinien zur Durchführung des Interviews

3.2.1 Intrinsische Herausforderungen des Interviews

Die von der EASE fokussierten Erfahrungen sind für Betroffene oftmals derart befremdlich, dass sie diese noch nie irgendjemand anderem mitzuteilen versucht haben. Häufig haben sie diese noch nicht einmal gegenüber engsten Vertrauten erwähnt. Diese Erfahrungen mögen *flüchtig* sein, vielleicht sogar am Rande des *Unbeschreiblichen*. Sie sind jedenfalls *nicht* mit physischen Gegenständen zu vergleichen, die man »aus seinem Kopf herausnehmen« und als *Dinge* mit bestimmten Eigenschaften beschreiben könnte; genauso wenig kann man diese Erfahrungen zu verschiedenen Gelegenheiten mit genau den gleichen Begriffen erneut beschreiben. Den Betroffenen kann es an Worten mangeln, um ihrem Erleben Ausdruck zu verleihen. Ein Grund hierfür ist die Tatsache, dass viele dieser Erfahrungen präreflexiver Art sind. Sie sind nicht explizit im Fokus der Aufmerksamkeit, sondern bilden eher den übergreifenden Hintergrund des

Gewahrseins. Zudem kann es einer Person *zu einem bestimmten Zeitpunkt* gelingen, ihre anomale Erfahrung mit einer passenden und prägnanten Metapher zu beschreiben, die ihr zu einem späteren Zeitpunkt auf irgendeine Art nicht mehr zur Verfügung steht; dementsprechend wird sie sich dann mit vagen Beschreibungen behelfen (Beachte: Zu diesen Problemfeldern besitzen wir keine systematisch gewonnenen empirischen Informationen). Die Zwangslage der Betroffenen ließe sich mit dem Unterfangen vergleichen, eine Beschreibung des eigenen globalen propriozeptiven Zustands geben zu wollen. Zusätzlich ist die Fähigkeit zum Selbstausdruck der Personen durch die Verzerrungen des Selbstgewahrseins geschwächt. Wie bereits erwähnt, halten viele Betroffene ihre Erfahrungen für *einzigartig und eigentümlich privat* (im Gegensatz zu akustischen Halluzinationen, die als allgemein zugängliche Tatsachen angesehen werden), sodass sie diese Erfahrungen als beschämend, »unmenschlich« oder zutiefst verstörend erleben.

3.2.2 Die Verwendung von Metaphern

Viele Betroffene greifen auf Metaphern zurück, um ihre Erfahrungen zu beschreiben; dies ist gleichwohl auch bei gesunden Personen der Fall – es ist ein universales Phänomen. Für gewöhnlich wird unter einer Metapher die Übertragung des Sinngehaltes eines semantischen Feldes in ein anderes verstanden, wie z. B. im Ausdruck »das Leben ist eine Reise« (der Sinngehalt des Begriffs des Lebens wird hierbei durch die Bezugnahme auf den Begriff der »Reise«, der einem anderen semantischen Feld entstammt, spezifiziert). Im Rahmen eines psychiatrischen Interviews sollte eine Metapher nicht als »nur eine Metapher« oder »nur eine Redeweise« verstanden werden, die in irgendeiner Weise, sei es als eigentümliche Entstellung oder sprachliche Konvention, stellvertretend für eine zugrunde liegende (im eigentlichen Sinne) wahre oder authentische anomale Erfahrung steht. Das bedeutet, dass eine Metapher nicht nur ein *Signifikant* (Zeichen, Bezeichnendes) ist, das vom *bezeichneten Gehalt* (Signifikat; siehe auch frz. »signifié« = die Zeichenbedeutung) verschieden und ihm lediglich kontingenterweise zugewiesen ist. Vielmehr muss dieses Verhältnis wie folgt verstanden werden: Eine Erfahrung (nicht- oder vorsprachlich), insbesondere präreflexiver Art, wird fortschreitend begrifflich fassbar, d. h. in ein begriffliches (linguistisches) Format überführt, um dann vom reflektierenden Subjekt erfasst zu werden, wodurch diese Erfahrung thematisierbar und anderen gegenüber kommunizierbar wird. Metaphern sollten in diesem Zusammenhang als basale funktionale Aspekte eines solchen Symbolisierungsprozesses verstanden werden, in dem sie als sprachliche Vehikel oder Medien fungieren, durch die sich die Erfahrung allererst artikuliert und dadurch reflexiv zugänglich wird. Die Metapher ist somit die erste Etappe des Prozesses, eine vorsprachliche oder präreflexive Erfahrung explizit zugänglich zu machen – für einen selbst wie für andere. Die Wahl der Metapher ist hierbei eng mit der Art der Erfahrung verknüpft, d. h. *Erfahrung und Metapher sind nicht vollständig voneinander unabhängig.*

3.2.3 Notwendige Voraussetzungen

Damit die hier untersuchten Erfahrungen einer anderen Person mitteilbar werden, ist eine gewisse Vertrautheit zwischen Interviewer und Proband vorauszusetzen, genauso wie ein Bedürfnis der befragten Person, die Anstrengungen auf sich zu nehmen, die eigene Psyche zu erforschen oder das eigene Erleben zu reflektieren. Es ist daher unbedingt notwendig zu versuchen, eine neutrale, zugleich aber zugewandte Beziehung zu den Probanden aufzubauen und ihnen idealerweise die Möglichkeit zu eröffnen, sich als Teilnehmer an einer gemeinsamen, interaktiven Exploration zu verstehen. Unabhängig davon, wie ungewöhnlich oder bizarr die berichteten Erfahrungen dem Interviewer erscheinen mögen, er muss dabei neutral und gefasst bleiben, sollte jedoch auch eine zurückhaltend interessierte, mitfühlende Einstellung bewahren und den Probanden implizit vermitteln, dass er mit der untersuchten psychopathologischen Erscheinungsform vertraut ist (dies hat üblicherweise einen starken positiven Einfluss auf die Beziehungsgestaltung). Der Interviewer sollte *niemals* eine neugierige/voyeuristische Haltung einnehmen (wodurch die Probanden gezwungen werden, sich als bloß exemplarische Fälle einer Pathologie wahrzunehmen) oder der befragten Person mit einer verurteilenden/bewertenden Einstellung begegnen. Gegenstand des Interviews ist die Art und Weise, *wie* die Betroffenen sich selbst und ihre Welt erleben, und keine objektiv oder medizinisch im Voraus festgelegte »Realität« oder umgekehrt »Morbidität« dieser Erfahrungen. Aus der Sicht der Befragten sind dies schlichtweg ihre Erfahrungen und demnach *als Erfahrungen für sie unbestreitbar real* (was nicht notwendigerweise heißt, dass diese Erfahrungen auch mit spezifischen expliziten Überzeugungen hinsichtlich deren Ursachen oder Beschaffenheit einhergehen; siehe dazu die Erfahrungsmodalität des »Als-ob«).

Feindselige, aggressive oder besonders argwöhnische Personen, die eine ausgeprägte emotionale Gleichgültigkeit aufweisen, erfordern von dem Interviewer besondere Anstrengungen, um eine Dissimulation oder eine reservierte Haltung zu umgehen und sie dazu zu bringen, sich am Interview zu beteiligen. *Akut kranke, hochgradig psychotische Patienten, deren Aufmerksamkeitsvermögen und kognitive Fähigkeiten umfassend beeinträchtigt sind, sollten in diesem Stadium nicht am Interview teilnehmen.* Bevor das Interview durchgeführt wird, muss erst eine klinische Besserung abgewartet werden. Geistig beeinträchtigte Personen sind vermutlich nicht in der Lage, zuverlässig von ihren Erfahrungen zu berichten (die EASE ist nicht bei geistig beeinträchtigten Menschen erprobt worden).

3.2.4 Durchführung des Interviews

Das Interview sollte idealerweise semi-strukturiert durchgeführt werden. Dafür ist es erforderlich, dass die Interviewerin bestens mit der Checkliste und deren Unterscheidungen vertraut ist. *Die häufigste Ursache mangelnder Reliabilität besteht in einer nicht ausreichenden Vertrautheit mit diesen Unterscheidungen.* Ein gänzlich unstrukturiertes Interview wird ebenfalls die Wahrscheinlichkeit einer geringeren Reliabilität erhöhen.

Es können von der Interviewerin auch Beispiele pathologischer Erfahrungen eingebracht werden, jedoch ist es unerlässlich, das tatsächliche Vorhandensein der mit einem Item abgefragten Erfahrung dadurch nachzuprüfen, dass die interviewten Personen gebeten werden, zumindest ein konkretes Beispiel detailliert in eigenen Worten zu beschreiben. *Niemals sollte ein einfaches »Ja« als eine das Vorliegen des Items bestätigende Antwort gewertet werden.*

Eine ideale Interviewsituation (der sich immer nur angenähert werden kann) bestünde in einer *wechselseitigen interaktiven Reflexion zwischen Probandin und Interviewerin*: Die Interviewerin stellt eine Frage, woraufhin die Probandin versucht, eine Antwort zu geben, die dann wiederum von der Interviewerin z. B. unter Zuhilfenahme eines Beispiels reformuliert werden könnte, das letztlich von der Probandin durch ein in eigenen Worten formuliertes Beispiel nochmals präzisiert oder berichtigt wird.

Die Interviewer sollten versuchen, die wesentlichen Eigenschaften der untersuchten Erfahrungen durch weiter gehendes Nachforschen und mithilfe imaginativer Variation einzufangen. Letzteres bedeutet, dass sie in ihren Nachfragen und Versuchen, die Erfahrung der Probanden abzubilden, einige Aspekte der fraglichen Erfahrung verändern, andere jedoch beibehalten, um so zu deren von nebensächlichen und unwesentlichen Eigenschaften befreitem Kern zu gelangen. Auf diese Weise sollen die für einen Erfahrungstypus *wesentlichen* Eigenschaften erfasst werden (z. B. wesentliche Unterschiede zwischen Gedankendrängen und Grübeln). Dennoch ist es wichtig, sich der Grenzen dieses Objektivierungsprozesses bewusst zu sein. Falls von Interviewern übermäßig viel Druck auf die Probanden ausgeübt wird, kann es sein, dass sie plötzlich den Eindruck haben, dass sich das Gesprächsthema irgendwie gewandelt hat und in eine von der ursprünglichen Befragung und Exploration vollkommen verschiedene Richtung treibt. Zudem sind subjektive pathologische Erfahrungen niemals als bloß verzerrte Einzelerfahrungen zu verstehen; vielmehr sind sie immer in das Selbstverständnis der Personen eingebettet, was von den Psychiatern letztlich verlangt, deren subjektive Bedeutungen und existenziellen Ausdrucksformen zu explorieren – mit anderen Worten wird damit eine hermeneutische Herangehensweise erforderlich. Wenn dementsprechend potenzielle Verbindungen zwischen unterschiedlichen Erfahrungen exploriert werden (z. B. »Was hat Sie motiviert, Mathematik zu studieren?«, wenn etwa der Interviewer herauszufinden versucht, ob Ambiguitätstoleranz eine Rolle dafür gespielt hat), dann ist es hierbei unerlässlich, dass die Nachfragen ergebnisoffen sind und die Antworten möglichst durch reichhaltige, detaillierte, möglichst spontane Beschreibungen seitens der Probanden validiert werden. Es ist empfehlenswert, das Interview zu Dokumentationszwecken wie auch für eine etwaige nochmalige Durchsicht und Reliabilitätsprüfungen aufzuzeichnen, sei es als Ton- oder Videoaufnahme.

3.2.5 Domänen- und Itemabfolge

Die EASE sollte niemals als erster Teil eines Interviews durchgeführt werden, da der Aufbau einer vertrauensvollen Beziehung mit den Probanden von entscheidender Bedeutung ist. Fangen Sie am besten mit einem ausführlichen Sozialinterview an, da dies einen leichten Einstieg ermöglicht. Denn erstens ist es rein sachbezogen und zweitens sprechen die meisten Menschen gerne über sich und ihr Leben. Erlauben Sie den Probanden, freigebig zu sprechen, jedoch in einem begrenzten Rahmen, ansonsten wird das Interview kein Ende finden. Ein Sozialinterview erlaubt es, sich ein grundlegendes Bild der psychopathologischen Beeinträchtigung zu machen: z.B. von Mustern interpersonaler Verhaltensweisen (z.B. von Verhaltensmustern über verschiedene Altersstufen hinweg, im Hinblick auf soziale Isolation, Unsicherheit, Misstrauen, Sexualität), über Bildungserfolge, die Beständigkeit des Arbeitslebens, Beharrlichkeit, Flexibilität, die Fähigkeit, Entscheidungen zu treffen, berufliche Neigungen oder Freizeitinteressen. Mit welchem Teil der EASE begonnen wird, sollte dann aus dem jeweiligen Zusammenhang heraus bestimmt werden. Die hier vorliegende Abfolge der EASE-Items folgt eher interviewspezifischen als theoretischen Erwägungen.

In der Regel ist am einfachsten, mit dem Abschnitt zum »Bewusstseinsstrom« zu beginnen und die Fähigkeiten abzufragen, sich zu konzentrieren, zu erinnern, zu denken und Pläne zu machen, woraufhin dann spezifischere Fragen zu ungewöhnlicheren Phänomenen (z.B. Gedankensperrung, Gedankendrängen) gestellt werden. Diese einführenden Fragen muten noch eher neutral medizinisch oder »neurologisch« an und erlauben schrittweise fortschreitende Nachforschungen und Ausweitungen auf Bereiche, die emotional herausfordernder sind. Es ist wichtig, möglichst viele relevante Informationen zu sammeln, während man ein entsprechendes Item exploriert, *sofern das möglich ist*, und nicht zu einem anderen Zeitpunkt wieder dorthin zurückzukehren (dadurch würde das Interview in die Länge gezogen werden und einen unvorteilhaften Eindruck bei den Probanden hinterlassen). Falls die Interviewerin denkt, dass die Probandin ein hohes Maß an Mitwirkungsbereitschaft aufweist, können einzelne EASE-Fragen auch bereits an geeigneten Stellen des Sozialinterviews eingebracht werden (wenn die Probandin z.B. von schulischen Problemen berichtet, kann es naheliegen, etwaige kognitive Dysfunktionen zu explorieren). Trotzdem sollten Interviewer immer darauf achten, alle Abschnitte des EASE-Schemas ausreichend abzudecken (*sie sollten immer die EASE Itemliste vor sich liegen haben*).

Falls die EASE Teil eines umfassenderen Interviews ist, empfiehlt es sich, zwei separate Sitzungen einzuplanen, die dann entweder durch eine Pause voneinander getrennt sind oder an zwei verschiedenen Tagen stattfinden. Die Dauer eines durchschnittlichen EASE-Interviews beläuft sich auf ungefähr 90 Minuten.

3.2.6 Die vom Interview abgedeckte Zeitspanne

Diese variiert je nach Untersuchungszweck und kann von den vorangegangenen zwei Wochen bis zu einer Exploration der gesamten Lebenszeit reichen. Letztere ist für eine übergreifende Beurteilung der Selbststörungen wichtig, da diese in fortgeschrittenen Krankheitsstadien seltener aufzutreten scheinen.

3.2.7 Bewertung[10]

Die nicht abgefragten oder beantworteten Items sollten frei gelassen werden (keine Informationen, in einer statistischen Analyse fehlende Werte). Ansonsten folgt die Bewertung der Häufigkeit und des Schweregrades den Richtlinien, wie sie in den EASE Rating-Kriterien in diesem Band zu finden sind. Aufgrund praktischer Erwägungen und zusätzlicher wissenschaftlicher Erfahrung im Umgang mit der EASE, haben wir – anders als in der Originalversion des Interviews vorgeschlagen – das Rating der Häufigkeit und des Schweregrades in zwei Auswertungsschemata aufgeteilt, die bei Bedarf zu einem eindimensionalen Auswertungsschema kombiniert werden können[11] (▶ Kap. 3.5). Es handelt sich hierbei um Be- und Auswertungsvorschläge, die von Forscherinnen und Forschern je nach Forschungsfrage und Bedarf angepasst werden können, d. h. ausdrücklich *keine* Auswertungsrichtlinien darstellen. Bei Unsicherheiten hinsichtlich der Bewertung von Items empfiehlt es sich immer die Urheber der EASE um Rat zu fragen. Von der EASE fokussierte Formen des Erlebens, die *in Verbindung mit psychotischen Erfahrungen auftreten*, sollten nicht gewertet und ggf. separat auf dem Ratingbogen festgehalten werden. Bei den in der EASE beschriebenen Phänomenen handelt es sich laut Urheber der EASE eindeutig um *nicht-pychotische* Erlebnisinhalte. Im Quantifikationsvorschlag des Auswertungsschemas für statistische Analysen werden fraglich erlebte Inhalte vernachlässigt. Es kann eine dichotome oder kontinuierliche Skala zur Quantifikation und weiteren Verwendung in einer statistischen Analyse erstellt werden (▶ Kap. 3.5.1).

3.2.8 Training

Die Interviewer müssen über ausreichende, zuvor erworbene Interviewkompetenzen, eingehende psychopathologische Kenntnisse im Allgemeinen und über Schizophrenie-Spektrum-Störungen im Besonderen verfügen sowie eine dreitägige EASE-Schulung absolvieren; diese umfasst (1) ein eintägiges Theorieseminar, (2) eine gewisse Anzahl supervidierter Interviews und (3) eine vorläufige Beurteilung der Reliabilität. Die EASE hat einen phänomenologischen Hintergrund – insbesondere im Hinblick auf das Verständnis des Selbst und der Selbst-Welt-Relation – und so ist es unabdingbar, mit phänomenologischen Beschreibungen der Strukturen des menschlichen Bewusstseins vertraut zu sein, wenn man die EASE für pragmatische, psychometrische Zwecke verwendet.

---

10 Dieser Absatz weicht in seiner Übersetzung maßgeblich von der Originalversion des EASE-Interviews ab. In welcher Form wird im Text und in nachfolgenden Fußnoten detailliert erklärt.

11 Hiermit weichen wir deutlich von der Originalversion der EASE ab, in der es lediglich ein kombiniertes Auswertungsschema gibt. Die Entscheidung, zwei Bewertungsskalen einzuführen, beruht auf praktischen Erfahrungen bzgl. der Verwendung der EASE im Forschungskontext.

3.2.9 Psychometrische Eigenschaften

Die EASE-Items, die sich mit der BSABS überschneiden, sind seit den späten 1980er Jahren in der Kopenhagener Hochrisikostudie (Parnas et al. 1993) und der Kopenhagener Linkage-Studie (Matthysse et al. 2004) mit Interrater-Reliabilitäten zwischen 0.6 und 0.9 für einzelne Symptome verwendet worden.

Am Ende des Entwicklungsprozesses der EASE haben wir die Reliabilitätskoeffizienten von Cohens Kappa auf der Grundlage von Videoaufzeichnungen semistrukturierter Interviews mit 14 stationär behandelten Patienten, die jünger als 30 Jahre waren, berechnet. Die Kappa-Werte für einzelne Items bewegten sich zwischen 0.6 und 1.0. Die Reliabilität zwischen den Ratern nimmt zunehmend ab, beginnend bei (1) semi-strukturierten Interviews, die von einem der Rater durchgeführt werden und zusätzliche Fragen eines weiteren Raters erlauben, über (2) semi-strukturierte Interviews, die auf Grundlage von Videoaufzeichnungen bewertet werden, bis hin zu (3) Aufzeichnungen nicht-strukturierter Interviews.

Im Hinblick auf eine etwaige Faktorstruktur haben wir 12–14 Interview-Items, die als repräsentativ für die EASE gelten können, mit einer Stichprobe von 155 Erstaufnahmepatienten untersucht (Parnas et al. 2005a). Es konnte keine Faktorenstruktur festgestellt werden. Wir haben diese Analysen auch bei unserer Stichprobe aus der genetischen Familienstudie (Matthysse et al. 2004) durchgeführt und ebenfalls keine eindeutige faktorielle Struktur entdecken können.

3.3 EASE: Domänen und Item-Beschreibungen

1 Kognition und Bewusstseinsstrom

Allgemeine Beschreibung der Domäne: Ein normales Erleben des Bewusstseins kontinuierlich im Zeitverlauf, fließend, von einem Subjekt bewohnt und introspektiv transparent (unmittelbar oder direkt gegeben), in nicht-räumlicher Weise.

1.1 Gedankeninterferenz (C.1.1)[12]

Bewusstseinsinhalte (Gedanken, Vorstellungen oder Impulse), die semantisch von der Hauptlinie des Denkens abgekoppelt sind, erscheinen unwillkürlich (nicht notwendig rasch oder viele), brechen in die Hauptlinie des Denkens ein

---

12 Die im Folgenden in Klammern angeführten A-, B-, C- und D-Codes stehen jeweils für die entsprechenden Items der *Bonner Skala für die Beurteilung von Basissymptomen* (Gross et al. 1987), alle anderen Zahlenangaben in Klammern beziehen sich auf die EASE-Items selbst.

und interferieren mit ihr. Solche Gedanken sind häufig (aber nicht immer) *emotional neutral*, und sie müssen keine besondere oder außergewöhnliche Bedeutung haben. Die befragte Person kann eigene Bezeichnungen benützen, um solche Gedanken zu beschreiben (»Gedanken-Tics«, »akute Gedanken«, »surrealistische Gedanken«). Die Gedankeninterferenz steigert sich oft in der Frequenz und mündet so in das *Gedankendrängen* (1.3) (in diesem Fall werden beide Items gewertet). Interferierende Gedanken können auch anonym und unpersönlich empfunden werden (vgl. unten verringerte Meinhaftigkeit in der verzerrten 1.-Person-Perspektive (2.2.1) und Verlust der Gedanken-Ipseität (1.2)).

1.2 Verlust der Gedanken-Ipseität (Gedankenenteignung; einschließlich verzerrte 1.-Person-Perspektive (2.2))

Ein Gefühl, dass bestimmte Gedanken (in der Regel interferierende Gedanken: 1.1) des Kennzeichens der Meinhaftigkeit beraubt sind (hier auch verzerrte 1.-Person-Perspektive werten (2.2.1)). Die Gedanken werden anonym oder auf andere Weise unbeschreibbar fremdartig empfunden (aber nicht primär im Sinne des *Inhalts*), womöglich ohne Verbindung zum Selbst der Person, womöglich auch so als ob sie nicht *von der* Person hervorgebracht würden (»autochthone Gedanken«); doch hat die Person keinen Zweifel daran, dass die Gedanken *in* ihr entstehen, dass sie ihr Ursprung ist.
Eine andere Situation tritt beim Lesen auf: Die Person kann das Gefühl haben, als würde der Text gleichzeitig von jemand anderem gelesen (als ob eine andere Subjektivität irgendwie am Lesevorgang teilnähme).
  Die Person hat die rationale Überzeugung, dass *sie der Ursprung* dieser Gedanken ist.

Zu beachten: Es ist wichtig, sich klar zu machen, dass hier das basale Phänomen, das gestört ist, in der *Ipseität* besteht, d. h. in der unwillkürlichen Meinhaftigkeit oder 1.-Person-Perspektive. Zu beachten ist ferner, dass auch im normalen Erleben Gedanken oder Vorstellungen plötzlich im Bewusstsein auftauchen (»Einfälle«), die nicht als willentlich erzeugt betrachtet werden können (»ungebetene Gedanken«). Doch wird in diesen Fällen das Gefühl von unmittelbarer oder präreflexiver Ipseität *nicht selbst fragwürdig*.
  Im Fall der Gedankeninterferenz (1.1) können die interferierenden Gedanken wie hier beschrieben eine anonyme Qualität haben. Auch bestimmte Erlebnisse des Grübelns (1.6) können dieses Merkmal aufweisen. In diesen Fällen sind alle relevanten Items zu werten.

1.3 Gedankendrängen (C.1.3)

Ein Erleben von *vielen* Gedanken (oder inneren Bildern) mit unterschiedlichem, nicht oder nur entfernt aufeinander bezogenem Sinn oder Gehalt, die *in rascher Folge* auftauchen und verschwinden, ohne dass die Person dieses Erscheinen bzw. Verschwinden von (immer neuen) Bewusstseinsinhalten unterdrücken oder lenken könnte. Alternativ dazu scheinen der Person alle diese Gedanken zugleich (simultan) aufzutreten. Dieses Symptom beinhaltet einen *Kontrollverlust, viele wechselnde Gedanken*, aber auch das *Fehlen eines einheitlichen Themas* und somit für die Person einen *Verlust der Kohärenz oder des Sinns*. Der Bedeutungsgehalt dieser Gedanken kann quälend sein, aber auch neutral oder sogar trivial, ohne eine besondere persönliche Bedeutung. Oft ist dieses Phänomen verknüpft mit der *Verräumlichung* des Erlebens (1.8), bei dem die Gedanken in räumlicher Weise erlebt werden, manchmal sogar mit einer subtilen *akustischen* Qualität (1.7).

Beispiele

»Meine Gedanken drücken von innen gegen meinen Schädel.«
»Es fühlt sich an, als wäre ein Bienenschwarm in meinem Kopf.«
»Mein Denken ist wie ein Autobahnkreuz, mit einem ständigen zoom! zoom!-Geräusch von den rasenden Autos.«

1.4 Gedankensperrung (C.1.4)

Eine subjektive Blockade der Gedanken, die auch als plötzliche Gedankenleere, als Gedankenabbruch, als Verblassen (Entgleiten) von Gedanken oder als Verlust des gedanklichen Fadens erlebt werden kann. Es kann rein subjektiv oder auch als Lücke im Sprechen der Person beobachtbar sein.

Subtyp 1

Blockade: ohne dass sich ein neuer Gedanke nach dem *plötzlichen* Verschwinden des alten aufdrängt. Der alte Gedanke geht plötzlich und vollständig verloren, ohne dass ihn ein neuer ersetzt. Nach einer Weile beginnt das Denken wieder von neuem.

Subtyp 2

Verblassen: ohne dass sich ein neuer Gedanke nach dem *langsamen und allmählichen* Verschwinden des alten aufdrängt. Ein Verblassen von Gedanken muss nicht kontinuierlich geschehen, sondern kann eine paroxysmale, phasische Qualität haben, d. h. der Gedanke wird schwächer, gedämpft, dann wieder klarer und deutlicher, um schließlich zu »entgleiten«.

Subtyp 3

Verblassen kombiniert mit gleichzeitiger oder nachfolgender Gedankeninterferenz (auch 1.1. werten): Alte und neue Gedanken existieren nebeneinander; während der neue prominenter (zentrierter) wird, tritt der alte langsam in den Hintergrund. Der alte Gedanke vergeht allmählich und manchmal unregelmäßig (Verlust seiner Position im Fokus des Bewusstseins = Verblassen), und gleichzeitig erfolgt ein Eindringen und Verharren des neuen Gedankens, der zunehmend in den Fokus gelangt. Aufgrund der Interferenz neuer Gedanken besteht kein Gefühl der Gedankenleere.

1.5   Stummes Gedankenecho

> Gefühl, dass die eigenen Gedanken automatisch (unfreiwillig) wiederholt oder irgendwie verdoppelt würden.
> Es besteht keine Perzeptualisierung wie im »Gedankenlautwerden« (1.7).

1.6   Grübeln – Zwangsgedanken (C.1.2)

> (Gewöhnlich) störende Persistenz oder Wiederkehr bestimmter Bewusstseinsinhalte (z. B. Gedanken, Vorstellungen, Bilder): Diese Inhalte können mit einem beliebi gen vergangenen Ereignis assoziiert sein. Es kann die Form einer akribischen Rekapitulation erinnerter Ereignisse oder Gespräche des Tages haben.

Es gibt vier Subtypen, die auch miteinander vorkommen können.

Subtyp 1

Primäre Grübelgedanken: Hier ist die Person nicht in der Lage, irgendeinen Grund für ihre Neigung zu zwangsähnlichen mentalen Zuständen zu finden; sie durchdenkt und durchlebt einfach wieder, was am Tag geschehen ist – offenbar *nicht* motiviert durch Ratlosigkeit, paranoide Einstellung oder ein Gefühl der Verletzlichkeit oder Unterlegenheit (wie in Subtyp 2).

Subtyp 2

Sekundäre Grübelgedanken (auf die Ratlosigkeit bezogen oder eigenbezüglich): Die zwangsähnlichen Zustände erscheinen als eine Folge des Verlusts der natürlichen Selbstverständlichkeit, des gestörten basalen Selbsterlebens, der Hyperreflexivität, oder sie scheinen durch eher primäre paranoide Phänomene (z. B. Argwohn, Eigenbeziehungen) oder auch durch einen depressiven Zustand verursacht zu werden.

Subtyp 3

Echte Zwangsgedanken: Ich-dyston (wie bei der Zwangsstörung betrachtet die Person sie als unsinnig und fremd, sowohl wegen ihres Inhalts als auch wegen ihrer unwillkürlichen Intrusion), mit ständigem inneren Widerstand, jedoch nicht mit einem schrecklichen oder makaberen Inhalt.

Subtyp 4

Pseudo-Zwangsgedanken: Zwangsähnliche Phänomene, die eher ich-synton erscheinen (daher gibt es gegen sie keinen oder nur gelegentlichen Widerstand), häufig mit bildhaftem Vorstellungscharakter und mit einem Inhalt, der direkt aggressiv, sexuell pervers oder in anderer Weise bizarr ist. Sie können angstauslösend sein.

Subtyp 5

Grübel-/Zwangsgedanken mit Ritualen/Zwangshandlungen: Jedes der vier zuvor beschriebenen Phänomene plus Rituale oder Zwangsverhalten. Alle relevanten Items bewerten.

1.7 Perzeptualisierung innerer Rede oder Gedanken (Gedankenlautwerden)

Gedanken oder innere Rede erhalten *akustische* oder in schwereren Zuständen *auditive* Qualitäten. Die Person hat nicht das Gefühl, andere könnten ihre Gedanken hören oder zu ihnen Zugang haben, oder sie hat dieses Gefühl nur vorübergehend und kann es sofort unterdrücken (z. B. verlässt sie den Raum nicht aus Furcht, andere könnten irgendwie ihre Gedanken hören; wenn dies doch der Fall ist, zählt dies als psychotisches Symptom ersten Ranges der Schizophrenie). Bei einigen Personen tritt das Symptom nur beim Lesen auf. Das Gedankenlautwerden ist anfänglich beschränkt auf den subjektiv gelebten Raum, und seine ersten Stadien lassen sich als zunehmend erlebte Distanz zwischen dem Selbsterleben und der inneren Rede beschreiben: Letztere wird zunehmend verräumlicht bis zu einer quasi-perzeptiven Stufe. Die Person hört ihre Gedanken nicht durch die Ohren (von außen), sondern nur innerlich. In einer schweren Psychose kann die Person ihre Gedanken schließlich von anderen Menschen gesprochen oder durch Medien übertragen hören. Ei-

> nige Personen denken sowohl im Modus des Gedankenlautwerdens als auch in »normaler«, »stummer« Weise, während andere Personen ausschließlich Gedankenlautwerden erleben. Es ist oft unmöglich, den Beginn des Gedankenlautwerdens anzugeben; mit anderen Worten, das Symptom hat offenbar immer schon bestanden und wird daher als völlig ich-synton erlebt.
> Es gibt andere Phänomene, die dem Gedankenlautwerden ähnlich sind; z. B. sieht eine Person irgendwie innerlich, wie ihre Gedanken aufgeschrieben werden, manchmal wie auf einem Filmstreifen (Subtyp 2), was ebenfalls ein starkes Gefühl der erlebten Distanz zur eigenen inneren Rede einschließen kann; oder eine Art ständig fortlaufenden Dialog mit sich selbst, der einen explizit lexikalischen Charakter trägt.

Subtyp 1

Gedankenlautwerden, innerlich (auf das Innere beschränkt).

Subtyp 2

Gedankenlautwerden, Äquivalente (Gedanken als geschriebener Text).

Subtyp 3

Gedankenlautwerden, innerlich wie bei einem psychotischen Symptom ersten Ranges (befürchtet, andere könnten seine Gedanken hören, weil sie so laut sind).

Subtyp 4

Gedankenlautwerden, äußerlich (oder äußerliches Gedankenecho, wobei die Person das Gefühl hat, ihre Gedanken würden wiederholt oder irgendwie nachhallen) wie äußerliche akustische Halluzinationen.

1.8   Verräumlichung der Erfahrung

> Gedanken, Gefühle oder andere Erfahrungen oder mentale Vorgänge werden räumlich erlebt, d. h. als lokalisiert in einem bestimmten Teil des Kopfes oder Gehirns, oder sie werden in räumlichen Begriffen beschrieben (z. B. Ortsangabe, räumliche Beziehung oder Bewegung).

Beispiele

»Ein Gedanke ist vor dem anderen.«
»Die Gedanken sind eingekapselt.«
Die Gedanken »kreisen umher« in seinem Kopf.

Sie empfand, dass ihre Gedanken in der rechten Seite ihres Kopfes waren, und spürte einen Druck von innen im Schädel, als wenn es keinen Platz mehr für ihre Gedanken gäbe.
»Die Gedanken gleiten immer schräg hinunter an die gleiche Stelle.«

1.9   Ambivalenz (A.5)

Unfähigkeit, sich zwischen zwei oder mehr Optionen zu entscheiden. Fortdauernde und unangenehme bewusste Koexistenz widersprüchlicher Neigungen oder Gefühle. Die Ambivalenz tritt selbst bei sehr einfachen oder trivialen alltäglichen Entscheidungen auf. Die Person kann sich überhaupt nicht entscheiden, braucht mehr Zeit für ihre Entscheidung, oder sie wird sofort unsicher bezüglich einer schließlich getroffenen Entscheidung und ändert sie wieder. Als verwandtes Phänomen ist hier zu werten, wenn die Person beklagt, genau zur gleichen Zeit widersprüchliche Gedanken oder Gefühle zu haben. Dieses Phänomen kann mit Ratlosigkeit oder Handlungslähmung assoziiert sein. Die Unentschiedenheit tritt in alltäglichen Situationen auf wie z. B.: welches Essen man kocht, was man kauft, welche Marke eines Produkts man wählt; z. B. kann die Person es vorziehen, in einer Tankstelle einzukaufen, weil sie unter weniger Produkten wählen muss (und es weniger andere Kunden gibt).

Nicht hier zu bewerten: Schwierigkeiten bei der Entscheidung zwischen verschiedenen Optionen, die einen großen Einfluss auf die Zukunft der Person haben – etwa, welchen Beruf man ergreift, oder ob man etwas wirklich Teures kauft, wofür man einen Kredit aufnehmen muss.

Beispiele

Es fällt ihr schwer, Entscheidungen zu treffen, weil sie »die Dinge auf viele Weisen betrachtet«. Gestern brauchte sie drei Stunden um zu entscheiden, welches Geschenk sie ihrem Freund kaufen sollte.
Auf der pädagogischen Hochschule wechselte sie dreimal ihre Fächer, konnte aber immer noch nicht erkennen, ob sie die richtige Wahl getroffen hatte.
Er ist »zugeschneit von Optionen«; z. B. denkt er, dass er wohl ein Vegetarier werden sollte, obwohl er Fleisch mag. Solche Überlegungen führen ihn in »Doppeltheit« und »unsinnige Holzwege«.
Jedesmal wenn ich an etwas denke, bekomme ich einen Gegengedanken auf der anderen Seite des Gehirns (hier auch Verräumlichung des Erlebens werten (1.8).

1.10   Unfähigkeit zur Unterscheidung von Modalitäten der Intentionalität

Kurze Gelegenheiten oder längere Perioden mit Schwierigkeiten, sich unmittelbar der Erfahrungsmodalität bewusst zu sein, die man gerade erlebt oder erfährt. Die Person kann unsicher sein, ob ihr Erleben eine Wahrnehmung oder eine Fantasie, eine Erinnerung an ein Ereignis oder eine Erinnerung an eine Fantasie ist. Dieses Phänomen betrifft auch die Affektivität: Die Person kann unfähig sein, zwischen verschiedenen Affekten, Gefühlen oder Stimmungen zu unterscheiden. Sie kann (gewöhnlich negative) mentale Zustände erleben, die sie nicht zu bezeichnen oder zu beschreiben vermag (sie hat eine Erfahrung, die sie nicht kennt, für die sie keine Worte hat). Sie kann unsicher sein, ob sie laut gesprochen oder nur gedacht hat.

Kommentar: Diese Phänomene sind in den schizophrenen Spektrumsstörungen vermutlich sehr häufig. Zu beachten ist, dass im gewöhnlichen Erleben, etwa in einem Wahrnehmungsakt, dieser Akt unmittelbar und präreflexiv auch seiner selbst inne ist; es ist ein Fall von Ipseität. Mit anderen Worten, wenn ich etwas wahrnehme oder denke, werde ich der Tatsache meines Wahrnehmens oder Denkens nicht etwa bewusst durch eine reflexive oder introspektive Untersuchung meiner momentanen mentalen Aktivität und ihren Vergleich mit anderen möglichen Modalitäten von Intentionalität (etwa Fantasieren). Jede Erfahrung, jeder intentionale Akt, artikuliert sich gewöhnlich als Ipseität, d. h. er ist automatisch und präreflexiv seiner selbst inne. Die Schwierigkeiten in diesem Bereich deuten auf eine tiefere Störung der Ipseität hin.

1.11 Störung der Initiative oder Intentionalität des Denkens (C.1.13)

Eine subjektive Störung der Denkinitiative, »Denkenergie« und intellektuellen Zielsetzung. Dieses Symptom kann ein subjektiv erfahrenes Gegenstück des beobachtbaren Mangels an Zielorientierung sein, im Sinne der geistigen Planung und Strukturierung einer Aufgabe. Störungen der Denkinitiative und »-energie« zeigen sich auch in einer beeinträchtigten Fähigkeit, bestimmte Handlungen wie kochen oder einen Aufsatz schreiben selbst zu initiieren und zu strukturieren.

1.12 Aufmerksamkeitsstörungen

Subtyp 1

Fesselung der Aufmerksamkeit durch ein Detail im Wahrnehmungsfeld (C.2.9). Ein bestimmtes visuelles Merkmal oder ein Teil des visuellen Feldes hebt sich aus dem Hintergrund heraus, fast isoliert und irgendwie prägnant, sodass dieser einzelne Aspekt des Feldes die gesamte Aufmerksamkeit fesselt. Die Person muss auf dieses Detail starren, obwohl sie es nicht will (Fixierung der Wahrnehmung, Bannung), und es fällt ihr schwer, die Aufmerksamkeit davon abzuziehen. Das Wahrnehmungsdetail besitzt gewöhnlich keinerlei bestimmte symbolische oder psychologische Bedeutsamkeit (im Gegensatz zur intrusiven Derealisierung (2.5.2)).

Subtyp 2

Unfähigkeit, die Aufmerksamkeit zu teilen (A.8.4). Schwierigkeiten im Umgang mit Anforderungen, die mehr als eine Wahrnehmungsmodalität einschließen, wie die gleichzeitige Verarbeitung von visuellen und auditiven Reizen.

1.13 Störung des Kurzzeitgedächtnisses

> Verringerte Fähigkeit, bestimmte Dinge mehr als einige Minuten im Gedächtnis zu behalten. Obwohl die Personen den Inhalt einer Geschichte oder eines Gesprächs verstehen, sind sie nicht in der Lage, ihn zu erinnern und wiederzugeben. Sie berichten, sie seien unfähig, ein Buch zu lesen oder einen Film zu sehen, weil sie im Fortgang den Anfang vergessen.

1.14 Störungen des Zeiterlebens

> Eine grundlegende Abwandlung im Zeiterleben, entweder als Veränderung im *subjektiven Zeitfluss*, oder bezogen auf die existenzielle geschichtliche Zeit, etwa auf das Verhältnis der *Vergangenheit zur Zukunft* (durch Gefühle von Freude oder Langeweile verursachte Veränderungen der Flussgeschwindigkeit sind hier nicht einzuschließen).

Subtyp 1

Störung im subjektiven Erleben des Zeitflusses; z. B. ein Gefühl des Rasens, der Verlangsamung, des Stillstands oder der Diskontinuität und Fragmentierung der Zeit.

Subtyp 2

Störung der existenziellen Zeit: z. B. erscheint das Leben auf die Gegenwart beschränkt, ohne das Verfolgen künftiger Projekte, oder die Gegenwart wird durch das stereotype oder repetitive Erleben einer erstarrten Vergangenheit überwältigt, oder das Zukunftserleben wird als blockiert oder ganz unzugänglich empfunden *(die genaue Natur des Phänomens angeben)*.

Beispiel

> Die Person kann ein Missverhältnis zwischen dem Gefühl einer »inneren Stagnation« ihres subjektiven Lebens und der Vorwärtsbewegung der umgebenden Welt empfinden (Subtyp 2).

1.15 Diskontinuierliches Bewusstsein des eigenen Handelns (C.2.10)

Dieses Symptom besteht in einem Bruch im Bewusstsein der eigenen Handlungen. Die Person berichtet, sie könne sich an eine bestimmte kurze Periode ihres Lebens nicht erinnern, in der sie eine Handlung ausführte, z. B. kann sie sich nicht erinnern, wie sie in die Küche oder in einen bestimmten Stadtteil kam. Das Symptom überlappt mit der dissoziativen Fugue.

1.16 Missverhältnis zwischen intendiertem und tatsächlichem Ausdruck (A.7.2)

Subjektives Erleben der Unfähigkeit, sich entsprechend den eigenen Gefühlen und Emotionen auszudrücken. Die Person hat das Empfinden, dass ihre Sprache, ihr Verhalten, ihre Gesten und ihre Mimik nicht mit ihren Gefühlen übereinstimmen oder kongruent sind; sie empfindet ihren Ausdruck als entstellt, verzerrt und irgendwie außerhalb ihrer Kontrolle.

1.17 Störung der expressiven Sprachfunktion (C.1.7)

Selbst empfundene Behinderung der Sprache, mit einer mangelnden Realisierung und Aktivierung passender Worte. Die Person nimmt eine Beeinträchtigung und Verzögerung ihrer Wortflüssigkeit, -präzision oder -verfügbarkeit wahr. Sie kann die genauen Worte nicht finden oder braucht viel länger, um sie zu aktivieren. Manchmal findet sie Worte, die nur am Rande oder ungenau mit dem Kontext verknüpft sind.

Die Person kann mit dieser Störung zurechtkommen, indem sie allgemeine, übliche und bekannte Ausdrücke, Redewendungen (Klischeesprache) verwendet, oder stumm bleibt und Gespräche vermeidet (sekundärer Autismus).

2 Selbstgewahrsein und Präsenz

Allgemeine Beschreibung der Domäne: Das normale Erleben des Daseins (der Existenz) enthält eine unwillkürliche, unreflektierte Selbstpräsenz und Immersion in die Welt (natürlich, unwillkürlich, selbstverständlich). Dieses phänomenologische Konzept der Präsenz impliziert, dass in unserem alltäglichen Umgang mit der Welt das Selbsterleben und das Erleben der Immersion in die Welt untrennbar sind: Subjekt und Objekt sind »zwei abstrakte Momente einer einzigen Struktur...: der *Gegenwart*« (Merleau-Ponty 1966, S. 489).

Diese unreflektierte Immersion besteht aus zwei unabhängigen Komponenten (Momenten):

- Unreflektierte Selbstpräsenz; Selbstgewahrsein; intakte 1.-Person-Perspektive; »Transparenz« oder »Klarheit« des Bewusstseins, intakte »Meinhaftigkeit« der Erfahrung.
- Unreflektierte Präsenz/Immersion/Einbettung in die Welt

In der Phänomenologie besteht allgemeine Übereinstimmung, dass diese beiden Aspekte auf einer phänomenologischen Ebene miteinander verflochten sind. Mit anderen Worten: Eine Störung, die eine der Komponenten in Mitleidenschaft zieht, wird auch die andere Komponente mitprägen. Wir sprechen von einer (normalen) Selbstpräsenz, wann immer wir *direkt* (nicht schlussfolgernd) unserer eigenen Gedanken, Wahrnehmungen, Gefühlen oder Schmerzen bewusst sind; diese erscheinen in einem 1.-Person-Modus der Gegebenheit, der sie unmittelbar als zu uns gehörig enthüllt. Wenn mir das Erleben in einem 1.-Person-Modus gegeben ist, ist es mir als *meine* Erfahrung gegeben und zählt als Fall von *basalem Selbstbewusstsein*. Sich seiner selbst bewusst zu sein bedeutet daher nicht, ein Selbst als *getrennt* vom Erleben zu begreifen, sondern mit einem Erleben in seinem 1.-Person-Modus, d. h. von »innen« heraus, vertraut zu sein. Das Subjekt oder das Selbst des Erlebens ist *ein Merkmal oder eine Funktion seiner Gegebenheit*. Dieses basale Selbstgewahrsein (Ipseität) ist ein *Medium* oder ein *Modus*, in welchem sich spezifische intentionale Erfahrungen wie Wahrnehmung, Denken oder Vorstellung artikulieren. Anders gesagt, gibt es im normalen Erleben keine erlebte Distanz zwischen dem Selbstgefühl und dem Erleben.

Diese basale Selbstpräsenz ist im Erleben normalerweise vorausgesetzt; an sich besitzt es keine spezifischen Erlebnisqualitäten. Jedoch ist eine gestörte Selbstpräsenz oft mit folgenden klinischen Kennzeichen verbunden: Verringerte Klarheit oder Transparenz des Bewusstseins; herabgesetztes Gefühl von Vitalität oder basaler Lebendigkeit; verringertes Leistungsvermögen oder verminderte Genussfähigkeit; verringertes Gefühl der Anziehung durch die Umwelt; verringertes Erleben der 1.-Person-Perspektive (Meinhaftigkeit oder »Nullpunkt der Orientierung«); Identitätsstörung sowie unterschiedliche Grade der Entfremdung.

In der beginnenden Schizophrenie ist das präreflexive Selbstgewahrsein verzerrt; diese Verzerrung umfasst eine Vielzahl von *qualitativen* Veränderungen des Erlebens, die sich von soporösen und anderen organisch bedingten Phänomenen unterscheiden.

Angst wird ebenfalls in diesem Abschnitt exploriert, obgleich sie nicht per se Selbststörungen widerspiegelt. Es gibt wichtige praktische Gründe für diese Ergänzung: sie erlaubt die Exploration des Leidens, das oft an der krankhaften Selbst-Abwandlung beteiligt ist und von Betroffenen als Angst bezeichnet wird; zweitens kann das eng mit Selbststörungen verbundene Item »Ontologische Angst« nicht bewertet werden, ohne dass man über ausreichende Informationen bezüglich der Angst verfügt.

2.1 Vermindertes basales Selbsterleben

> Ein durchgängiges Empfinden einer inneren Leere, Mangel eines inneren Kerns, ein durchgängiger Mangel an Identität, Gefühl, anonym zu sein, wie nicht-existent oder tiefgreifend verschieden von anderen Menschen (dieser Unterschied kann manchmal als Unterschied der Weltsicht näher bestimmt werden, verknüpft mit einer existenziellen Orientierung, die grundlegend verschieden von der der Mitmenschen ist). Dieses Item schließt auch ein subjektives Empfinden von »Überangepasstheit« ein, d.h. die in einem jeweiligen Moment stets gegebene Notwendigkeit, sich der Meinung der anderen oder ihrem Standpunkt anzuschließen, verbunden mit einem vorherrschenden Gefühl, keinen inneren Standpunkt zu haben (*»innere Haltung«*, *»Haltlosigkeit«*). Ein Mangel an basalem Selbsterleben kann mit einem durchgängig negativen Selbstbild assoziiert sein, das die Betreffende einförmig als eine Art »ewiger Scham« oder »Unterlegenheitsgefühl« beschreibt (d.h. ohne verständliche Beziehung zu konkreten Kontexten), als »Angst« oder »Depression«; vgl. Minkowskis »krankhafte Reue« (»regret morbide«) als Anzeichen für Autismus (vgl. den Kommentar zur Überlappung zwischen 2.1 und 2.2, s.u.).

Subtyp 1

Beginn in der Kindheit: Hier Erlebnisse werten, die früh im Leben aufgetreten sind, d.h. bereits in der frühen Kindheit oder im Schulalter (Grundschule): Die Person hat sich immer schon tiefgreifend verschiedenen von ihren Gleichaltrigen gefühlt.

Subtyp 2

Beginn in der Adoleszenz: Hier Erlebnisse werten, die von der Adoleszenz bis jetzt aufgetreten sind.

NB: Die Subtypen 1 und 2 schließen sich *nicht* gegenseitig aus. Häufig wird das Gefühl, anders zu sein, in erster Linie präsentiert als Isolation, Minderwertigkeitsgefühl, soziale Angst oder als Gefühl, dümmer zu sein als andere, oder es wird auf familiäre Besonderheiten zurückgeführt (z.B. auf den ungewöhnlichen Beruf des Vaters). Erst nach einem gewissen Insistieren gelingt es, dieses Erleben herauszuarbeiten. Dieses Erleben kann mit solipsistischen Merkmalen verbunden sein, wie sie in Domäne 5 »Existenzielle Reorientierung« beschrieben werden.

Sollte Unsicherheit darüber bestehen, ob das Erleben hier oder alternativ unter verzerrter 1.-Person-Perspektive gewertet werden soll (2.2), sind beide Items positiv zu werten.

Beispiele

> »Es ist, als wäre ich kein Teil dieser Welt; ich habe ein merkwürdig geisterhaftes Gefühl, als wäre ich von einem anderen Planeten. Ich bin fast nicht-existent.«

Sie fühlt, dass ihr innerer Kern, ihre innerste Identität verschwunden ist.
»Häufig überwältigt mich ein Gefühl von totaler Leere, als hörte ich auf zu existieren.«
Eine Patientin hatte das Gefühl, als ob sie »nicht länger existierte«; »ich habe den Kontakt zu mir selbst verloren«.
Eine Patientin hat das Gefühl, als wäre sie ein Vakuum, das unbeweglich bleibt, während sich die umliegende Welt in Bewegung befindet.
Während seiner Adoleszenz versuchte er angestrengt, »menschliche Würde zu erlangen«. Er beschrieb das Empfinden von fehlender Würde als das Gefühl, dass seine eigene Existenz einem entbehrlichen Gegenstand gleiche, als wäre er ein Ding, ein Kühlschrank, und nicht ein menschliches Subjekt.

NB: Aufgrund seines mangelnden Empfindens, überhaupt ein Subjekt zu sein, sollte hier auch die verzerrte 1.-Person-Perspektive (2.2.1) gewertet werden.

Er vermeidet Versammlungen und Diskussionen, weil ihm dort schmerzhaft bewusst wird, dass er niemals eine eigene Meinung hat. Er hat das Gefühl, keinen stabilen inneren Kern und keinen festen Standpunkt zu haben. Er stimmt immer allen streitenden Parteien zu und kommt schließlich ganz durcheinander.

2.2 Verzerrte 1.-Person-Perspektive

Dieses Item umfasst *mindestens* drei Subtypen des Phänomens:

- ein reduziertes oder zeitlich verzögertes Empfinden von Meinhaftigkeit oder ein verringertes Gefühl von Subjekthaftigkeit (ein menschliches Subjekt zu sein).
- eine durchgängige phänomenologische Distanz zwischen dem Selbst und dem Erleben (ständige Selbstbeobachtung).
- eine Verräumlichung des Selbst.

(siehe Kommentar zur Überlappung zwischen 2.1 und 2.2 nach den Beispielen)

Subtyp 1

Eigene Gedanken, Gefühle und Handlungen können irgendwie unpersönlich, anonym und mechanisch ausgeführt erscheinen. Das Empfinden unmittelbarer »Meinhaftigkeit« des Denkens, Fühlens und Handelns kann sogar in einer expliziteren Form verringert sein (z.B. sagt der Patient, dass seine Gedanken nicht von ihm selbst erzeugt zu sein schienen, wie in bestimmten Formen der Gedankeninterferenz) oder das Gefühl der Meinhaftigkeit tritt erst zeitlich (»um einen Sekundenbruchteil«) verzögert ein.

Er kann das Gefühl haben, als ob er ein Objekt, ein Ding, ohne Subjektivität, nicht mehr beseelt wäre.

Subtyp 2

Es kann eine tiefgreifende Distanz (phänomenologische Distanz) zwischen dem (empfundenen) Erleben (Denken, Handeln, Wahrnehmen, Fühlen) und dem Empfinden des Selbst bestehen. Im normalen Erleben sind das Selbstempfinden und das Erleben ein und dasselbe; sie sind vollständig miteinander verschmolzen. Außerdem wird in einer normalen introspektiven Erfahrung das introspektive Selbst und das introspizierte Selbst als ein und dasselbe empfunden. Im Falle phänomenologischer (erlebter) Distanz besteht eine permanente Selbstbeobachtung, in welcher sich der Betroffene übermäßig zum Objekt der Reflexion macht. Dies ist verbunden mit einer Abwendung von der äußeren Welt und kann den Betroffenen an einem natürlichen, reibungslosen Engagement in den Interaktionen mit der Welt hindern (mit anderen Worten, abnormes Erleben hat spürbare Folgen). In der phänomenologischen (erlebten) Distanz »beobachtet« das Selbst sozusagen seine eigenen mentalen Inhalte und Aktivitäten. Dieser Zustand kann sich zum Empfinden eines doppelten oder gespaltenen Selbst steigern (siehe 2.6 Hyperreflexivität und 2.7 Ich-Spaltung). Dieser Zustand muss durchgängig[13] sein und darf nicht nur gelegentlich auftreten oder von dem Betroffenen willkürlich hervorgerufen werden. Der Betroffene muss die phänomenologische Distanz entweder als einen konstant oder recht häufigen Zustand bzw. als ein Problem oder Leiden erleben.

NB: Siehe die Items Hyperreflexivität (2.6) und Ich-Spaltung (2.7). Die Zustände von Hyperreflexivität sind weniger durchgängig, weniger intensiv oder weniger quälend und können teilweise einer willentlichen Kontrolle unterworfen werden.

Subtyp 3

Das erlebte Selbst als der absolute Orientierungspunkt (d. h. als etwas, das selbst keine präzise Lokalisierung besitzt (ich, der sich hier befindet; das mit allem Erleben identische Selbst), aber zu dem alles andere in räumlicher Relation steht (ego-zentrischer Raum)) oder das Selbst als ein Pol, eine Quelle, ein Fokus des Erlebens oder Handelns (Ich-Bewusstsein) wird an einem bestimmten räumlichen Ort gespürt, oder ihm werden Merkmale der Ausdehnung zugeordnet, oder es wird manchmal als räumlich verschoben erlebt (werte in beiden Fällen immer auch Verräumlichung des Erlebens (1.8)).

Beispiele

Zu Subtyp 1

»Ich habe das Gefühl, als wäre nicht ich es, der die Welt erlebt; es fühlt sich an, als wäre hier eine andere Person statt mir.«
»Mein Gefühl des Erlebens *als mein eigenes Erleben* erscheint erst einen Sekundenbruchteil verzögert.«

---

13 Die Introspektions-Tendenz ist bei einigen Betroffenen mit Schizophrenie anzutreffen. Die Voraussetzungen der Durchgängigkeit und/oder des Leidensdruckes werden hier eingeführt, um die Fälle abzugrenzen, in denen die 1.-Person-Perspektive als schwer gestört betrachtet werden muss.

»Ich hatte das leicht merkwürdige Empfinden einer fehlenden Beziehung zwischen mir selbst und dem, was ich denke.«

Sie hat oft das Gefühl, dass nicht sie es ist, die ihre eigenen Handlungen (z. B. Schreiben) ausführt, aber sie weiß, dass dies nicht stimmt.

Eine Patientin spürt, dass sie »verschwindet«, »verblasst«, ihre Stimme erscheint ihr fremd, »als ob sie aus einem Vakuum komme«. (Dieses besondere Erleben kann auch als verringertes basales Selbsterleben (2.1) gewertet werden, wobei hier aber auch das Gefühl der Meinhaftigkeit eindeutig beeinträchtigt erscheint).

»Ich fühle mich nicht wirklich als menschliches Subjekt, als eine Person mit einer Seele; ich fühle mich wie ein entbehrlicher Gegenstand, z. B. wie ein Kühlschrank.«

Zu Subtyp 2

»Meine 1.-Person-Perspektive ist durch eine 3.-Person-Perspektive ersetzt worden« (im Weiteren erklärt der Patient, dass er andauernd sein eigenes Erleben beobachtet).

»Ich betrachte mich andauernd selbst. Manchmal ist es so stark, dass ich nur schwer verfolgen kann, was sich im Fernseher abspielt. Sogar bei der Unterhaltung mit anderen beobachte ich mich selbst so sehr, dass ich Schwierigkeiten habe zu erfassen, was meine Gesprächspartner sagen.«

Zu Subtyp 3

»Mein eigenes ›Ich‹, der Punkt meiner Perspektive, fühlt sich an, als wäre es ein paar Zentimeter nach hinten verschoben.«

Kommentar zur Überlappung: Die beiden vorangegangenen Items »verringertes basales Selbsterleben« (2.1) und »verzerrte 1.-Person-Perspektive« (2.2) überlappen klinisch auf einer deskriptiven Ebene, weil sie konzeptuell und phänomenologisch aufeinander bezogen sind. Für die Trennung der beiden Items gibt es folgende Gründe: Zum einen sollen die deskriptiven Möglichkeiten der EASE bereichert werden; zum anderen sollen weniger charakteristische von charakteristischeren Anomalien getrennt werden. Eine positive Wertung des Items »verringertes basales Selbsterleben« kann aus der schlussfolgernden Einschätzung von vagen Beschwerden über eine schwach empfundene persönliche Identität erfolgen. Daher besteht hier immer das Risiko, dass solche Beschwerden aus Identitätsstörungen erwachsen, die das narrative Selbst betreffen (z. B. in den nicht zum Schizophrenie-Spektrum gehörenden Persönlichkeitsstörungen), und nicht aus den fundamentaleren und strukturellen Störungen von Ipseität und Ich-Bewusstsein. Die verzerrte 1.-Person-Perspektive umfasst dagegen ausschließlich Items, die spezifisch eine abnorme Erlebensstruktur (Ipseität und Ich-Bewusstsein) widerspiegeln.

2.3 Andere Depersonalisationszustände (Selbstentfremdung, B.3.4 reduziert[14])

Ein durchgängiges und diffuses Empfinden, von sich selbst, seinen eigenen mentalen Operationen, Gedanken, Emotionen und von seinem Verhalten in

---

14 Das ursprüngliche BSABS-Item B.3.4 beschreibt ein zusammengesetztes Phänomen. Bestimmte Dimensionen wurden daher in andere Items versetzt. Folglich ist das EASE-Item 2.3 eine Art Residuum.

> einer Weise entfremdet zu sein, die nicht durch andere Items dieser Domäne erfasst worden ist.
> Die hier beschriebene Depersonalisation gehört zu der in dieser gesamten Sektion beschriebenen Reihe der Phänomene gestörten Selbsterlebens mit einer besonderen Affinität zu den Störungen des basalen Selbst und der 1.-Person-Perspektive.
> Es gibt zwei Subtypen: melancholiforme Depersonalisation und unspezifische Depersonalisation.

Subtyp 1

Melancholiforme Depersonalisation: Es ist weithin etabliert, dass die melancholische Stimmungsveränderung und das begleitende Gefühl eines veränderten Zeitflusses sozusagen nicht vom Ich empfunden werden, sondern eher getrennt geschehen, also in einer gewissen dissoziierten Weise. In der nicht-melancholischen Depression und in der Trauer ist das Ich deprimiert – es gibt keine Distanz zwischen dem Subjekt und seiner Traurigkeit. In der Melancholie hingegen kann sich das Ich nicht mit den gleichzeitigen inneren Veränderungen identifizieren, die aus verlangsamter oder zum Stillstand gebrachter Vitalität (Hemmung), blockierter Zukunftsorientierung und unbeweglicher Stimmungsveränderung bestehen. Man kann sagen, dass das Ich Zeuge seiner eigenen Gefühlsstörung wird; das melancholische Leiden ist in nicht unerheblichem Maß durch die Unfähigkeit verursacht, mit diesen Störungen in eine Beziehung zu treten. Die Betroffene hat das Gefühl, dass sie sich irgendwie verändert und dass etwas Falsches und Belastendes ihr inneres Leben verkompliziert; sie kann leidend und verwirrt oder ratlos erscheinen. Meist ist zusätzlicher Interview-Aufwand erforderlich, um typische melancholische Elemente aufzudecken. Es ist zu beachten, dass sich das Symptom als *state*-Phänomen zeigen muss. Es liegt keine Störung des basalen Selbst (als *trait*-Phänomen) und keine Störung der 1.-Person-Perspektive oder Meinhaftigkeit vor.

Beispiel

> »Ich fühle mich selbst nicht, es gibt etwas in mir, das mich belastet. Ich weiß nicht, was es ist, aber ich kann so nicht leben« (die Erscheinung des Patienten war die eines typischen depressiven Menschen mit besorgtem, leidendem Ausdruck. Seinem Zustand war eine hypomane Periode von vier Monaten Dauer vorausgegangen).

NB: Die Differenzialdiagnose zwischen dem schizophrenen Spektrum und einer affektiven Störung sollte nie ausschließlich auf den Qualitäten der Depersonalisation gegründet sein.

Subtyp 2

Unspezifische Depersonalisation: ein Entfremdungsgefühl, das nicht konkreter im Sinne qualitativer Erlebensanomalien bestimmt werden kann.

Beispiel

»Ich fühle mich selbst nicht. Ich bin irgendwie verändert.«

2.4 Verringerte Präsenz

> Eine verringerte Fähigkeit, von Objekten, Menschen, Ereignissen und Situationen affiziert, angeregt, bewegt, motiviert, angelockt, beeinflusst, berührt, angezogen oder stimuliert zu werden. Dieser Rückgang soll *nicht* verstanden werden als aktiver und absichtlicher Rückzug, sondern eher als etwas, das die Person peinigt und ihr Leben behindert. Die Person hat das Gefühl, nicht vollständig an der Welt teilzunehmen oder nicht ganz in der Welt anwesend zu sein; sie kann eine Distanz zur Welt spüren, die von Veränderungen der Weltwahrnehmung begleitet sein kann. Dieses Item schließt sowohl physische als auch soziale Hypohedonie ein, die bis zur Apathie (Fehlen von Gefühlen) reichen.

Subtyp 1

Spezifisch: ein durchgängiges Empfinden, nicht von der äußeren Welt berührt zu sein; ein Mangel an Resonanz, an natürlichem und spontanem Engagement; die Unmöglichkeit einzutauchen; Klagen, nicht richtig in der Welt anwesend zu sein. Dieses Item umfasst soziale Hypohedonie, eine verminderte emotionale und kognitive Reagibilität, Apathie (z. B. Gefühl der Gefühllosigkeit) oder ein durchgängiges Empfinden, dass alles bedeutungslos ist oder erscheint (in diesem letzteren Fall besteht die Möglichkeit einer Überlappung mit dem Verlust der natürlichen Selbstverständlichkeit (2.12) und der Derealisation (2.5)).

NB: Soziale Hypohedonie sollte *nie* im Falle von begleitender sozialer Phobie (2.13.4) gewertet werden, außer, wenn beide unabhängig voneinander aufzutreten scheinen. Es ist wichtig, den potenziellen *trait-state*-Status dieser Erlebnisweisen einzuschätzen (die letzteren *(states)* geben starke Hinweise auf das schizophrene Spektrum). Es ist außerdem wichtig, eine klinisch relevante Depression auszuschließen, besonders unter Subtyp 1.

Beispiel

»Alles erscheint für mich völlig gleichgültig.«

Subtyp 2

Unspezifisch: ein durchgängiges unspezifisches (quasi-perzeptuelles) Gefühl einer Distanz zur Welt oder das Empfinden einer Barriere zwischen einem selbst und der Welt (Gefühl, in einem »Glaskasten« eingeschlossen oder hinter Glas zu sein). Dieses Distanzerleben kann jedoch von der betroffenen Person nicht detaillierter bestimmt werden, z. B. als spezifische Veränderungen der Wahrnehmung oder des Erlebens (wenn z. B. der »Glaskasten«-Patient offenbar das Erleben hat, durch Glas zu schauen, handelt es sich um Subtyp 3).

Subtyp 3

schließt Derealisation oder Wahrnehmungsveränderung ein (Abschnitt C der BSABS): wie Subtypen 1 und 2, jedoch begleitet durch einen expliziten Wandel in der Tönung des Wahrnehmens (mit anderen Worten, das Gefühl einer Barriere kann durch bestimmte explizite Eigenschaften beschrieben werden: z. B. sind die Farben verblasst; Objekte sind entfernt), oder gekennzeichnet durch spezifischere Wahrnehmungsstörungen oder Derealisation (z. B. erscheint alles unwirklich, leblos, mechanisch).

Kommentar: Alle drei Subtypen schließen sich *nicht* gegenseitig aus und können mit Derealisation und anderen Selbststörungen überlappen. Der Hauptunterschied zwischen verringerter Präsenz (2.4) (besonders ihrer Subtypen 2 und 3) und Derealisation (2.5) besteht darin, dass die Person das Erleben oder die Quelle der Veränderung in erster Linie *in sich selbst* lokalisiert, während in der Derealisation überwiegend die *Umwelt* für das Subjekt verändert scheint.

2.5   Derealisation (C.2.11)

> Ein Wandel im Erleben der Umwelt: die umliegende Welt scheint irgendwie transformiert, unwirklich und merkwürdig; sie kann mit einem laufenden Film verglichen werden. *Es besteht eine Verringerung des ganz primären Empfindens der gelebten Wirklichkeit,* jedoch keine Verringerung des konzept-basierten Wirklichkeitsbewusstseins oder der Realitätsprüfung.
>
> Die Quelle der Veränderung wird nicht in erster Linie in der Person lokalisiert.

Subtyp 1

Fluide (globale) Derealisation: Dies ist bei weitem der häufigste Subtyp von Derealisation. Die Veränderung ist schwer zu beschreiben und explizit zu bestimmen. Es besteht eine Verdünnung oder ein Verblassen (oder auch ein Verlust) der Physiognomie (Gestalt-Bedeutung) der umgebenden Welt: Sinn und Bedeutung der Welt erscheinen verändert, unklar oder mehrdeutig. Die Welt erscheint merkwürdig und fremd, mechanisch, leblos oder bedeutungslos.

Subtyp 2

Intrusive Derealisation: Hier besteht eine Zunahme oder Akzentuierung der Physiognomie der Welt oder ihrer isolierten Aspekte und Komponenten, häufig zusammen mit der Fesselung der Aufmerksamkeit durch Details im Wahrnehmungsfeld auftretend (1.12.1). Einzelne isolierte Aspekte der Umwelt (Objekte, Situationen) erhalten eine intrusive oder aufdringliche Erlebnisqualität, mit unbestimmt gesteigerter Bedeutsamkeit; sie können mit erhöhter emotionaler Beteiligung erlebt werden.

Das Phänomen darf nicht willentlich durch eine anhaltende Aufmerksamkeit (andauerndes Starren) ausgelöst werden, auch wenn Anstarren eine vorbestehende Derealisation verstärken kann.

Beispiele

Zu Subtyp 1

»Die Umgebung erscheint mir unwirklich, verändert.«
»Dinge sind nicht mehr so, wie sie es sonst waren. Sie sind so sonderbar, als ob sie nur noch Silhouetten wären.«

Zu Subtyp 2

»Das Verhalten des Hundes machte einen merkwürdigen Eindruck auf mich; er war so wild, unkontrolliert, so angefüllt von purer Natur, Brutalität und triebhaftem Instinkt, dass mir ganz warm ums Herz wurde. Genauso dieses wilde Pferd, und jene alte Frau mit ihrem vom Alter gezeichneten Gesicht; die ganze Landschaft war so authentisch, so ursprünglich natürlich; es war alles so bewegend, dass ich ein unglaubliches Glücksgefühl spürte« (Matussek 1952).

NB: Derealisation kann von anderen und spezifischeren Wahrnehmungsveränderungen begleitet werden (z. B. einer Veränderung der Qualität oder Intensität von Geräuschen). Im Fall einer eindeutigen Wahrnehmungsveränderung ist zusätzlich verringerte Präsenz zu werten (2.4.3). Ein ausschließlich nach einer Panikattacke auftretendes Derealisationserleben sollte hier nicht gewertet werden.

2.6 Hyperreflexivität; vermehrte Reflexivität (B.3)

Gelegentlich exzessive oder häufige bzw. sogar chronische Tendenz, sich selbst oder Teile von sich bzw. Aspekte der Umwelt zum Objekt intensiver Reflexion zu machen. Typischerweise leidet die Person an einem Verlust an Naivität, Nachsicht und Unbefangenheit. Es besteht die zunehmende Tendenz, über ihr eigenes Denken, ihre Gefühle und ihr Verhalten nachzudenken, und eine Unfähigkeit, spontan und unbekümmert zu reagieren und sich zu verhalten; eine Tendenz, ihr inneres Erleben exzessiv zu beobachten, bei gleichzeitiger Interaktion mit der Welt (»simultane Introspektion«[15]). Im Falle des Verlustes des »Common sense« (2.12) (separat gewertet) wird es eine automatisch gesteigerte Tendenz geben, über die Welt nachzudenken.

NB: Die Hyperreflexivität unter diesem Item ist weniger intensiv als im Falle der verzerrten 1.-Person-Perspektive (2.2.2), wo der Zustand so durchdringend und intensiv ist, dass er zu einem konstanten Gefühl phänomenologischer Distanz führt.

Beispiele

>»Ich musste darüber nachdenken, was ich denken sollte.«
>Sie war immer »selbst-reflexiv« gewesen und dachte »auf eine existenzielle Art« über sich nach.

2.7 Ich-Spaltung

> Die Person erlebt ihr Ich, ihr Selbst oder ihre Person als geteilt oder anderweitig aufgegliedert, zerfallen in halb-unabhängige Teile, oder nicht als ein geeintes Ganzes existierend. Die Beschwerden der Person müssen eine Erlebnisqualität haben, die ein Kontinuum von einem vagen Spaltungsempfinden über eine »als-ob«-Teilung bis zu einer wahnhaft ausgestalteten Spaltung bildet. Für eine Bewertung dieses Items genügt es nicht, wenn die Person z. B. angibt, eine »vielschichtige Persönlichkeit« zu haben.

Subtyp 1

Ich-Spaltung vermutet: Hier sind Fälle der Ich-Spaltung zu werten, die der Interviewer *hinter* den Beschwerden der Person vermutet, ohne aber spezifische Erlebnisbezeichnungen anführen zu können, die die Person verwendet; d. h. diese Bewertung basiert auf Aussagen, die eine Spaltung nahelegen, ohne dass die Person in der Lage ist, diese in expliziter Weise zu konzeptualisieren, sodass die Aussagen vage und unklar bleiben.

Subtyp 2

Die Bewertung der Ich-Spaltung basiert auf Berichten eines »als-ob«-Erlebens..

Subtyp 3

Die Ich-Spaltung schließt ein verräumlichtes Erleben ein *ohne* eine wahnhafte Qualität zu besitzen.

---

15 Hierbei handelt es sich um einen der Japanischen Psychopathologie entlehnten Begriff (M. Nagai).

Subtyp 4

Die Ich-Spaltung schließt eine wahnhafte Ausgestaltung ein.

Beispiele

Zu Subtyp 1

> Nachdem er in ein Einzelzimmer verbracht und allein gelassen wurde, bekam er den Gedanken »nun sind wir zwei alten Kerle alleine zusammen«; dieser Gedanke überraschte ihn.

Zu Subtyp 2

> Ungefähr einmal pro Woche hatte sie das Gefühl, als wäre sie zwei, als ob sie in der Lage wäre, sich von außen zu sehen. Sie spaltet sich in zwei Teile und fliegt, zusammengesetzt aus diesen beiden Teilen, davon.

NB: Hier ist auch Dissoziative Depersonalisation (2.8) zu werten.

> Sie sagt, dass »ihre Gedanken sich teilen«, und sie fühlt eine Spaltung in sich. Es ist eine Frage von negativen und positiven Gedanken. Sie empfindet es so, als ob es zwei verschiedene Teile von ihr gäbe, die »einen Krieg miteinander austragen.«
> Er beschreibt, dass er oft keinen Kontakt zu seiner linken Seite habe. Es fühle sich an, als wäre er »nur halb«. Dieses Gefühl könne sich in die Tiefe seines Körpers fortpflanzen.

NB: Hier ist auch Somatische Depersonalisation (3.3) zu werten.

Zu Subtyp 3

> Ihre rechte Seite ist viel stärker und in der Lage, eine Fassade aufzubauen. Sie fühlt »ein Missverhältnis in den Schichten der beiden Seiten«.
> Sie empfindet sich selbst als einen Schädel mit etwas darinnen, »ein kleiner Mann in einem Cockpit«, so als ob sie zwei Gehirne habe. Ein Teil von ihr fühlt sich irgendwie abgetrennt von ihrem normalen Selbst und daher fremd an. Die zu ihrem normalen Selbst gehörenden Gedanken sind in dem vorderen Teil des Gehirns lokalisiert, während die fremden Gedanken eher im hinteren Teil des Gehirns verortet sind.
> Es gibt zwei Seiten in ihr: eine destruktive und eine positive. Einmal habe sie im Bett für einige Sekunden das Gefühl gehabt, in zwei Personen verwandelt zu sein, die beide im Bett lagen.

Zu Subtyp 4

> Eine junge Patientin (mit früheren anorektischen Episoden) erklärt, dass sie sich immer »falsch gefühlt« habe; von Zeit zu Zeit hörte sie mit dem Essen auf, um den schlechten Teil von ihr zu Tode zu hungern. (In diesem besonderen Fall erreicht die Aussage eine wahnhafte Qualität.)

2.8 Dissoziative Depersonalisation (»Out-of-the-Body«-Erlebnis)

Die Person sagt, dass sie manchmal das Gefühl habe, als sei sie »außerhalb« von sich als eine Art Doppelgänger, der sich oder anderen zuschaut oder sie beobachtet. Das Erleben muss den »als-ob«-Charakter besitzen (Subtyp 1), d. h.

> die Person *nimmt sich nicht* wirklich von außen *wahr*, sondern stellt es sich nur für ihr »inneres Auge« so vor; eine Art von »Out-of-the-body«-Erlebnis.
> Wenn es sich um eine Selbstwahrnehmung von außen handelt, sollte das Erleben als eine dissoziative visuelle Halluzination (Subtyp 2) betrachtet werden (z. B. wenn die Person sagt, dass sie sich buchstäblich von außen sehe oder ihren Doppelgänger neben sich sehe).
> Allerdings kann es in vielen Fällen dieser »Out-of-the-body«-Erlebnisse unmöglich sein zu erfassen, was die Person mit der Wendung »sich selbst von außen zuschauen« eigentlich meint. Vielleicht handelt es sich gar nicht um einen Vorstellungsprozess, sondern um eine Beschreibung einer erlebten Distanz (2.2.2) oder einer »simultanen Introspektion« im Rahmen einer Hyperreflexivität (2.6).

Subtyp 1

»Als-ob«-Phänomen.

Subtyp 2

Dissoziative visuelle Halluzination.

2.9 Identitätskonfusion

> Ein Gefühl, als ob die Person jemand anderes sei.

Beispiele

> »Ich habe das Gefühl, als ob ich meine eigene Mutter wäre.«
> Ein Patient hatte kurzzeitig das Gefühl, als ob er eine andere Person wäre, an die er gerade dachte. Er weiß nicht, ob es eine physische oder geistige Erfahrung war.
> Eine Patientin fühlte sich kurzzeitig, als ob sie ein Hund wäre.

NB: Identitätskonfusion ist häufig assoziiert mit einem verringerten basalen Selbsterleben (2.1), verzerrter 1.-Person-Perspektive (2.2) und Transitivismus (4.0).

2.10 Empfundene Veränderung in Bezug auf das chronologische Alter

> Ein grundlegendes Gefühl, als wäre man beträchtlich älter oder jünger als es dem tatsächlichen chronologischen Alter entspricht. Dieses Gefühl ist nicht eindeutig aus den sozialen Beziehungen oder Interaktionen heraus verständlich.

Beispiele

Er fühlt sich jünger, und schlagartig auch wie eine andere Person.

NB: Hier ist auch Identitätskonfusion zu werten (2.9).

> Während eines Gesprächs sagt sie, dass sie sich wie ein fünfjähriges Mädchen fühle. Beim nächsten Treffen wiederholt sie, dass sie sich wie ein kleines Mädchen fühlte.

2.11 Empfundene Veränderung in Bezug auf das Geschlecht

Subtyp 1

Gelegentliche Angst, homosexuell zu sein, oder dass andere einen für homosexuell halten könnten.

Subtyp 2

Ein Gefühl, als ob man dem anderen Geschlecht angehöre, bzw. eine Unklarheit des eigenen Geschlechts.

2.12 Verlust des »Common Sense«/Ratlosigkeit/Verlust der natürlichen Selbstverständlichkeit

> Es handelt sich um einen Verlust oder Mangel der automatischen, präreflexiven Sinnerfassung von alltäglichen Ereignissen, Situationen, Menschen oder Objekten.
> Es gibt unterschiedliche Bereiche, in denen sich dieses Merkmal manifestieren kann. Die Person kann unfähig sein, die Bedeutung alltäglicher Angelegenheiten und Situationen zu erfassen (z. B. denkt sie über die Farben von Verkehrsampeln nach). Mitunter versteht sie die (stillschweigenden) Regeln des menschlichen Benehmens oder der Interaktionen nicht, oder sie kann übermäßig fasziniert oder eingenommen sein von semantischen Fragen. Es fehlt die Natürlichkeit der Welt und der anderen Menschen, was gewöhnlich zu einer gewissen Hyperreflexivität führt. Dieses Symptom sollte *nicht* gewertet werden, wenn die Hauptveränderung eine paranoid bedrohliche Färbung der Welt umfasst (»Wahnstimmung«). Die Reaktion der Person besteht aus Ratlosigkeit, Neugier, Verwunderung, Verständnisversuchen (mittels Reflexion) oder Bewältigungsversuchen. Krankhafter Rationalismus und Geometrismus sind hinreichend, aber nicht notwendig, um dieses Symptom zu werten.

Begriffsklärung:

Krankhafter Rationalismus bezieht sich auf eine allgemeine Einstellung der Person, der menschliche Bewegungen, Angelegenheiten und Handlungen als von bestimmten Regeln, rigiden Prinzipien und Schemata geleitet betrachtet: »Ein Vater kauft seiner sterbenden Tochter einen Sarg als Geburtstagsgeschenk, weil der Sarg etwas ist, was sie brauchen wird« (Parnas und Bovet 1991).
Geometrismus: Eingenommensein von räumlichen Anordnungen, Symmetrien, mathematischen oder numerischen Aspekten der Welt; dies korrespondiert mit einer gewissen leblosrigiden Zwanghaftigkeit.
Überlappung von krankhaftem Rationalismus und Geometrismus. Beide stellen eine künstliche Starre gegenüber einer anpassungsfähigen, automatischen Dynamik des »Lebens« dar (Minkowski 1927).

Beispiele

> »All die existenziellen Gedanken haben mein mentales System völlig durcheinandergebracht. Ich verstehe das Leben nicht. Das ganze Bild des Lebens hat sich geändert. So viele Fragen, so wenig Erklärungen!! Warum leben wir?«
> Er sagt, dass »nichts relativ« sei in dem Sinn, dass er keine Verbindung zwischen den Dingen in der Welt finde.
> Sprache stellt für sie einen verwirrenden und riesigen See von fast unendlichen Variationen von Bedeutungen dar.
> Ein Patient begann die Bedeutung der gewöhnlichsten Wörter anzuzweifeln. Er kaufte ein Wörterbuch, um diese Bedeutungen von Grund auf zu lernen.
> Ein Patient dachte immer über die selbstverständlichen Eigenschaften der Welt nach: warum das Gras grün ist; warum die Verkehrsampeln drei Farben haben.
> »Warum haben wir zwei Augen?«

2.13 Angst

Subtyp 1

Panikattacken mit vegetativen Symptomen: Die Person erlebt Minuten bis Stunden andauernde schwere Angstanfälle, die von mindestens zwei der folgenden Symptome begleitet sind: Zittern, Luftnot, Herzklopfen, Schwindel, Hyperventilation und Todesangst. Sie können auch von der Angst sich aufzulösen oder verrückt zu werden begleitet sein, gefolgt von Derealisation oder Eigenbeziehungs-Erleben. Solche Attacken können in unspezifischer Weise durch externe Stimuli (z. B. Alleinsein) ausgelöst werden.

Subtyp 2

Psychisch-mentale Angst: ein streng mentales Empfinden von Angst und Anspannung, vielleicht begleitet von der Angst sich aufzulösen, jedoch *ohne* vegetative Symptome.

Subtyp 3

Phobische Angst: jede Angst, die durch spezifische Stimuli wie weite Plätze, Höhe, enge Räume oder bestimmte Tiere provoziert wird (ausgenommen soziale Reize).

Subtyp 4

Soziale Angst: Unsicherheit, die durch soziale Begegnungen, die Blicke anderer, engen physischen Kontakt, Feiern oder Menschenmengen provoziert wird (kann Eigenbeziehungen einschließen).

Subtyp 5

Diffuse, frei flottierende und durchgängige Angst: Angst, innere Anspannung oder unbeschreibbar unangenehme Stimmung, die nahezu konstant ist und durch eine Vielzahl von Stimuli provoziert wird oder ohne erkennbaren Grund entsteht. Sie macht das Leben und Beziehungen zu anderen zu einer nahezu unerträglichen und andauernd empfundenen Last oder zu einer Leidensquelle (▶ 2.14 Ontologische Angst).

Subtyp 6

Paranoide Angst: jede mit paranoiden Ideen verbundene Angst (ausgebeutet, schikaniert, manipuliert, nicht repektiert zu werden).
NB: Im Falle von Überlappungen sind alle relevanten Subtypen zu werten.

2.14 Ontologische Angst

> Ein durchgängiges Gefühl von Unsicherheit, Schwäche, Minderwertigkeit, Unentschlossenheit, niedrige Angsttoleranz, andauernde, geringgradige, frei flottierende (objektlose) Angst; oder ein subtiles, durchgängiges Gefühl, dass etwas Unheilvolles bevorstehe. Der Lebensstil einer Person mit ontologischer Unsicherheit ist eher mit *Selbsterhaltung* als mit *Selbstverwirklichung* befasst. Die Welt und die anderen werden nicht als unveränderliche, sichere, existenzielle Grundlage erlebt, sondern als rätselhaft, unzuverlässig oder bedrohlich. Die Person hat das durchgängige Empfinden, exponiert zu sein, und das Bedürfnis, sich zu schützen oder zu verstecken. Solche Gefühle ontologischer Unsicherheit sind fast immer mit einem Empfinden tief gestörter Identität, Ambivalenz, Verlust natürlicher Selbstverständlichkeit oder Hyperreflexivität verbunden.

NB: Dieses Merkmal sollte sehr zurückhaltend gewertet werden. Es kann in der Regel nur auf der Basis eines Interviews entdeckt werden, das Informationen über das soziale, interpersonelle, bildungsmäßige und berufliche Funktionsniveau, Interessen und Motivationen sowie die Exploration subjektiven Erlebens einschließt. Daher sollte das Symptom nur in Ergänzung zur Angst (2.13.1; 2.13.2) oder zur diffusen, frei flottierenden und durchgängigen Angst (2.13.5) gewertet werden. Es soll gleichzeitig mindestens eines der folgenden Items vorhanden sein: Ambivalenz (1.9), verringertes Empfinden des basalen Selbst (2.1), verzerrte 1.-Person-Perspektive (2.2), Depersonalisation (2.3), Derealisation (2.5), Hyperreflexivität (2.6) oder Ratlosigkeit (2.12).

2.15 Verringerte Transparenz des Bewusstseins

> Ein andauerndes oder wiederkehrendes Gefühl, nicht ganz aufmerksam, nicht ganz wach, nicht bei vollem Bewusstsein zu sein, als gäbe es einen Mangel an Klarheit, ein inneres Hindernis, oder ein Gefühl von innerem Druck, Blockade, Opazität. Die Bewusstseinsakte oder *die Weise, bewusst zu sein,* selbst erscheinen irgendwie als eigentümlich verblasst, verringert oder ineffizient.
>
> Wenn die Person über einen global unangenehmen, jedoch nicht weiter beschreibbaren, durchgängigen mentalen Zustand klagt, oder über ein allgemeines Belastungs-, Druck-, Blockadegefühl o. ä. mit Lokalisation im Kopf, Geist oder Gehirn, dann sollte verringerte Transparenz gewertet werden, aber nur wenn die Beschwerden *nicht* durch begleitendes Gedankendrängen (1.3) verursacht werden. Ein verringertes Transparenzerleben sollte *nicht* gewertet werden, wenn es sekundär auftritt, z. B. verbunden mit Gedankendrängen, halluzinatorischen Zuständen, mentaler Erschöpfung, klinischer Depression, saisonaler affektiver Störung, hirnorganischer Störung (z. B. Epilepsie) oder Drogenkonsum.

NB: Klarheit wird hier *nicht* wie bei deliranten Zuständen verwendet, in denen von fehlender Bewusstseinsklarheit gesprochen wird. Verringerte Transparenz ist sehr schwer im Interview festzustellen; sie wird häufig von anderen Selbststörungen begleitet.

Beispiele

»Mein Gefühl des Bewusstseins ist zersplittert.«
»Es ist eine kontinuierliche allgemeine Blockade, eine Anspannung.«
»Ich fühle mich ständig halb wach.«
»Ich habe ständig das Gefühl, nicht genügend geschlafen zu haben.«
»Ich habe kein Selbstbewusstsein.«
»Häufig habe ich ein seltsam nebliges Gefühl in meinem Kopf.«

Typische Vignette 1: »Ich habe das Gefühl, als ob mein Gehirn schrumpft.« (Frage: Wie? Beschreiben Sie dies bitte!) »Es ist wie ein konstanter Druck in meinem Kopf, als wäre drinnen etwas falsch, manchmal auch wie ein Ring oder ein Riemen um meinen Kopf. Es hindert mich daran, zu denken und richtig zu sehen.«

Typische Vignette 2: Ein Patient berichtet, dass er häufig durch einen »Schwindel« beeinträchtigt wird, d. h., dass er »nur unvollständig in Kontakt mit der Welt ist, nur 60–70 %. Es ist, als gäbe es kein Loch (keine Öffnung) zur Welt. Es fehlt die Transparenz zwischen mir und der Welt.« Er betont: »*Es hat nichts mit Wahrnehmung, sinnlichen Eindrücken oder den Sinnen zu tun.*«

NB: In diesem Fall sollte verringerte Präsenz, Subtyp 2, »Glaskasten« (2.4.2) gewertet werden, jedoch auch verringerte Transparenz, weil das Erleben des Patienten offenbar eine verringerte Transparenz des Bewusstseins als Medium des Erlebens einschließt (z. B. durch sein Insistieren auf der Tatsache, dass das Problem nicht in sensorischen Prozessen oder in der Wahrnehmung verortet sei).

2.16 Verminderte Initiative (A.4)

> Ein durchgängiges Gefühl, dass jede Aktivität Anstrengung erfordert; Schwierigkeit, Handlungen zu initiieren. Es ist also nicht ausreichend, dieses Item auf der Basis von Inaktivität oder Apathie zu werten. Die Person muss ihre Unfähigkeit beschreiben, Handlungen zu beginnen (z. B. sitzt sie drei Stunden, um sich auf den Gang zur Post vorzubereiten).

Ausschlusskriterien: wie bei der verringerten Vitalität (2.18).

2.17 Hypohedonie

> Hedonie bezieht sich auf die Fähigkeit zur Lustempfindung. Es handelt sich um das durchgängige oder wiederkehrende verringerte Vermögen, in Verbindung mit der unmittelbar umgebenden »physisch« sinnlichen oder intellektuellen Stimulation Lust zu erleben (d. h. soziale Anhedonie wird anderswo gewertet (2.4)).

NB: Im Gegensatz zur oben beschriebenen verringerten Präsenz (2.4) werden hier Selbstgefühle behandelt, die entweder mit umschriebenen körperlichen oder mentalen Zuständen in Verbindung mit direkter, umschriebener Umweltstimulation assoziiert sind (z. B. verringerter Genuss beim Essen, beim Nehmen eines heißen Bades oder in der Sexualität), oder in Verbindung mit früher lustvollen physischen oder intellektuellen Aktivitäten (z. B. Sport oder Bücherlesen). Diese Definition folgt der gegenwärtigen psychiatrischen Standarddefinition. Es ist jedoch zweifelhaft, ob Hypohedonie jemals einzeln, als ein vollständig isoliertes Phänomen auftritt, z. B. ohne Bezug zu verminderter Vitalität (2.18), verringerter Präsenz (2.4) oder verzerrter 1.-Person-Perspektive (2.2). Im Falle einer Überlappung sollten alle relevanten Items gewertet werden.

Beispiele

»Ich habe alle Lust verloren. Früher liebte ich es zu joggen; jetzt bin ich überhaupt nicht mehr daran interessiert.«
»Ich bin unfähig, Lust zu erleben. Nichts gibt mir einen Kick.«

2.18 Verminderte Vitalität (A.3.1)

> Ein durchgängiges oder häufig wiederkehrendes Gefühl einer unerklärlichen geistigen oder physischen Erschöpfung, einer Dämpfung der unmittelbaren Lebendigkeit, mit verringerter Energie, Spontaneität, »Elan«.

Subtyp 1

Verminderte Vitalität als *state* tritt auf bei Exazerbationen, die durch andere gleichzeitige Symptome wie Apathie, Inaktivität, Im-Bett-Bleiben und anderen Symptomen wie Grübeln oder dem Gefühl körperlicher Veränderungen gekennzeichnet sind.

Subtyp 2

Verminderte Vitalität als *trait* tritt mehr oder weniger durchgängig oder als ein häufig wiederkehrendes und *relativ isoliertes Merkmal* auf.

Ausschlusskriterien

Diese Phänomene sollten nicht gewertet werden, wenn sie durch andere, eher primäre oder umfassende Störungen wie Gedankendrängen (1.3), hyperreflexives Grübeln (1.6), klinische Depressionen (die eine Melancholie und eine erfolgreich mit Antidepressiva behandelte Major Depression einschließen), hirnorganische Störungen oder pharmakologische Nebenwirkungen erklärbar sind.

Verblasste oder fehlende intentionale Gefühle (Apathie; z. B. spezifisch auf jemanden wie die Familie oder die Kinder gerichtete Gefühle) werden oben als verringerte Präsenz (2.4) gewertet. Im Zweifelsfall sind beide zu werten.

Beispiele

»Ich habe keine Energie, kein inneres Feuer.«
»Ich fühle mich total leer.«
»Ich fühle mich ständig müde und erschöpft; ich suchte einen Arzt auf, der jedoch nichts körperlich Krankhaftes finden konnte.«
»Ich habe jede Art von Verlangen verloren. Ich habe keinen Kontakt zu mir, ich fühle mich wie ein Zombie.«
»Ich habe meine Gefühle verloren; dies macht mich fast zu einer anderen Person.«

3 Leiberleben

Allgemeine Beschreibung der Domäne: Ein normales Empfinden von psychophysischer Einheit und Kohärenz; ein normales Wechselspiel oder eine Oszillation zwischen dem »von innen gelebten« Leib als Subjekt bzw. Seele (nicht-räumlicher, spiritueller »Leib«) und dem Körper als Objekt (räumlicher und physischer »Körper«). Mit anderen Worten, unser leibliches Erleben ist weder das eines Objektes noch das eines reinen Subjektes, sondern beides zugleich.

3.1 Morphologische Veränderung (D.9)

> Gewöhnlich anfallsartige Empfindungen (»als ob.«) oder Wahrnehmungen einer Verkleinerung oder Verengung einzelner Körperteile, bzw. Erlebnisse, in denen Körperteile oder der gesamte Körper dünner oder kürzer werden, sich zusammenziehen, sich ausdehnen, niedergedrückt oder verkleinert werden.

Subtyp 1

Anfallsartig auftretende Empfindungen, die den ganzen Körper oder Körperteile betreffen.

Subtyp 2

Die Person nimmt eine morphologische Veränderung in ihrem Körper wahr: z. B. sieht sie ihre Hände vergrößert (Illusionen von Veränderung).

3.2 Spiegelbezogene Phänomene (C.2.3.6)

> Zu dieser Gruppe von Phänomenen gehören ein außergewöhnlich häufiges *und* intensives Anschauen im Spiegel, oder aber das Vermeiden seines Spiegelbildes, oder bei nur gelegentlichem Schauen in den Spiegel die Wahrnehmung einer Veränderung des Gesichts.
>
> Die Personen nehmen entweder Veränderungen ihres Gesichtes wahr oder sie suchen nach solchen Veränderungen, indem sie sich häufig und/oder intensiv im Spiegel betrachten. Sie können durch das, was sie sehen, überrascht oder geängstigt werden und sogar dazu neigen, aus diesem Grund Spiegel zu meiden. Manchmal schauen sie in den Spiegel, um sich ihrer eigenen Existenz zu versichern. Sie können auch Fotos von sich ansehen, um etwas über ihre eigene Identität herauszufinden.

NB: In diesem Fall sollte auch verringertes basales Selbsterleben (2.1) gewertet werden.

Subtyp 1

Die Person *sucht* nur nach Veränderungen oder schaut häufig aus unspezifischem Grund in den Spiegel, ohne dass eine bestimmte Wahrnehmung einer Veränderung auftritt.

Subtyp 2

Die Person *nimmt* ihr eigenes Gesicht als irgendwie verändert oder verformt *wahr*.

Subtyp 3

Sonstige Phänomene, die zu dieser Kategorie gehören (z. B. sich auf diese Weise seiner Existenz vergewissern).

Beispiele

Zu Subtyp 1

> In der letzten Zeit hat sie sich irgendwie fremd gefühlt, nicht richtig sie selbst, vielleicht geistesabwesend. Gestern musste sie in den Spiegel schauen, um zu kontrollieren, ob ihr Gesicht sich verändert habe.

NB: Hier sollte auch psychische Depersonalisation (2.3) bewertet werden.

Zu Subtyp 2

> Sie hatte das Erleben, dass ihr Gesicht hexenartig aussah, und wollte sich deshalb ungern im Spiegel sehen.
> Sie sah, dass sich ihre Halsmuskeln merkwürdig hervorwölbten.
> Als sie sich im Spiegel anschaute, fokussierte sie sich auf das Auge, das sie plötzlich als einen Ball in ihrem Kopf wahrnahm. Es war »surrealistisch«, und sie hatte das Gefühl, dass sich ihr Gesicht verändert hatte.

3.3 Somatische Depersonalisation (Leibliche Entfremdung) (D.1.1)

Der Körper oder einige Körperteile werden als merkwürdig, fremd, leblos, isoliert, voneinander getrennt, disloziert oder als nicht existent wahrgenommen.

Beispiele

> »Wenn ich auf den unteren Teil meines Körpers schaue, fühlt er sich im Vergleich zum Rest des Körpers fortwährend verdreht und nach links verschoben an.«
> »Ich habe das Gefühl, dass meine Unterarme links und rechts die Plätze getauscht haben.«
> »Ich habe das komische Gefühl, dass der Körper jemand anderem gehört.«
> Es ist, als ob sein Körper fremd wäre. Er weiß zwar, dass es sein Körper ist, aber er fühlt sich an, »als ob er nicht zusammenhängt«, »als ob sein Kopf nur am Körper festgemacht ist«.
> Sie empfindet sich immer selbstentfremdet, »als ob es einen kleinen Mann im Kopf gibt, der diesen großen Roboter steuert«. Manchmal sieht sie ihre Arme und Hände an und hat das Gefühl, dass es nicht ihre eigenen sind.

NB: Im Gegensatz zu den morphologischen Veränderungen (3.4), bei denen Gefühle oder Illusionen einer *spezifischen* morphologischen Veränderung auftreten, befassen wir uns hier mit globalen, diffusen Erlebnissen. Es gibt Fälle, in denen die somatische Depersonalisation (3.3) und morphologische Veränderungen (3.1) nicht eindeutig voneinander unterscheidbar sind. In diesem Fall sollten beide Items gewertet werden.

3.4 Psychophysische Fehlpassung und psychophysische Spaltung

> Der Körper fühlt sich an, als ob er nicht richtig passte, als wäre er zu klein, zu groß, oder anderweitig unangenehm bzw. irgendwie verändert. Damit ist oft, aber nicht immer, das Gefühl verbunden, dass Geist und Körper nicht zueinander passen oder gehören, als wären sie irgendwie voneinander getrennt oder unabhängig.

NB: Eine Abneigung gegen spezifische oder konkrete Aspekte des eigenen Aussehens (z. B. Gewicht oder Größe) hier nicht bewerten.

Beispiele

> Ihm fehlt eine »gesunde Selbstakzeptanz« seines Körpers, es ist schwierig für ihn, »seinen Körper ohne Minderwertigkeitsgefühle und Scham zu besitzen oder zu versorgen«. Es ist schwierig für ihn, »einfach in seinem Körper zu sein«.
> Es fällt ihr schwer zu realisieren, dass sie in ihrem Körper ist, und sie mag denken: »Es ist merkwürdig, dass ich hier bin«.
> Er spricht von »einem Mangel an Kohärenz« oder einer Spaltung zwischen seinem physischen, für andere sichtbaren Anteil und sich selbst, d. h. allem, was in seinem Geist geschieht. Er empfindet seinen Körper als geteilten Besitz, etwas Anonymes, von ihm Entferntes.

3.5 Leibliche Desintegration

> Ein Gefühl von körperlicher Desintegration oder Auflösung, als ob man auseinanderfällt, körperlich zerfällt oder verschwindet.

NB: Dieses Erleben kann mit Störungen der Demarkation verbunden sein, ist jedoch aus interview-praktischen Gründen hier untergebracht.

3.6 Verräumlichung von Leiberlebnissen

> Übermächtiges Erleben des Körpers oder seiner Teile als physische Objekte (physisch/räumlich), auf Kosten der geistig erlebten, nicht-räumlichen, gelebten Leiberlebnisse.
>
> Die Person mag hier eine Art außergewöhnlichen introspektiven Zugang zu normalerweise stummen Körperteilen oder physiologischen Prozessen erleben (z. B. *spürt* die Person ihre inneren Organe oder physiologischen Prozesse).

Beispiele

Ihre Gebärmutter fühlt sich an, als ob sie nicht ihre eigene wäre, als ob sie irgendwie abgelöst wäre.

NB: Hier auch somatische Depersonalisation (2.8) werten.

»Ich spüre, wie das Blut unter meiner Haut braust.«

3.7 Coenästhetische Erlebnisse (D.1; 3–9; 11–14)

> Ungewöhnliche Leibempfindungen von Taubheit und Steifheit: ein pelziges oder taubes Gefühl (z. B. in den Händen, Füßen oder anderen Körperteilen);
> Ungewöhnliche körperliche Schmerzsensationen in einem bestimmten Gebiet, die mit prämorbid bekannten Schmerzen nicht vergleichbar, sondern völlig verschieden sind;
> Wandersensationen, die durch den Körper ziehen;
> Elektrische Leibempfindungen, Gefühle, elektrisiert zu werden;
> Thermische Empfindungen (Gefühle von Wärme und Kälte);
> Leibempfindungen von Bewegung, Ziehen oder Druck im Inneren des Körpers oder an seiner Oberfläche;
> Empfindungen von ungewöhnlicher Schwere, Leichtigkeit oder Leere, des Fallens oder Sinkens, der Levitation (Schweben) oder Elevation (Hebung), den ganzen Körper oder nur Teile betreffend;
> Vestibuläre Empfindungen;
> Durch Sinnes- oder taktile Reize hervorgerufene Missempfindungen und Unannehmlichkeiten, z. B. durch einen akustischen Reiz hervorgerufene Schmerzen. Eine Berührung, die sich unangenehm und schmerzhaft anfühlt;
> Dysästhetische Krisen: anfallsartige, Sekunden bis Minuten andauernde Zustände, in denen gestörte Körpersensationen, zentralnervös-vegetative Störungen und Todesfurcht vorkommen.

3.8 Bewegungsstörungen

Subtyp 1

Pseudobewegungen des Körpers (D.10): Die Person erlebt Pseudobewegungen des Körpers oder seiner Teile, z. B. der Gliedmaßen (nicht zu verwechseln mit motorischer Interferenz, bei der tatsächliche Bewegungen auftreten).

Beispiel

Ein Gefühl, als wenn der Körper schaukelt oder das Bein zuckt.

Subtyp 2

Motorische Interferenz (C.3.1): motorische oder verbale Entgleisungen, die ohne oder gegen die Intention der Person auftreten und typischerweise die intendierte motorische Handlung oder Sprache stören. Solche Entgleisungen sind Teil des normalerweise beabsichtigten Verhaltens (pseudospontane Bewegungen, z. B. Blickkrämpfe, stereotype Bewegungen, Automatose-Syndrom) und werden von der Person nicht als gemacht oder durch externe Kräfte beeinflusst erlebt.

Subtyp 3

Bewegungsblockaden (C.3.2): Anfallsartig auftretende Behinderung oder komplette Blockade von beabsichtigten motorischen Handlungen. Komplette Blockaden (»Bannungszustände«) können plötzlich, attacken- oder anfallsartig, auftreten und rasch verschwinden. Die Person ist bei vollem Bewusstsein, jedoch außerstande sich zu bewegen oder zu sprechen. Diese Blockaden können als Gegenstück des Automatose-Syndroms (C.3.1) betrachtet werden.

Subtyp 4

Empfindung motorischer Lähmung (D.2): ein plötzliches Gefühl von Schwäche oder Lähmung der Arme und Beine auf einer Seite oder auf beiden Seiten des Körpers. Diese »Lähmungs-Empfindungen« können zum Hinken oder Entgleiten von Gegenständen aus der Hand führen, bzw. zu einer Unfähigkeit, Werkzeuge festzuhalten, sodass die Arbeit unterbrochen werden muss.

Neben den Varianten von kurzer Dauer kommen auch lang anhaltende Lähmungserscheinungen vor (bis zu mehreren Wochen andauernd).

Subtyp 5

Desautomatisierung von Bewegung (C.3.3): Einfache alltägliche, gewohnte Handlungen (z. B. sich anziehen, sich waschen, sich rasieren, sich die Haare kämmen), die in der Vergangenheit mehr oder weniger automatisch ausgeführt worden sind, können nicht mehr oder nur unter großer willentlicher Anstrengung ausgeführt werden. Sie benötigen mehr Zeit und müssen mit maximaler und bewusster Aufmerksamkeit ausgeführt werden.

Die teilweise automatisierten Verrichtungen (z. B. Fahrrad fahren, Stricken oder die Küchenarbeit) sind auch gestört. Handlungsroutinen, die vorher mühelos verfügbar waren, sind mehr oder weniger komplett verlorengegangen.

3.9 Mimetisches Erleben (Resonanz zwischen der eigenen Bewegung und den Bewegungen anderer) (C.2.3.7)

> Die Person erlebt Pseudobewegungen von wahrgenommenen Objekten und Menschen, besonders wenn sie selbst in Bewegung ist. Deshalb wird sie häufig Bewegungen zu vermeiden suchen. Entweder bewegt sich die Person oder das Objekt/der Mensch zuerst, oder es bewegen sich beide gleichzeitig, sodass die Person das Gefühl hat, als ob es eine eigenartige Verbindung zwischen den beiden gebe.

NB: Mimetisches Erleben ist mit der solipsistischen Erfahrung (Domäne 5) verwandt, wird jedoch aus interview-praktischen Gründen hier untergebracht, mit dem Fokus auf dem Körper und der Bewegung.

4 Demarkation/Transitivismus

Allgemeine Beschreibung der Domäne: Verlust oder Durchlässigkeit der Grenze zwischen Selbst und Umwelt. Diese Störungen sind eng mit den Störungen des Selbstgewahrseins und der Präsenz verbunden, werden hier jedoch wegen ihrer ausgeprägteren Symptomatik gesondert aufgelistet.

4.1 Verschmelzung mit dem anderen

> Die Person erlebt sich und ihren Gesprächspartner als vermischt oder gegenseitig durchdrungen, in dem Sinn, dass sie das Gefühl dafür verliert, welche Gedanken, Gefühle oder Ausdrücke vom wem herrühren. Sie mag es beschreiben als ein Gefühl des Durchzogen- oder Durchdrungen-Werdens, in einer unspezifischen, jedoch unangenehmen oder angstauslösenden Weise. Ist letzteres in hohem Maße erfüllt, auch 4.3, Subtyp 1, werten.

4.2 Verschmelzung mit dem eigenen Spiegelbild

Ein Gefühl der Unsicherheit darüber, wer wer ist, oder wer wo ist, wenn die Person sich im Spiegel oder anderen spiegelnden Flächen (z. B. in Schaufensterscheiben) sieht, oder Porträtfotos und Gemälde ansieht.

4.3 Bedrohlicher Körperkontakt

Subtyp 1

Ein Gefühl von extremer Angst oder Unbehagen, wenn man sich nahe bei jemandem befindet oder wenn man (auch durch eine nahestehende Person) berührt bzw. umarmt wird. Körperlicher Kontakt wird als autonomie- und existenzbedrohend erlebt. Geschlechtsverkehr kann unerträglich sein.

NB: Dieses Symptom nicht werten, wenn es offenbar durch eine paranoide, argwöhnische Haltung verursacht ist.

Subtyp 2

Ein Gefühl des persönlichen Verschwindens, der Vernichtung, oder das Gefühl zu existieren aufzuhören, wenn man einem engen Kontakt zu jemandem ausgesetzt ist, z. B. beim Geschlechtsverkehr.

4.4 Beeinflussungsstimmung

Ein diffuses Gefühl oder eine Stimmung, sich irgendwie in einer passiven, gefährlich ausgelieferten Position zu befinden, der Welt ausgeliefert, auf eine unspezifische, nicht konkrete Weise. Es ist eine Art Belastung durch etwas Negatives, das vielleicht unmittelbar bevorsteht, ohne irgendeine thematische Spezifikation (Überlappung mit der Wahnstimmung). Das Selbsterleben als ein willenshaftes, autonomes Subjekt ist reduziert, weshalb manchmal auch die verzerrte 1.-Person-Perspektive (2.2) gewertet werden muss. Die Person hat keine konkreten Erlebnisse oder wahnhaften Ideen bezüglich äußerer Einflüsse, fühlt sich jedoch irgendwie durch die äußere Welt unter Druck gesetzt.

4.5 Andere transitivistische Phänomene

Andere Gefühle einer mangelhaften körperlichen Abgrenzung (auch gegenüber unbelebten Objekten); ein durchgängiges Gefühl, irgendwie »zu offen oder zu transparent« zu sein, eine außergewöhnlich »dünne Haut« zu haben

> oder keine Grenze zu besitzen; oder ein Zustand, in welchem sich die Person übermäßig mit den genauen Mechanismen der Beziehungen und Einflüsse zwischen Selbst und Welt bzw. Selbst und anderen beschäftigt. Oder sie verfügt über eine besondere »Extra-Schicht«, die ihre körperliche Oberfläche abdeckt.
> Auch die verschiedenen Arten einer gesteigerten Wahrnehmung, bei denen die Person über eine unzureichende Abgrenzung gegen sinnliche (hauptsächlich optische) Reize klagt, sollten hier gewertet werden.

5 Existenzielle Reorientierung

Allgemeine Beschreibung der Domäne: Betroffene erfahren eine fundamentale Umorientierung in Bezug auf ihre allgemeine metaphysische Weltanschauung und/oder ihre Werte-Hierarchie, ihre Projekte und Interessen. Im Grunde werden die Erfahrungen des veränderten Selbstgewahrseins hier ausgeführt und existenziell ausgedrückt.

Solipsismus-ähnliche Erfahrungen (Items 5.1–5.6)

Die Person fühlt sich irgendwie als ein *einzigartiges* (wörtlich oder im Sinne von Zentralität) Subjekt in der Welt. Sie kann eine flüchtige Empfindung von außergewöhnlichen Fähigkeiten oder Kräften haben (als ob sie eine Schöpferin wäre); sie kann die äußere Welt als das Produkt ihrer Einbildung erfahren (die Welt wird bewusstseinsabhängig); oder die Person fühlt einen erlebten Zugang zu den konstitutiven Fähigkeiten ihres eigenen Geistes (einen erlebten Zugang zu ihrem »kognitiven Unbewussten«).

5.1 Primäre eigenbezügliche Phänomene (C.1.17)

> Die Person spürt eine unmittelbare Beziehung zwischen sich und äußeren Ereignissen oder anderen Menschen, eine Beziehung, die *nicht* durch eine vorbestehende paranoide Haltung, durch Insuffizienzgefühle, vorangegangene Panikattacken oder depressive Schuld zu erklären oder vermittelt ist. Mit anderen Worten haben wir es hier mit *primären eigenbezüglichen Phänomenen zu tun, die nicht weiter psychologisch reduziert* (z. B. im Sinne anderer Mechanismen erklärt) *werden können*.

Beispiele

> Auf einer Party erschien es ihm, als ob alles von ihm herstamme oder von ihm abhängig sei.

Als sie eine Gruppe Passagiere aus dem Bus steigen sah, hatte sie das Gefühl, dass sie eine Art Parodie ihres gegenwärtigen Zustands aufführten.

Als er eine Tasse Kaffee trank, dachte er, dass die Wolken einem Mann glichen, der eine Tasse Kaffee trank.

5.2 Empfinden von Zentralität

Ein flüchtiges Gefühl, als ob man Zentrum des Universums wäre.

Beispiel

Ein ehemaliger Arzt erinnerte sich, dass er bei der Arbeit in einem kleinen Landeskrankenhaus manchmal die vorübergehende »als-ob«-Empfindung hatte, als wäre er der einzige echte Arzt in der ganzen Welt, und als hänge das Schicksal der Menschheit von ihm ab.

5.3 Gefühl, als sei das Erfahrungsfeld des Subjekts die einzige vorhandene Realität

Beispiel

Ein Patient hat manchmal ein flüchtiges Gefühl, als ob nur die Gegenstände in seinem Gesichtsfeld existierten. Andere Menschen und Orte schienen nicht zu existieren. Er betrachtete dies sofort als Unsinn.

5.4 »Als-ob«-Gefühle. von außergewöhnlicher kreativer Kraft, außergewöhnlicher Einsicht in verborgene Dimensionen der Realität oder außergewöhnliche Einsicht in den eigenen Geist oder den Geist anderer.

Beispiel[16]

Er habe ein weiteres Bewusstsein als andere Menschen, sodass er sich extrem gut in sie einfühlen und telepathisch mit ihnen Kontakt aufnehmen könne. Dadurch habe er auch ihre Zukunft voraussagen können, z. B. was sie als Nächstes tun würden.

5.5 »Als-ob«-Gefühl, dass die erfahrene Welt nicht wirklich real sei oder existiere, sondern nur scheinbar, illusionär oder täuschend sei.

Beispiele

Er erlebt andere Menschen als Roboter und alles als einen großen Topf von Molekülen; dann beginnt er darüber nachzudenken, ob die Welt real ist.

Als Kind erlebte sie, dass »die ganze Welt nur für sie aufgebaut war«, wie eine Szene.

---

16 Ergänzt von T. Fuchs (eig. Praxis).

5.6 Magische Ideen (z. B. Ideen, die eine nicht-physikalische Kausalität implizieren), verknüpft mit der Erfahrungsweise des Subjekts (5.1–5.5)

Beispiel

> Er hatte den Eindruck, als ob er das Wetter kontrollieren könnte, weil es sich mit seiner Stimmung zusammen wandelte.

5.7 Existenzielle oder intellektuelle Veränderung

> Neue oder ungewöhnliche Beschäftigung mit existenziellen, metaphysischen, religiösen, philosophischen oder psychologischen Themen. Nicht werten im Falle von Hypomanie oder manischen Zuständen.
>
> Oft berichtete Themen: übernatürliche Phänomene; Religion (insbesondere östliche); mystische Erfahrungen; Philosophie; transzendentale Themen; Meditation; Psychologie; alte Rituale; Symbole; Reinkarnation; das künftige Leben; der Kampf zwischen Gut und Böse; universeller Friede und Verständnis; der Sinn des Lebens; das Schicksal der Menschheit; Erlösung; alternative Zugänge zur Wissenschaft; verwandte Ideen zu Gesundheit und Ernährung.

Beispiele

> »Neue Ideen und Interessen fesselten mich und beherrschten allmählich mein Leben und Denken; sie hinterließen Spuren auf meinem gesamten Leben.«
> Äußerst eingenommen von Gedanken darüber, wie man gut genug sein könne.
> Musste alles, woran er dachte, neu definieren und analysieren.
> Brauchte neue Konzepte für die Welt und die menschliche Existenz.

5.8 Solipsistische Grandiosität

> Die Person zeigt in Sprache oder Verhalten eine gewisse Überlegenheit über ihre Mitmenschen, typischerweise verknüpft mit dem Gefühl, außergewöhnliche Einsichten und Fähigkeiten zu besitzen (5.4). Andere Leute werden für unwissende Idioten gehalten, die nur materiellen (oberflächlichen) Daseins-Aspekten nachjagen. Diese Einstellung hat oft eine etwas manieristische Note.

Literatur

Gross G, Huber G, Klosterkötter J, Linz M (1987) Bonner Skala für die Beurteilung von Basissymptomen. Berlin: Springer.

Handest P, Parnas J (2005) Clinical characteristics of 50 first-admitted ICD-10 schizotypal patients. Br J Psychiatry 187 (suppl): 49–54

Matthysse S, Holzman PS, Gusella JF, Levy DL, Harte CB, Jørgensen Å, Møller L, Parnas J (2004) Linkage of eye movement dysfunction to chromosome 6p in schizophrenia: additional evidence. Am J Med Genet B Neuropsychiatr Genet 128: 30–36.

Matussek P (1952) Untersuchungen über die Wahnwahrnehmung. I. Mitteilung. Veränderungen der Wahrnehmungswelt bei beginnendem, primären Wahn. Arch Psychiatr Nervenkr 189: 279–319.

Merleau-Ponty M (1966) Phänomenologie der Wahrnehmung (übers. v. R. Boehm). Berlin: De Gruyter.

Minkowski E (1927) La schizophrénie. Paris: Payot.

Møller P, Husby R (2000) The initial prodrome in schizophrenia: searching for naturalistic core dimensions of experience and behavior. Schizophr Bull 26: 217–232.

Nordgaard J, Nilsson LS, Sæbye D, Parnas J (2018). Self-disorders in schizophrenia-spectrum disorders: a 5-year follow-up study. Eur Arch Psychiatry Clin Neurosci 268 (7): 713–718.

Parnas J, Bovet P (1991) Autism in schizophrenia revisited. Compr Psychiatry 32: 1–15.

Parnas J, Cannon T, Jacobsen B, Schulsinger H, Schulsinger F, Mednick SA (1993) Lifetime DSM-IIIR diagnostic outcomes in offspring of schizophrenic mothers: the results from the Copenhagen High Risk Study. Arch Gen Psychiatry 50: 707–714.

Parnas J, Handest P (2003) Phenomenology of anomalous self-experience in early schizophrenia. Compr Psychiatry 44: 121-134.

Parnas J, Handest P, Jansson L, Sæbye D (2005a) Anomalous subjective experience among first-admitted schizophrenia spectrum patiens: empirical investigation. Psychopathology 38(5): 259–267.

Parnas J, Handest P, Sæbye D, Jansson L (2003) Anomalies of subjective self-experience in schizophrenia and psychotic bipolar illness. Acta Psychiatr Scand 108: 126–133.

Parnas J, Jansson L, Sass LA, Handest P (1998) Self-experience in the prodromal phases of schizophrenia: a pilot study of first admissions. Neurol Psychiatry Brain Res 6: 107–116.

Parnas J, Møller P, Kircher T, Thalbitzer J, Jansson L, Handest P, Zahavi D (2005b) EASE: Examination of anomalous self-experience. Psychopathology 38(5): 236–258.

Parnas J, Zahavi D (2002) The role of phenomenology in psychiatric classification and diagnosis. In: Maj M, Gaebel W, Lopez-Ibor JJ, Satorious N (Hrsg.) Psychiatric Diagnosis and Classification. World Psychiatric Association's Series on Evidence and Experience in Psychiatry. Chichester: Wiley. S. 137–162.

Sass LA, Parnas J (2003) Self, consciousness, and schizophrenia. Schizophr Bull 29: 427–444.

3.4 EASE Itemliste und Ratingbogen

Übersetzt aus dem Englischen und angepasst durch Lily Martin und Thomas Fuchs

Rating 1: 0 = nicht vorhanden, 1 = fraglich vorhanden, 2 = vorhanden
Rating 2: 1 = leicht, 2 = mittel, 3 = schwer

Datum: ____/____/____ Rater: _____ Prob. Code: _____

		Rating 1	Rating 2
1	**Kognition und Bewusstseinsstrom**		
1.1	Gedankeninterferenz		
1.2	Gedankenenteignung/Verlust der Gedanken-Ipseität		
1.3	Gedankendrängen		
1.4	Gedankensperrung		
	Subtyp 1: Blockade		
	Subtyp 2: Verblassen		
	Subtyp 3: Kombination mit Gedankeninterferenz		
1.5	Stilles Gedankenecho		
1.6	Grübeln – Zwangsgedanken		
	Subtyp 1: Reines Grübeln		
	Subtyp 2: Sekundäres Grübeln		
	Subtyp 3: Echte Zwangsgedanken: ich-dyston		
	Subtyp 4: Pseudo-Zwangsgedanken: ich-synton		
	Subtyp 5: Rituale/Zwangshandlungen		
1.7	Perzeptualisierung innerer Rede/Ged. (Gedankenlautwerden)		
	Subtyp 1: Innerlich		
	Subtyp 2: Äquivalente		
	Subtyp 3: Innerlich wie beim Symptom 1. Ranges		
	Subtyp 4: Äußerlich		
1.8	Verräumlichung der Erfahrung		
1.9	Ambivalenz		

		Rating 1	Rating 2
1.10	Unfähigkeit zur Unterscheidung von Modalitäten der Intentionalität		
1.11	Störung der Initiative oder Intentionalität des Denkens		
1.12	Aufmerksamkeitsstörungen		
	Subtyp 1: Fesselung durch Details		
	Subtyp 2: Unfähigkeit, die Aufmerksamkeit zu teilen		
1.13	Störung des Kurzzeitgedächtnisses		
1.14	Störung des Zeiterlebens		
	Subtyp 1: Störung im subjektiven Zeiterleben		
	Subtyp 2: Störung der existenziellen Zeit (Zeitlichkeit)		
1.15	Diskontinuierliches Bewusstsein des eigenen Handelns		
1.16	Missverhältnis zwischen Ausdruck und Ausgedrücktem		
1.17	Störung der expressiven Sprachfunktion		
	Summe		
2	**Selbstgewahrsein und Präsenz**		
2.1	Vermindertes basales Selbsterleben		
	Subtyp 1: Früh im Leben		
	Subtyp 2: Seit Adoleszenz		
2.2	Verzerrte Erste-Person-Perspektive		
	Subtyp 1: Meinhaftigkeit, Subjektivität		
	Subtyp 2: Erlebte Distanz		
	Subtyp 3: Verräumlichung des Selbst		
2.3	Psychische Depersonalisation (Selbstentfremdung)		
	Subtyp 1: Melancholiforme Depersonalisation (state)		
	Subtyp 2: Unspezifische Depersonalisation		
2.4	Verringerte Präsenz		
	Subtyp 1: Nicht affiziert sein		
	Subtyp 2: Distanz zur Welt		
	Subtyp 3: Wie Subtyp 2 plus Derealisation		
2.5	Derealisation		
	Subtyp 1: Fluide globale Derealisation		

3 EASE – Examination of Anomalous Self Experience

		Rating 1	Rating 2
	Subtyp 2: Intrusive Derealisation		
2.6	Hyperreflexivität, vermehrte Reflexivität		
2.7	Ich-Spaltung		
	Subtyp 1: Ich-Spaltung vermutet		
	Subtyp 2: »Als ob«-Erleben		
	Subtyp 3: Konkretes verräumlichtes Erleben		
	Subtyp 4: Wahnhafte Ausgestaltung		
2.8	Dissoziative Depersonalisation		
	Subtyp 1: »Als ob«-Phänomen		
	Subtyp 2: Dissoziative visuelle Halluzination		
2.9	Identitätskonfusion		
2.10	Empfundene Veränderung in Bezug auf das chronologische Alter		
2.11	Empfundene Veränderung in Bezug auf das Geschlecht		
2.12	Verlust des »Common Sense«/Ratlosigkeit/Verlust der natürlichen Selbstverständlichkeit		
2.13	Angst		
	Subtyp 1: Panikattacken mit autonomen Symptomen		
	Subtyp 2: Psychisch-mentale Angst		
	Subtyp 3: Phobische Angst		
	Subtyp 4: Soziale Angst		
	Subtyp 5: Diffuse, frei flottierende durchgängige Angst		
	Subtyp 6: Paranoide Angst		
2.14	Ontologische Angst		
2.15	Verringerte Transparenz des Bewusstseins		
2.16	Verringerte Initiative		
2.17	Hypohedonie		
2.18	Verringerte Vitalität		
	Subtyp 1: State-Artig		
	Subtyp 2: Trait-Artig		
	Summe		

		Rating 1	Rating 2
3	**Leiberleben**		
3.1	Morphologische Veränderungen		
	Subtyp 1: Spüren von Veränderung		
	Subtyp 2: Wahrnehmung von Veränderung (Illusionen von Veränderungen)		
3.2	Spiegelbezogene Phänomene		
	Subtyp 1: Suche nach Veränderung		
	Subtyp 2: Wahrnehmung von Veränderung		
	Subtyp 3: Andere Phänomene		
3.3	Somatische Depersonalisation (Leibliche Entfremdung)		
3.4	Psychophysische Fehlpassung und psychophysische Spaltung		
3.5	Leibliche Desintegration		
3.6	Verräumlichung (Vergegenständlichung) von Leiberlebnissen		
3.7	Zönästhetische Erlebnisse		
3.8	Bewegungsstörungen		
	Subtyp 1: Pseudobewegungen des Körpers		
	Subtyp 2: Motorische Interferenz		
	Subtyp 3: Bewegungsblockade		
	Subtyp 4: Empfinden motorischer Lähmung		
	Subtyp 5: Desautomatisierung von Bewegung		
3.9	Mimetisches Erleben (Resonanz zwischen eigenen und fremden Bewegungen)		
	Summe		
4	**Demarkation/Transitivismus**		
4.1	Verschmelzung mit dem anderen		
4.2	Verschmelzung mit dem eigenen Spiegelbild		
4.3	Bedrohlicher Körperkontakt		
	Subtyp 1: Unangenehmes, Angst auslösendes Gefühl		
	Subtyp 2: Gefühl des Verschwindens, der Vernichtung		
4.4	Beeinflussungsstimmung		
4.5	Andere transitivistische Phänomene		
	Summe		

3 EASE – Examination of Anomalous Self Experience

		Rating 1	Rating 2
5	**Existenzielle Reorientierung**		
5.1	Primäre eigenbezügliche Phänomene		
5.2	Empfinden von Zentralität		
5.3	Gefühl, als sei das Erfahrungsfeld des Subjekts die einzig vorhandene Realität		
5.4	»Als ob«-Gefühle von außergewöhnlicher kreativer Kraft, außergewöhnlicher Einsicht in verborgene Dimensionen der Realität oder außergewöhnliche Einsicht in den eigenen Geist oder den Geist anderer.		
5.5	»Als ob«-Gefühl, dass die erfahrene Welt nicht wirklich real sei, existiere, als wenn sie nur scheinbar, illusionär oder täuschend sei.		
5.6	Magische Ideen, verknüpft mit der Erfahrungsweise des Subjekts		
5.7	Existenzielle oder intellektuelle Veränderung		
5.8	Solipsistische Grandiosität		
	Summe		

3.5 EASE Rating-Kriterien

Übersetzt aus dem Englischen und angepasst durch Lily Martin und Thomas Fuchs

Anm. Diese Rating-Kriterien wurden für die Bewertung der gesamten Lebensspanne der Betroffenen entwickelt. Wir bewerten die im Interview besprochenen Zeitspannen. Sie können sich je nach Interview unterscheiden.

	Frequenz/Schwere		Punktzahl
Rating 1	Nicht vorhanden	Definitiv nicht vorhanden/nie erlebt	0
	Fraglich vorhanden	Vielleicht erlebt, jedoch zeigt sich die Erinnerung undeutlich oder nur auf wenige Situationen über die Lebenszeit der/des Befragten bezogen. Die/der Befragte kann kein Beispiel nennen.	1
		Erlebnisse, die eindeutig nur während psychotischer Episoden aufgetreten sind und keinen überdauernden Charakter aufweisen, sollten nicht gewertet werden. Item 1.7 und 2.7 stellen eine Ausnahme dar.[17]	
	vorhanden	Definitiv erlebt	2
		Es schließt sich Rating 2 an. Rating 2 kann nur vorgenommen werden, wenn das Symptom vorhanden ist, d. h. bei Rating 1 mit einer 2 bewertet wurde.	
Rating 2	leicht	Das Symptom tritt vereinzelt auf oder ist vereinzelt aufgetreten, z. B. insgesamt drei Mal; Es wird uneinheitlich veranlasst; Das Symptom macht nicht das Hauptproblem oder die Quelle des Leidens für die Person aus.	1
	mittel	Das Symptom war oder ist über ausgedehnte Zeitperioden (z .B. Zwei Mal im Jahr mindestens für eine Woche täglich) oder häufig, aber spora-	2

---

[17] Anm. der Hsrg.: Den Autoren zufolge handelt es sich bei den in der EASE beschriebenen Phänomenen eindeutig nicht um psychotische Erlebnisse. Item 1.7 und 2.7 sind die einzigen Phänomene, bei denen psychotische Symptome als 2/vorhanden gewertet werden dürfen. Die Bewertung der Schwere richtet sich in diesem Fall ausschließlich nach dem Ausmaß der Belastung für die Personen.

Frequenz/Schwere			Punktzahl
		disch, über mindestens 12 Monate vorhanden. Das Symptom stellt ein Problem oder eine Leidensquelle dar.	
	schwer	Das Symptom ist fast konstant (z. B. Innerhalb der letzten zwei Wochen) über längere Episoden (z. B. mehrere Wochen oder Monate täglich) vorhanden. Es ist typischerweise sehr belastend und eine Quelle von Leiden und Dysfunktion.	3
Ohne Bewertung		Mangel an Information, die ein Urteil erlauben würde	–

3.5.1 Quantifizierung des EASE Ratings für die statistische Analyse[18]

Für eine statistische Analyse bzw. eine Korrelation der EASE Items mit anderen Fragebögen oder Symptomskalen kann entweder (A) eine dichotome Skala zum einfachen Vorhandensein oder (B) eine kombinierte kontinuierliche Skala zum Auftreten und zum Schweregrad der verschiedenen Phänomene erstellt werden. Je nach wissenschaftlicher Fragestellung, arbeiten Forscher hierbei lediglich mit Rating 1 oder mit einer Kombination aus Rating 1 und 2. Die hier aufgeführten Vorgehensweisen zur Quantifizierung der EASE Items stellen Vorschläge dar, die der Lektüre vieler Studien zur EASE entspringen und sich in der eigenen Forschungspraxis der Sektion »Phänomenologische Psychopathologie und Psychotherapie« am Universitätsklinikum Heidelberg bewährt haben. Selbstverständlich können EASE Ratings auch anders quantifiziert werden.

a. Um das Vorhandensein der verschiedenen Phänomene der basalen Selbststörung zu quantifizieren, ist es üblich, eine dichotome Skala zu erstellen. Dafür wird Rating 1 dichotomisiert, indem alle als 0/nicht vorhanden gewerteten Phänomene mit den als 1/fraglich vorhandenen Phänomenen zusammen gefasst werden. Sowohl definitv nicht vorhandene als auch fraglich erlebte Phänomene werden als 0/nicht erlebt gewertet. Nur als 2/definitiv erlebt gewertete Phänomene werden als vorhanden betrachtet und bekommen im Folgenden den Wert 1. Es entsteht eine dichotome Skala: 0/nicht vorhanden, 1/vorhanden.

b. Um zusätzlich den Schwere- oder Belastungsgrad der Phänomene für die Betroffenen mit einzubeziehen, kann eine kontinuierliche Skala aus Rating 1 und 2 erzeugt werden: Hierfür wird Rating 1, wie unter A beschrieben,

---

18 Der Quantifizierungsvorschlag ist nicht Teil der Originalversion des EASE-Interviews. Er wurde aus forschungspraktischen Gründen hier ergänzt.

dichotomisiert. Zusätzlich bekommen als 2/vorhanden bewertete Phänomene (anstatt lediglich einer 2) einen der drei Werte der Schwere-Einschätzung zugewiesen: 1/leicht, 2/mittel, 3/schwer. So entsteht ein kontinuierliches Rating von 0/nicht vorhanden, über 1/leicht, 2/mittel bis 3/schwer vorhanden.

Phänomenen, die im Interview nicht exploriert wurden bzw. für deren Bewertung dem Interviewzusammenhang nicht genügend Information zu entnehmen ist, wird der Wert 99 für »fehlende Werte« zugewiesen.

3.6 Validierung der deutschsprachigen Version der EASE (Ludwig 2013)

Im Rahmen des DISCOS-Projekts (»Disorders and Coherence of the Embodied Self«, Marie-Curie Research Training Network, 2007–2011, Leitung T. Fuchs) wurde die deutschsprachige Version der EASE an der Psychiatrischen Universitätsklinik Heidelberg erstmals eingesetzt und validiert. Hierzu wurden n = 33 Patienten mit einer Erst- bzw. Recent-Onset-Manifestation (maximal 24 Monate nach Erstmanifestation) einer Schizophrenie-Spektrumsstörung (ICD 10 F20–F22, F24–F29 F29) rekrutiert und mit einer gesunden, gematchten Kontrollgruppe (n = 24) verglichen. Die Altersspanne der Patienten und Kontrollgruppe bewegte sich zwischen 16 und 30 Jahren (22,5 ± 3.7) und unterschied sich in Geschlecht (50 : 50) und Bildungsgrad nicht signifikant voneinander. Die Validierung erfolgte unter Einbeziehung bereits etablierter Instrumente wie der *Positive and Negative Syndrome Scale* (PANSS) (Kay et al. 1987), der *Cambridge Depersonalisation Scale* (CDS) (Michal et al. 2004) und dem *Mini-International Neuropsychiatric Interview* (M.I.N.I.) (Sheehan et al. 1998; Ackenheil et al. 1999) zur Erfassung der Komorbiditäten.

In der Auswertung ließ sich zeigen, dass Störungen des basalen Selbsterlebens bei Patienten aus dem Schizophrenie-Spektrum signifikant stärker ausgeprägt waren als bei gesunden Kontrollprobanden. Dies betraf sowohl die Häufigkeit als auch den Schweregrad der bewerteten Items. Es konnte eine gute Reliabilität mit mittlerer bis hoher interner Konsistenz der Domänen (.76–.86 bis auf die Domäne IV) und mittleren bis hohen Inter-Domänen-Korrelationen (0.77 zwischen Domäne I und II) ermittelt werden, was eine gute Konstruktvalidität nahelegt. Hohe Korrelationen der EASE-Domänen mit der konstruktnahen CDS (z. B. .554 bei »Verzerrter 1. Personen-Perspektive – Erlebte Distanz«) sowie hohe Korrelationen der PANSS-Subskala der Negativsymptomatik (.536 zur Domäne »Selbstgewahrsein« und .472 zur Domäne »Leiberleben«) zeigten eine gute konvergente Validität des Instruments und legten enge psychopathologische Bezüge der basalen Selbststörungen mit Depersonalisations- und Derealisationserleben sowie mit der Negativsymptomatik nahe.

In der Gesamtschau war die EASE somit gut geeignet, zwischen Patienten aus dem Schizophreniespektrum und gesunden Kontrollprobanden zu trennen und die psychopathologischen Zusammenhänge von veränderter 1.-Person-Perspektive (Ipseitätsstörung), Verlust des Common Sense, Hyperreflexivität, Veränderungen des Leiberlebens (Disembodiment) und existenzieller Reorientierung im Sinne einer Störung des basalen Selbsterlebens umfassend darzustellen.

Literatur

Ackenheil M, Stotz-Ingenlath G, Dietz-Bauer R, Vossen A (1999) MINI Mini International Neuropsychiatric Interview, German Version 5.0.0, DSM IV. Psychiatrische Klinik, Ludwig-Maximilians-Universität München.

Kay SR, Fiszbein A, Opler LA (1987) The positive and negative syndrome scale (PANSS) for schizophrenia. Schizophr Bull 13: 261–276.

Ludwig M (2013) Erfassung von Störungen des basalen Selbsterlebens bei Schizophrenie-Spektrumsstörungen – Validierung und Anwendung einer deutschsprachigen Version des EASE-Interviews (›Examination of Anomalous Self-Experience‹). Dissertation Universität Heidelberg.

Michal M, Sann U, Niebecker M, Lazanowsky C, Kernhof K, Aurich S, Overbeck G, Sierra M, Berrios GE (2004) Die Erfassung des Depersonalisations-Derealisations-Syndroms mit der Deutschen Version der Cambridge Depersonalisation Scale (CDS). Psychother Psychosom Med Psychol 54: 367–74.

Sheehan DV, Lecrubier Y, Sheehan KH, Amorim P, Janavs J, Weiller E, Hergueta T, Baker R, Dunbar GC (1998) The Mini-International Neuropsychiatric Interview (M.I.N.I): The development and validation of a structured diagnostic psychiatric interview for DSM-IV and ICD-10. Journal of Clinical Psychiatry 59, Supplement 20: 22–33.

4 EASE-Interviewleitfaden mit Beispielfragen

Lily Martin und Sanneke de Haan

4.1 Allgemeine Hinweise

Dieser Interviewleitfaden sollte nur in Kombination mit und nach Lektüre des Originaltexts »EASE: Examination of Anomalous Self-Experience« von Parnas et al. (Parnas et al. 2005) sowie nach Besuch einer dreitägigen Schulung zur Interviewmethode verwendet werden. Die Beispielfragen stellen Gedanken- und Formulierungsstützen dar, die nicht nacheinander abgearbeitet werden müssen, und von deren Formulierung je nach Situation abgewichen werden kann und soll. Das zentrale Merkmal eines phänomenologischen Interviews ist, dass es sich von den Erfahrungen der Betroffenen leiten lässt. Im Idealfall werden diese Erfahrungen gemeinsam hermeneutisch exploriert (siehe hierfür auch die allgemeinen Hinweise bei Parnas (2005)).

4.2 Reichweite

Das Interview bezieht sich auf grundlegende Veränderungen oder Auffälligkeiten der Erfahrungen von Personen mit einer Störung aus dem schizophrenen Formenkreis. Erfahrungen in der Psychose können besprochen werden, stellen aber nicht den Schwerpunkt des Interviews dar. Von besonderem Interesse sind dementsprechend Veränderungen der Wahrnehmung oder Erfahrung von der frühen Kindheit an bis zum Auftreten der ersten Psychose bzw. Erfahrungen nach Abklingen der psychotischen Zustände. Die Zeitspanne, die im Interview besprochen wird, ist abhängig von der genauen Forschungsfrage und kann sich auf das ganze Leben der Betroffenen beziehen. Veränderungen von Wahrnehmung und Erfahrung können sowohl schlagartig als auch schleichend auftreten. Das primäre Interesse des EASE-Interviews gilt dabei nicht dem psychologischen Erleben dieser Erfahrungen, sondern einer Beschreibung ihrer Struktur (z. B.: Können Sie noch einmal genauer beschreiben, wie Sie das Vergehen der Zeit damals erfahren haben? anstatt: Wie hat es sich für Sie angefühlt, ständig »hinten nach« zu sein?)

4.3 Ablauf des Interviews

Es empfiehlt sich, mit einem sozialen Interview zu beginnen, bevor man in die Fragen des tatsächlichen EASE-Interviews einsteigt: Wo ist die Befragte aufgewachsen? Wie steht sie zur ihrer Familie? Wie erging es ihr in der Schule?
  Auf diese Weise entsteht eine lockere Gesprächsatmosphäre, bei der die Befragte selbst entscheiden kann, wie viel sie erzählen möchte. Darüber hinaus kann die Interviewerin einen ersten Eindruck der Person und erste Anhaltspunkte für die Erkrankung gewinnen. Schon während des sozialen Interviews können Betroffene Erfahrungen berichten, die auf der EASE-Itemliste zu bewerten sind. Es hängt von der Situation und dem Kontakt zur Befragten ab, ob man eine tiefergehende Exploration der beschriebenen Erfahrung direkt anschließt, oder ob man später noch einmal auf die Aussagen zurück kommt. Im Zweifel sollte man immer im Hinblick auf das Wohlbefinden der Befragten entscheiden.
  Das EASE-Interview hat keine festgelegte Struktur. Der Ablauf des Gesprächs wird durch die Reihenfolge der Fragen bestimmt, wobei die Möglichkeit besteht, im passenden Moment Fragen aus verschiedenen Subdomänen vorzuziehen oder gar eine ganz neue Fragestruktur zu entwickeln. Die meisten Interviewerinnen beginnen jedoch mit der Ersten der fünf EASE-Domänen. Es hat sich als vorteilhaft erwiesen, mit eher »sachlichen« Themen wie Konzentration und Gedächtnis zu beginnen und dann über persönlichere und ggf. ungewöhnlichere Themen wie Selbstgewahrsein oder Leibwahrnehmung zu sprechen. Darüber hinaus passt das Berichtete häufig zu mehreren Items bzw. Domänen und kann deshalb mehrmals aus unterschiedlichen Blickwinkeln besprochen werden. Am Ende des Interviews empfiehlt es sich, noch einmal zu fragen, ob alle wichtigen Aspekte der persönlichen Erfahrung behandelt worden sind oder die befragte Person noch etwas hinzufügen möchte. Darüber hinaus kann man die Fragestellung der Studie wiederholen und die Person um eine persönliche Beantwortung dieser Fragestellung aufgrund ihrer eigenen Erfahrung bitten.

4.4 Vorgehensweise

Ziel ist es, Befragte so viel wie möglich spontan und selbst erzählen zu lassen. Deshalb empfiehlt es sich, mit offenen und allgemein gehaltenen Fragen zu beginnen (z. B. Wie nehmen Sie Ihren Körper wahr?) und erst im Anschluss die Aussagen der Befragten genauer zu explorieren (z. B. Was genau meinen Sie mit »unechten Gefühlen«? Könnten Sie mir von einer beispielhaften Situation erzählen?). Im Interviewleitfaden finden sich deshalb zunächst allgemeine Fragen zu den Subdomänen des EASE-Interviews und dann eine oder mehrere Fragen für die einzelnen Items. Der Interviewer sollte mit offenen Fragen beginnen und Betroffene so viel wie möglich selbst erzählen lassen. Die Beispielfragen können helfen, bestimmte einzelne Items genauer zu explorieren. Dabei ist es besonders wichtig, den Interviewten keine Antworten zu suggerieren oder vorzugeben. Darüber hinaus ist es hilfreich, das Besprochene in regelmäßigen Abständen zusammenzufassen und zu paraphrasieren (z. B. Wenn ich Sie richtig verstanden habe, kamen Ihnen Ihre Gedanken damals extra klar und bedeutungsvoll vor?). So können Befragte ihre Aussagen verdeutlichen oder ergänzen.

Die Beispielfragen für die einzelnen Items überlappen sich inhaltlich zum Teil sehr stark. Dies liegt daran, dass bestimmte EASE-Items sehr nah beieinander liegen und an unterschiedlichen Stellen des Interviews darüber gesprochen werden kann. Der Interviewer sollte die Items kennen und das eigene Interview flexibel anpassen, sodass es nicht zu vielen die Betroffenen ermüdenden Wiederholungen kommt.

Grundsätzlich empfiehlt es sich, immer nach Beispielen zu fragen. Besonders, wenn Interviewte abstrakte, allgemeine Formulierungen oder Fachbegriffe verwenden, sollte genau nachgefragt werden, was sie mit den jeweiligen Begriffen meinen. Befragte sollten ermuntert werden, eigene Beschreibungen oder Metaphern zu verwenden (so komisch sie auch klingen mögen). Es ist möglich, das Interview auf mehrere Termine zu verteilen. Dies sollte sich nach der Konzentrationsfähigkeit und Verfassung der Befragten richten.

In einem EASE-Interview werden oft Erfahrungen besprochen, die sehr schwer in Worte zu fassen sind. Es geht darum, *wie* Gedanken, Emotionen, der eigene Körper oder soziale Situationen erfahren werden; etwas, was normalerweise im Hintergrund abläuft, und worüber man selten nachdenkt oder spricht. Bestimmte Erfahrungen können außerdem sehr persönlich oder sogar schambesetzt sein. Dies kann ein offenes Gespräch erschweren und unterstreicht die Wichtigkeit einer guten Gesprächsatmosphäre. Dem gegenüber steht die Erleichterung der meisten Betroffenen, ihre Erlebnisse teilen zu können und zu erfahren, dass sie nicht die Einzigen sind, die auf diese Art und Weise erleben und empfinden. Häufig wird das Interview als hilfreich für die Einordnung der teilweise verstörenden Erlebnisveränderungen empfunden.

Weil es kaum Worte für bestimmte Erlebnisveränderungen gibt, verwenden Befragte häufig bildliche Sprache oder Metaphern. Bildliche Sprache kann jedoch buchstäblicher gemeint sein, als man es erwarten würde: Wenn ein Interviewpartner beispielsweise sagt, dass er bestimmte Gedanken »ständig im Hinterkopf« hat, kann es sein, dass er die Gedanken dort tatsächlich spürt (Item 1.8). Der Interviewer sollte bildliche Sprache und Metaphern deshalb stets genau explorieren.

4.5 Haltung der Interviewerin

Die Interviewerin hat eine stets offene Haltung, welche sich in den offen gehaltenen Fragen zeigt. Die Erfahrungen der Betroffenen sind maßgebend, sie sind also ernst zu nehmen. Wenn bestimmte Erlebnissen der Interviewerin sehr fremd vorkommen, sollte sie sie in keinem Fall als bizarr abtun, sondern durch stete Exploration versuchen, sie zu verstehen oder nachzuvollziehen. Es ist darüber hinaus von großer Bedeutung, die berichteten Erfahrungen nicht zu bewerten (z. B. bezüglich deren vermeintlicher Normalität bzw. Pathologie).

Voraussetzungen aufseiten der Interviewerin sind gute Fähigkeiten der Gesprächsführung sowie detaillierte Kenntnisse der Psychopathologie im Allgemeinen und des Schizophreniespektrums im Besonderen. Eine Vertrautheit mit phänomenologischen Analysen von Bewusstsein, Selbst, Intersubjektivität und dem Subjekt-Welt-Verhältnis sind hilfreich, um den Zielbereich des EASE-Interviews wirklich zu verstehen. Wie oben und in der Übersetzung des EASE-Interviews bereits erwähnt, sollte die Interviewerin eine dreitägige EASE-Schulung absolviert haben.

4.6 Auswertung

Damit man keine Items vergisst, empfiehlt es sich, die in diesem Band beigefügte Itemliste immer zur Hand zu haben. Es hat sich bewährt, Befragten während des Gesprächs die volle Aufmerksamkeit zu widmen und eine Auswertung der einzelnen Items erst im Anschluss an das Gespräch vorzunehmen. Das Interview sollte demnach aufgezeichnet werden (Video, Tonband). Dies hat den Vorteil, dass mehrere Personen ein »Rating« der Items vornehmen können und so die Objektivität der Auswertung erhöht werden kann.

Interviewer geben oft Beispiele, um die befragten Phänomene zu verdeutlichen. Dies ist zulässig. Befragte sollten daraufhin jedoch mindestens ein eigenes Beispiel beschrieben haben, bevor das Item als vorhanden bewertet werden kann. Ein einfaches »ja« reicht nie aus, um ein Item als vorhanden zu bewerten. Es gibt auch die Möglichkeit, die Häufigkeit und zeitliche Dauer von Erfahrungen im Rahmen einer Intensitätsbeurteilung der Items auf zwei Skalen von 1–3 zu bewerten (siehe hierfür den Quantifikationsvorschlag des EASE Ratings für die statistische Analyse in diesem Band sowie die ursprünglichen Aus- und Bewertungskriterien der einzelnen Items im original EASE-Interview von Parnas et al. (2005)).

4.7 Beispielfragen

4.7.1 Erklärung für Interviewpartner

Bei dem EASE-Interview geht es um Erlebnisse und Erfahrungen, die man bei bestimmten psychischen Erkrankungen haben kann, die aber meist nicht Gegenstand der ersten klinischen Befragungen sind und in der Behandlung oft nicht zur Sprache kommen.

Es sind Erlebnisweisen, die eher »im Hintergrund« sind, die man vielleicht auch schon früher gehabt hat, und die man oft schwer beschreiben kann. Ich möchte Sie bitten, sie trotzdem zu beschreiben und zu versuchen Ihre ganz eigenen Ausdrücke dafür zu verwenden, auch wenn diese manchmal »komisch« klingen.

Es handelt sich um Erlebnisse oder Erlebnisveränderungen, die im Bereich des Denkens, der Gefühle, der Körperempfindungen liegen können oder ganz grundsätzlich die Erfahrung betreffen, wie man sich im eigenen Leben, in Beziehung zu anderen oder zur Welt fühlt. Diese Erlebnisse können während einer psychotischen Episode aufgetreten sein, können aber auch schon lange davor oder noch danach bestanden haben. Uns geht es in dem Interview nicht nur um die psychotischen Episoden, sondern besonders auch um Ihr grundsätzliches Erleben außerhalb dieser Krankheitsphasen. Wundern Sie sich nicht, wenn Ihnen die Fragen »komisch« vorkommen. Dann sagen Sie einfach, »nein, das spielt bei mir keine Rolle!« und dann gehen wir zum nächsten Thema über. Wenn Sie den Eindruck haben, etwas trifft auf Sie zu, dann sprechen wir etwas genauer darüber.

Ich nehme das Interview auf Band auf, um es später für die Auswertung noch einmal anhören zu können. Ist das in Ordnung für Sie? Die Aufnahmen dienen allein der wissenschaftlichen Verwendung, werden nicht an Dritte weitergegeben und anonym gespeichert.

Ein EASE-Interview kann etwas länger dauern. Das hängt ganz davon ab, wie viel Sie erzählen wollen oder können. Wenn es Ihnen zu viel wird, sagen Sie gerne Bescheid.

Das gesamte Interview ist freiwillig, Sie können es jederzeit unterbrechen, um Pausen bitten oder Rückfragen stellen, wenn Sie etwas nicht genau verstanden haben.

	Soziales Interview – ggf. vor Erklärung der EASE
	Ich würde das Interview gerne mit einer ganz offenen Frage beginnen: Wer sind Sie? Wie würden Sie sich/Ihre Person beschreiben? Können Sie mir etwas über Ihren Hintergrund erzählen? Wie sind Sie aufgewachsen? Haben Sie Geschwister? Wie erging es Ihnen in der Schule? Kamen Sie gut mit oder hatten Sie Schwierigkeiten? Weshalb sind Sie in die Klinik gekommen?
1	**Kognition und Bewusstseinsstrom**
	Der erste Bereich umfasst die Gedanken. Alles, was innerlich an Gedanken und Bildern in einem abläuft; Ihre Aufmerksamkeit, ob Sie sich im Allgemeinen gut konzentrieren können, den eigenen Gedanken gut folgen, die Zusammenhänge der Gedanken finden bzw. die Gedanken gut ordnen können; auch das eigene Gedächtnis. Gab es da schon einmal Veränderungen, ungewöhnliche Erfahrungen oder Schwierigkeiten (eine Art Durcheinander) bei Ihnen?

4 EASE-Interviewleitfaden mit Beispielfragen

1.1 Gedankeninterferenz

Konnten Sie Ihre Gedanken immer gut nachvollziehen oder wurde Ihr Denken schon einmal unterbrochen, z. B. von anderen Gedanken, die nichts mit den ursprünglichen Gedanken zu tun hatten?
Kamen oder kommen manchmal andere Gedanken dazwischen, sodass Sie den ursprünglichen Gedanken nicht zu Ende bringen können?
Schießt manchmal ein anderer Gedanke dazwischen, sodass Sie nicht mehr richtig weiterdenken können?

1.2 Gedankenenteignung/Verlust der Gedanken-Ipseität

Kamen oder kommen Ihnen Ihre Gedanken manchmal fremd vor? Sodass Sie sich fragen, wie diese Gedanken in Ihren Kopf gekommen sind, und ob es wohl Ihre eigene Gedanken sind?
Hatten Sie schon einmal den Eindruck, dass bestimmte Gedanken gar nicht zu Ihnen gehören, dass es sich um fremde Gedanken handelt, die sie nicht steuern können?
Oder hatten Sie schon einmal das Gefühl, dass Gedanken wie in einem Film abliefen, dem Sie wie von außen zuschauen, ihn aber nicht steuern können?

(Wie ist es beim Lesen: Hatten Sie dabei schon einmal das Gefühl, jemand anderes könnte oder würde mitlesen?)

1.3 Gedankendrängen

Erleben Sie manchmal viele (voneinander unabhängige) Gedanken gleichzeitig oder rasch aufeinanderfolgend?
Geraten diese Gedanken dann durcheinander, ohne dass Sie es beeinflussen können?
Liefen Ihre Gedanken manchmal beschleunigt ab oder wurden immer schneller, ohne dass Sie in der Lage waren, sie anzuhalten oder zu bremsen?

1.4 Gedankensperrung

Kam oder kommt es manchmal vor, dass Sie den gedanklichen Faden verlieren?

Subtyp 1: Blockade
Haben Ihre Gedanken schon einmal plötzlich aufgehört? Passiert es manchmal, dass ein Gedanke verloren geht und Sie mit einer Leere im Kopf zurücklässt?

Subtyp 2: Verblassen
Rutschten Ihre Gedanken manchmal weg, verblassen oder verschwimmen, sodass Sie sie nicht zu Ende denken können?

Subtyp 3: Kombination mit Gedankeninterferenz
Wurde oder wird Ihr Denken manchmal von anderen Gedanken oder Erinnerungen unterbrochen, die danach in den Vordergrund treten und die alten Gedanken verschwinden lassen?

1.5 Stilles Gedankenecho

Kam oder kommt es manchmal vor, dass Sie Gedanken wie nachgesprochen oder nachhallend erleben? Wiederholen sie sich dann wie ein Echo im Kopf?

1.6 Grübeln – Zwangsgedanken

Grübeln Sie manchmal? Gab oder gibt es Gedanken, Vorstellungen, Erinnerungen oder Bilder, die Sie selbst unsinnig/nicht notwendig finden, die Sie aber nicht loslassen? Gedanken, die immer wieder kommen, über die Sie immer wieder nachdenken müssen?

Subtyp 1: Reines Grübeln
Kam oder kommt es manchmal vor, dass Sie z. B. abends den ganzen Tag noch einmal durchdenken, ohne dass es dafür einen Grund gibt/ohne dass etwas Besonderes passiert ist?

Subtyp 2: Sekundäres Grübeln
Machen Sie sich viele Gedanken über Ihr eigenes Verhalten, was Sie tagsüber alles gemacht und gesagt haben, oder was andere Leute gemacht und gesagt haben?
Kann es vorkommen, dass Ihnen das Verhältnis zu anderen Menschen fremd vorkommt und Sie darüber nachdenken, wie sie es einordnen sollen?

Subtyp 3: Echte Zwangsgedanken: ich-dyston
Hatten oder haben Sie manchmal Vorstellungen oder Gedanken, die Ihnen unsinnig, fremd, oder unwichtig vorkommen und die Sie gar nicht haben wollen, die aber trotzdem immer wieder auftauchen?

Subtyp 4: Pseudo-Zwangsgedanken: ich-synton
Hatten oder haben Sie manchmal Vorstellungen oder Gedanken, die Sie gar nicht denken möchten, weil Sie sich wegen ihres Inhalts schämen? Wovon Sie also meinen, dass man sie eigentlich nicht haben darf? Die Ihnen vielleicht auch Angst machen?

Subtyp 5: Rituale/Zwangshandlungen
Was machen Sie, wenn derartige Gedanken aufkommen?
Haben oder hatten Sie schon einmal Gedanken, die mit bestimmten Handlungen zusammenhängen? Handlungen, die Sie mehrmals wiederholen mussten? Gab oder gibt es Handlungen oder Rituale, die Sie immer in einer bestimmten Reihenfolge ausführen müssen?

1.7 Perzeptualisierung innerer Rede oder innerer Gedanken (Gedankenlautwerden)

Kam oder kommt es manchmal vor, dass Ihre Gedanken sich wie gesprochen anfühlen, im Kopf laut werden?

Subtyp 1: Innerlich
Hören Sie Ihre Gedanken manchmal wie durch eine Stimme gesprochen? Gab oder gibt es so etwas wie eine innere Stimme, die Ihre Erlebnisse begleitet?

Subtyp 2: Äquivalente
Sehen Sie Ihre Gedanken im Kopf manchmal wie aufgeschrieben, wie einen Text, ein Bild oder wie einen ablaufenden Film?

Subtyp 3: Innerlich wie beim Symptom 1. Ranges
Hatten Sie schon einmal Angst, Ihre Gedanken seien so laut, dass andere Leute sie hören könnten?

Subtyp 4: Äußerlich
Hatten Sie schon einmal das Gefühl, Ihre Gedanken würden von außen wiederholt, Ihre Gedanken würden im Raum widerhallen? Oder Sie könnten Ihre eigenen Gedanken von außen hören?

(Ggf. Ist es bei solchen Gedanken immer klar, dass es Ihre eigenen Gedanken sind, oder kommen Ihnen diese Gedanken auch manchmal fremd vor?)

1.8 Verräumlichung der Erfahrung

Hatten Sie schon einmal das Gefühl, Ihre Gedanken seien irgendwo in Ihrem Kopf oder Körper lokalisierbar? Kam es Ihnen schon einmal so vor, als wären Ihre Gedanken oder innere Erlebnisse irgendwo im Raum oder würden Gestalt annehmen, wie Gegenstände?

1.9 Ambivalenz

Gab oder gibt es Situationen, in denen Sie sich schwer tun, Entscheidungen zu treffen, weil Sie innerlich hin und her gerissen sind? Kann das auch bei ganz harmlosen und alltäglichen Entscheidungen vorkommen?
Kann sich diese Ambivalenz auf alltägliche Situationen auswirken, sodass Sie z. B. beim Einkaufen nicht wissen, was sie einkaufen sollen, oder morgens nicht wissen, was Sie anziehen sollen? Gab oder gibt es Situationen, in denen Sie so hin- und hergerissen sind, dass sie sich blockiert fühlen und mit Ihrer Handlung oder Entscheidung nicht mehr weiterkommen (auch in eigentlich unwichtigen Situationen)?

1.10 Unfähigkeit zur Unterscheidung von Modalitäten der Intentionalität

Gibt es Situationen oder Erinnerungen, von denen Sie nicht recht wissen, ob Sie sie erlebt oder sich nur vorgestellt oder sie geträumt haben?

1.11 Störung der Initiative oder Intentionalität des Denkens

Hatten oder haben Sie manchmal Schwierigkeiten, Ihr Denken oder Handeln in Gang zu bringen? Das Gefühl: »ich will etwas tun, aber ich komme nicht so richtig in die Gänge. Ich schaffe es nicht anzufangen, was ich eigentlich will?«
Oder dass Sie die Reihenfolge alltäglicher Handlungen, wie das Kochen, nicht mehr zusammenbekommen?

1.12 Aufmerksamkeitsstörungen

Subtyp 1: Fesselung durch Details
Gab oder gibt es Situationen, in denen Sie von besonderen Details in Ihrer Umgebung gefesselt sind? Sodass Sie Ihre Aufmerksamkeit nicht mehr losreißen können?

Subtyp 2: Unfähigkeit, die Aufmerksamkeit zu teilen
Hatten oder haben Sie manchmal Schwierigkeiten, sich auf etwas zu konzentrieren, wenn Sie gleichzeitig von anderen Reizen abgelenkt werden, etwas anderes hören oder sehen?
Z. B. die Schwierigkeit, sich auf eine Person zu konzentrieren, wenn viele Leute durcheinanderreden? Oder die Schwierigkeit, sich auf das Lesen zu konzentrieren, wenn gleichzeitig ein Radio oder ein Fernseher läuft?

1.13 Störung des Kurzzeitgedächtnisses

Wie ist Ihr Gedächtnis? War oder ist es manchmal schwer, ein Buch zu lesen oder einen Film zu sehen, weil Sie im Verlauf den Anfang wieder vergessen?

1.14 Störung des Zeiterlebens

Subtyp 1: Störung im subjektiven Zeiterleben
Gab oder gibt es Veränderungen in Ihrem Zeiterleben?
Lief oder läuft alles für Sie manchmal schneller oder langsamer?

4.7 Beispielfragen

Subtyp 2: Störung der existenziellen Zeit (Zeitlichkeit)
Hatten oder haben Sie manchmal das Gefühl, dass es nur noch das Hier und Jetzt, also die Gegenwart gibt? Dass die Zukunft gar nicht mehr erreichbar oder blockiert ist?

1.15 Diskontinuierliches Bewusstsein des eigenen Handelns

Haben Sie schon einmal kleine Lücken, Brüche oder Aussetzer in Ihrem Gedächtnis oder Bewusstsein erlebt? Z. B. Momente, in denen Sie nicht wussten, wie Sie irgendwo gelandet sind oder was Sie gerade wollten?

1.16 Missverhältnis zwischen Ausdruck und Ausgedrücktem

Haben Sie grundsätzlich das Gefühl, dass das, was Sie sagen, zeigen und ausdrücken dem entspricht, was Sie sagen und ausdrücken wollen? Passt das, was Sie sagen und ausdrücken auch zu Ihren inneren Gefühlen und Gedanken?

1.17 Störung der expressiven Sprachfunktion

Können und konnten Sie immer die richtigen Worte finden, um sich auszudrücken? Oder haben Sie manchmal das Gefühl, dass Ihnen Worte fehlen? Haben Sie manchmal das Gefühl, dass das, was Sie sagen, nicht richtig »herauskommt«?

2 Selbstgewahrsein und Präsenz

Im zweiten Bereich des Interviews geht es um das grundlegende Gefühl, anwesend und (in der Welt) präsent zu sein; und um das Gefühl, »man selbst« zu sein. Gibt es hier Veränderungen oder Schwierigkeiten bei Ihnen?

2.1 Vermindertes basales Selbsterleben

Hatten oder haben Sie manchmal das Gefühl, nicht richtig anwesend oder »wie in einer anderen Welt« zu sein?
Hatten oder haben Sie manchmal das Gefühl, ganz anders als andere Menschen zu sein (z. B. bezogen auf Ihre Weltsicht), keine Identität oder keinen Kern zu haben oder anonym, nicht-existent zu sein?
Erleben Sie manchmal so etwas wie eine innere Leere/Haltlosigkeit?
Oder das Gefühl, nur eine Rolle auf einer Bühne zu spielen, z. B. weil andere Menschen es von Ihnen erwarten?

Seit wann bestehen diese Gefühle?

Subtyp 1: Früh im Leben
Haben Sie diese Gefühle schon seit Ihrer Kindheit?

Subtyp 2: Seit Adoleszenz
Haben sich diese Gefühle in der Pubertät entwickelt?

2.2 Verzerrte Erste-Person-Perspektive

Subtyp 1: Meinhaftigkeit, Subjektivität
Haben Sie immer das Gefühl, dass Ihre Gedanken, Handlungen oder Gefühle zu Ihnen gehören? Oder gab es auch schon einmal ein Gefühl von Entfremdung, so als ob Handlungen, Gedanken und Gefühle nicht von Ihnen selbst ausgehen würden (unpersönlich, anonym, mechanisch)?

Subtyp 2: Erlebte Distanz
Hatten oder haben Sie manchmal das Gefühl, sich selbst zu beobachten/beobachten zu müssen, wie von außen, als wären Sie von sich selbst getrennt? Denken

und beobachten Sie mit, was Sie gerade tun?
Hindert Sie diese ständige Selbstbeobachtung manchmal daran, spontan auf andere zu reagieren?

Subtyp 3: Verräumlichung des Selbst
Erleben Sie sich selbst oder Ihren Kern, manchmal räumlich, an einem bestimmten Punkt im Körper oder im Raum (z. B. ausgedehnt)?

2.3 Psychische Depersonalisation (Selbstentfremdung)

Hatten oder haben Sie manchmal das Gefühl, sich selbst fremd zu sein, nicht richtig Sie selbst zu sein oder sich nicht richtig zu spüren?

Subtyp 1: Melancholiforme Depersonalisation (state)
Hatten oder haben Sie manchmal den Eindruck, dass sie ihre Gefühle nicht richtig spüren können, weniger fühlen oder weniger involviert sind als sonst?

Subtyp 2: Unspezifische Depersonalisation
Hatten oder haben Sie irgendwelche anderen Erfahrungen von Entfremdung sich selbst gegenüber?

2.4 Verringerte Präsenz

Hatten oder haben Sie manchmal das Gefühl, dass Sie mit der Welt oder mit anderen Menschen nicht richtig mitgehen können, dass die Dinge nicht zu Ihnen durchdringen, sie nicht richtig erreichen oder berühren?

Subtyp 1: Nicht affiziert sein
Haben Sie schon einmal die Erfahrung gemacht, nicht an der Welt beteiligt zu sein, nicht so richtig »eintauchen« zu können, sich nicht so richtig für die Dinge zu interessieren? Blieben Sie unberührt von den Dingen, die um Sie herum passierten?

Subtyp 2: Distanz zur Welt
Hatten oder haben Sie manchmal das Gefühl, einen besonderen Abstand zu ihrer Umgebung und zu anderen Menschen zu haben?
Gab oder gibt es ein Gefühl von Distanz zwischen Ihnen und der Welt, wie eine Wand aus Glas oder eine Barriere zwischen Ihnen und dem Geschehen?

Subtyp 3: Wie Subtyp 2 plus Derealisation
Hat sich auch Ihre Wahrnehmung der Welt verändert? Kommen Ihnen z. B. Farben blasser oder grauer vor? Sieht alles leer, tot oder mechanisch aus?

2.5 Derealisation

Im Anschluss an 2.4: Bezieht sich das auch auf andere Aspekte der Umwelt?
Kam oder kommt Ihnen die Umgebung manchmal verändert vor? Scheinen Raum, Gegenstände, und Menschen fremd, sonderbar verändert, unwirklich?

Subtyp 1: Fluide globale Derealisation
Erschien oder erscheint Ihnen die Welt manchmal wie ein Traum, unklar, mehrdeutig oder fremd und bedeutungslos?

Subtyp 2: Intrusive Derealisation
Gab oder gibt es bestimmte Situationen oder Gegenstände in Ihrer Umwelt, die Ihnen sehr bedeutungsvoll erscheinen, sich gar aufdrängen (als ob sie etwas Be-

sonderes zu sagen hätten)? Hatten oder haben Sie manchmal das Gefühl, bestimmte Dinge treten hervor, springen Ihnen ins Auge?

2.6 Hyperreflexivität, vermehrte Reflexivität

Haben Sie es schon einmal erlebt, dass Sie sich selbst (ständig) beobachten oder infrage stellen, dass Sie (ständig) mitdenken und reflektieren: »Was tue ich jetzt gerade«? Oder »Wer bin ich eigentlich?«
Befragen und beobachten Sie sich auch in Gesprächen oder sozialen Situationen? Ist es dadurch schwierig, spontan zu sein?
Ist dieses »sich selbst Beobachten« eine bewusste Entscheidung oder können Sie nicht anders?

2.7 Ich-Spaltung

Hatten Sie schon einmal das Gefühl einer Spaltung oder einer fehlenden Einheit, so als ob es zwei oder mehrere Seiten von Ihnen gäbe?

Subtyp 1: Ich-Spaltung vermutet
(befragte Person ist nebelhaft und unklar, Interviewer oder Interviewerin vermutet Ich-Spaltung.) Beispiel (Parnas et al. 2005): Nachdem er in ein Einzelzimmer gebracht und allein gelassen wurde, bekam er den Gedanken: »Nun sind wir zwei alte Kerle allein zusammen.« Dieser Gedanke überraschte ihn.

Subtyp 2: »Als ob«-Erleben
(befragte Person spricht in »als ob«-Ausdrücken über eine Spaltung.)

Subtyp 3: Konkretes verräumlichtes Erleben
Könnten Sie beschreiben oder zeigen, wo sich die verschiedenen Teile in Ihnen oder im Raum befinden oder befunden haben?

Subtyp 4: Wahnhafte Ausgestaltung
Waren oder sind Sie davon überzeugt, dass diese Teile in der Tat auf diese Weise räumlich in Ihnen lokalisiert sind? Haben Sie auch danach gehandelt bzw. handeln Sie danach?

2.8 Dissoziative Depersonalisation

Subtyp 1: »Als ob«-Phänomen
Hatten oder haben Sie manchmal das Gefühl, als stünden Sie neben (oder außerhalb von) sich selbst und könnten sich beobachten?

Subtyp 2: Dissoziative visuelle Halluzination
Können Sie sich selbst von dieser Außenposition (neben, unter, über sich selbst) regelrecht sehen?

2.9 Identitätskonfusion

Hatten Sie jemals das Gefühl, jemand anders zu sein? Also nicht Sie selbst, sondern jemand, den Sie kennen, oder auch jemand ganz anderes?

2.10 Empfundene Veränderung in Bezug auf das chronologische Alter

Haben Sie immer das Gefühl gehabt, so alt zu sein wie Sie tatsächlich sind? Oder fühlen Sie sich manchmal älter oder jünger, als Sie tatsächlich sind?

2.11 Empfundene Veränderung in Bezug auf das Geschlecht

Haben Sie das Gefühl, das »richtige« Geschlecht zu haben? Oder hatten Sie auch schon einmal das Gefühl, »eigentlich anders« zu sein?

Subtyp 1: Gelegentliche Angst, homosexuell zu sein
Glauben Sie manchmal, homosexuell zu sein, oder von anderen Leuten als homosexuell betrachtet zu werden?

Subtyp 2: Gefühl, gegengeschlechtlich zu sein
Haben Sie manchmal das Gefühl, dem anderen Geschlecht anzugehören?

2.12 Verlust des »Common Sense«/Ratlosigkeit/Verlust der natürlichen Selbstverständlichkeit

Hatten Sie schon einmal für längere Zeit den Eindruck, Ihnen gehe das sichere oder selbstverständliche Gefühl davon verloren, wie die Dinge in der Welt ablaufen, wie man sich im Alltag oder in sozialen Situationen verhält? Dass Sie sich gefragt haben, wie man eigentlich einen gewöhnlichen Tagesablauf hinter sich bringt? Also ein Gefühl von Unsicherheit, wie das Leben eigentlich normalerweise abläuft.
Haben Sie sich öfter schon einmal darüber gewundert, wieso die Dinge sind, wie sie sind, und nicht anders? Wieso bestimmte Verhaltensweisen normal sind und andere nicht?

2.13 Angst

Litten oder leiden Sie manchmal an Ängsten?

Subtyp 1: Panikattacken mit autonomen Symptomen
Hatten oder haben Sie manchmal plötzlich aufkommende Angstgefühle oder Panik, ohne zu wissen weshalb?
Geht diese Angst mit körperlichen Empfindungen einher (Zittern, Schwitzen, Herzklopfen, Beklommenheit, Schwindel, Hyperventilation)?

Subtyp 2: Psychisch-mentale Angst
(befragte Person verneint körperliche Symptome.)

Subtyp 3: Phobische Angst
Hatten oder haben Sie Angst vor bestimmten Gegenständen oder Tieren, oder an bestimmten Orten (große Plätze, enge Räume)?

Subtyp 4: Soziale Angst
Hatten oder haben Sie Angst bei der Begegnung mit anderen oder in sozialen Situationen?

Subtyp 5: Diffuse, frei flottierende durchgängige Angst
Oder ist es eine andauernde, unmotivierte Angst, eine Angst ohne Grund, die immer da ist oder war?

Subtyp 6: Paranoide Angst
Fürchteten Sie, von anderen bedroht zu werden? Fühlen Sie sich verfolgt oder beobachtet (auch außerhalb der Psychose)? Hatten oder haben Sie manchmal das Gefühl, die Dinge, die in Ihrer Umgebung passieren, beziehen sich auf Sie?

2.14 Ontologische Angst

Erfahren Sie manchmal eine tiefgreifende Unsicherheit im Kontakt mit der Umwelt oder speziell anderen Menschen? Haben Sie manchmal das grundlegende

4.7 Beispielfragen

Gefühl, sich verteidigen oder verbergen zu müssen? Oder haben Sie manchmal das Gefühl, etwas Schreckliches könne passieren?

2.15 Verringerte Transparenz des Bewusstseins

Haben Sie manchmal das Gefühl, nicht bei vollem Bewusstsein zu sein, wie in Watte eingepackt oder benommen zu sein, als stünde etwas zwischen Ihnen und der Welt, und zwar ohne, dass Sie Alkohol oder Drogen genommen hätten?

2.16 Verringerte Initiative

Kostet es Sie manchmal viel Mühe oder Kraft, mit etwas zu beginnen? So sehr, dass leichte oder kleine Handlungen zu schwer oder anstrengend erscheinen und Sie sie erst gar nicht beginnen?

2.17 Hypohedonie

Gab oder gibt es Zeiten, in denen Sie unfähig waren oder sind, Lust oder Spaß zu erleben? Kann es vorkommen, dass Sie kein Interesse mehr an Aktivitäten haben, die Ihnen vorher Spaß gemacht haben (Essen, Sex, Hobbys, Sport, soziale Ereignisse)?

2.18 Verringerte Vitalität

Fühlen Sie sich häufig geistig oder körperlich erschöpft?
Hatten oder haben Sie vermehrt das Gefühl, grundsätzlich keine Energie oder keinen Elan zu haben? Haben Sie z. B. Schwierigkeiten, aus dem Bett zu kommen, oder grübeln Sie viel?

Subtyp 1: State
Ist dieses Gefühl durchgängig vorhanden oder geht es auch wieder weg?

Subtyp 2: Trait
Hat dieser Mangel an Energie Ihr ganzes Leben bestimmt und tut er das noch?

3 Leiberleben

Der dritte Bereich des Interviews umfasst Erfahrungen und Erlebnisse bezüglich des eigenen Körpers: Fühlt sich Ihr Körper wie eine Einheit an, können Sie über Ihren Körper verfügen, oder hat er sich vielleicht schon einmal fremd, nicht ganz eigen angefühlt?
Hatten oder haben Sie manchmal irgendwelche besonderen körperlichen Empfindungen oder unklare Schmerzen?

3.1 Morphologische Veränderungen

Gab oder gibt es bei Ihnen manchmal sonderbare Veränderungen in Ihrem Körpererleben? Z. B. dass sich Ihre Glieder zu groß oder zu klein anfühlen?

Subtyp 1: Spüren von Veränderung
Können Sie dieses Gefühl beschreiben? Geht es auch wieder weg?

Subtyp 2: Wahrnehmung von Veränderung (Illusionen von Veränderungen)
Haben Sie diese Veränderungen tatsächlich am Körper wahrgenommen oder gesehen? Sahen z. B. Ihre Hände wirklich größer aus?

3.2 Spiegelbezogene Phänomene

Wie ist es, wenn Sie in den Spiegel schauen? Haben Sie sich schon einmal im Spiegel angesehen und gedacht »das bin gar nicht ich; diese Person sieht komisch, irgendwie verändert aus«?

Subtyp 1: Suche nach Veränderung
Hatten Sie Phasen, in denen Sie immer wieder in den Spiegel schauen mussten, um nachzuprüfen, ob sich z. B. an Ihrem Gesicht etwas verändert hat?
So etwa wie: »Wie sehe ich aus? Bin ich immer noch ich selbst?«

Subtyp 2: Wahrnehmung von Veränderung
Haben Sie dann auch tatsächliche Veränderungen gesehen oder wahrgenommen?

Subtyp 3: Andere Phänomene
Gab es eine Zeit, in der Sie oft in den Spiegel schauen mussten, um zu überprüfen, ob Sie wirklich »da« waren?
Oder haben Sie schon einmal vermehrt Fotos von sich selbst angesehen, um etwas über sich selbst herauszufinden?

3.3 Somatische Depersonalisation (Leibliche Entfremdung)

Haben Sie schon einmal die Erfahrung gemacht, dass Ihr Körper oder Teile des Körpers taub, fremd, oder weit weg erschienen; als ob er oder sie nicht richtig zu Ihnen gehörten?
Oder hatten Sie schon einmal das Gefühl, Ihre Körperteile bildeten keinen richtigen Zusammenhang?

3.4 Psychophysische Fehlpassung und psychophysische Spaltung

Hatten oder haben Sie manchmal das Gefühl, Ihr Körper gehöre oder passe nicht so richtig zu Ihnen? (z. B. zu groß, zu klein oder auf irgendeine Weise unbequem)

3.5 Leibliche Desintegration

Hatten Sie schon einmal oder haben Sie manchmal das Gefühl, dass Ihr Körper verschwinden oder sich auflösen könnte? So als würde er auseinanderfallen oder der Zusammenhang zerbrechen?

3.6 Verräumlichung (Vergegenständlichung) von Leiberlebnissen

Hatten oder haben Sie manchmal das Gefühl, Ihr Körper oder einige Körperteile seien wie Dinge oder Gegenstände im Raum?
Beeinflusst dieses Gefühl Ihre Beziehung zu Ihrem Körper oder den entsprechenden Körperteilen?
Oder können Sie manchmal innerliche, körperliche Prozesse spüren (Kreislauf, Organe)?

3.7 Zönästhetische Erlebnisse

Hatten oder haben Sie manchmal sonderbare, rätselhafte Körperempfindungen oder Schmerzen? Z. B., dass etwas in Ihrem Körper Sie reizt, drückt, vibriert oder kribbelt (Stromgefühl)?
Fühlt sich Ihr Körper manchmal sonderbar leicht oder schwer an (Schwebegefühl)?

3.8 Bewegungsstörungen

Wie nehmen Sie Ihre eigenen Bewegungen wahr? Gab oder gibt es dort manchmal Veränderungen oder Störungen?

Subtyp 1: Pseudobewegungen des Körpers

4.7 Beispielfragen

Hatten Sie schon einmal das Gefühl, Körperteile oder Ihr ganzer Körper bewege sich, ohne dass dies wirklich der Fall war/ohne dass andere Personen diese Bewegung sehen konnten?

Subtyp 2: Motorische Interferenz
Ist es schon einmal vorgekommen, dass Sie Bewegungen ausführen mussten, obwohl Sie das gar nicht wollten?

Subtyp 3: Bewegungsblockade
Ist es schon einmal vorgekommen, dass Sie eine Handlung ausführen wollten (z. B. nach einem Glas greifen), Ihr Körper aber nicht so richtig wollte, dass es einfach nicht ging? (Stockung, Blockade, Steckenbleiben in einer Bewegung)

Subtyp 4: Empfinden motorischer Lähmung
Hatten Sie oder haben Sie manchmal das Gefühl, wie gelähmt zu sein oder langsam gelähmt zu werden?
Kann es in solchen Momenten sein, dass Sie sich tatsächlich nicht mehr bewegen können?

Subtyp 5: Desautomatisierung von Bewegung
Wie steht es mit alltäglichen Bewegungen (Zähne putzen, Fahrrad fahren, sich den Mantel zumachen)? Handlungen, die normalerweise automatisch oder nebenbei ablaufen, ohne dass man sich darüber Gedanken machen muss? Laufen diese Bewegungen automatisch und flüssig ab oder hatten Sie schon einmal Schwierigkeiten, diese alltäglichen Handlungen auszuführen? Brauchen Sie dann viel Aufmerksamkeit oder Anstrengung, um sie durchzuführen?

3.9 Mimetisches Erleben (Resonanz zwischen eigenen und fremden Bewegungen)

Gab oder gibt es manchmal Situationen, in denen Sie das Gefühl hatten, Ihre Bewegungen werden von anderen oder Dingen in Ihrer Umwelt imitiert oder nachgemacht? Das Gefühl, andere würden das Gleiche machen wie Sie? »Wenn ich eine Bewegung mache, dann machen die anderen das auch ausgerechnet im gleichen Moment.«
Wie wirkt sich dieses Gefühl dann auf Sie aus (Gefühl der eigenartigen Verbindung, Stoppen der Bewegung)?

4 Demarkation/Transitivismus

Der vierte Bereich dreht sich um die Grenzen zwischen einem selbst und anderen bzw. der Umwelt.
Hatten oder haben Sie manchmal Schwierigkeiten, sich richtig abzugrenzen?

4.1 Verschmelzung mit dem Anderen

Hatten oder haben Sie manchmal das Gefühl, mit anderen Menschen zu verschmelzen, sodass sich die Grenze zwischen Ihnen und der anderen Person auflösen? Das Gefühl, andere würden Sie durchdringen, in Sie eindringen, sich mit Ihnen vermischen oder Ähnliches? War dies unangenehm oder bedrohlich?
Gab es schon einmal die Situation, dass Sie jemandem angeschaut haben und plötzlich Angst vor seinem Blick bekamen: »Diese Person saugt mich auf, jetzt kann ich nicht mehr standhalten, jetzt gehe ich mir verloren?«

4.2 Verschmelzung mit dem eigenen Spiegelbild

Kann es vorkommen, dass Sie in den Spiegel blicken oder Fotos ansehen und sich unsicher sind, wer wer ist? »Stehe ich hier oder im Spiegel?«

4 EASE-Interviewleitfaden mit Beispielfragen

4.3 Bedrohlicher Körperkontakt

Subtyp 1: Unangenehmes, Angst auslösendes Gefühl
Ist es schon einmal vorgekommen, dass Sie sich vom Körperkontakt mit anderen Menschen bedroht fühlen, so als ob Ihre Identität dadurch irgendwie verloren gehen könnte?

Subtyp 2: Gefühl des Verschwindens, der Vernichtung
Hatten Sie schon einmal das Gefühl sich aufzulösen, wenn jemand Ihnen sehr nahekam oder Sie berührte?

4.4 Beeinflussungsstimmung

Haben Sie manchmal das Gefühl, der Welt ausgeliefert zu sein, eingeschränkt, beeinflusst zu sein? Oder haben Sie manchmal das ungute Gefühl, gleich könnte etwas Schreckliches passieren, ohne dass Sie genau sagen können, was?

4.5 Andere transitivistische Phänomene

Hatten oder haben Sie manchmal das Gefühl, Ihnen fehle eine »Barriere« der Welt gegenüber, als seien Sie zu offen, zu transparent oder zu durchlässig? Oder haben Sie umgekehrt eine besonders dicke Schicht, die Sie gegenüber Einflüssen der Umgebung schützt?

5 Existenzielle Reorientierung

Der letzte Bereich umfasst Ihre Grundeinstellungen zum Leben, Ihre Weltanschauung. Hatten oder haben Sie Zeiten, in denen Sie sich besonders für religiöse oder philosophische Themen oder weltanschauliche Fragen interessieren?

5.1 Primäre eigenbezügliche Phänomene

Gab es Situationen, in denen Sie das Gefühl hatten, äußere Ereignisse oder Menschen stünden in Beziehung zu Ihnen oder es hätte eine bestimmte Bedeutung, dass Handlungen gerade jetzt und genau so passieren?

Beispielgedanke: »Wenn dieses und jenes gerade dann passiert, wenn ich hier bin, möchte mir irgendjemand etwas damit sagen, oder es hat eine besondere Bedeutung für mich.« – »Das will doch etwas heißen.«

5.2 Empfinden von Zentralität

Hatten oder haben Sie manchmal das Gefühl, irgendwie im Mittelpunkt zu stehen? Oder gar das Zentrum des Universums zu sein?
(Damit ist nicht gemeint, dass Sie alle angeschaut haben, wenn Sie sich z. B. in der Schule gemeldet haben, sondern der Eindruck in alltäglichen Situationen, etwa auf der Straße: »Alle drehen sich nach mir um«, oder bei der Arbeit: »Ich muss allen helfen.«)

5.3 Gefühl, als sei das Erfahrungsfeld des Subjekts die einzig vorhandene Realität

Hatten oder haben Sie manchmal den Gedanken, dass nur das existiert, was Sie gerade sehen?

5.4 »Als ob«-Gefühle von außergewöhnlicher kreativer Kraft, außergewöhnlicher Einsicht in verborgene Dimensionen der Realität oder außergewöhnliche Einsicht in den eigenen Geist oder den Geist anderer.

Hatten oder haben Sie manchmal das Gefühl, Sie hätten außergewöhnliche Kräfte oder Eigenschaften? Sie könnten Dinge tun, die andere Leute nicht kön-

	nen? Oder Sie hätten eine besondere Einsicht in die Welt, wüssten Dinge, die andere Menschen nicht wissen?
5.5	»Als ob«-Gefühl, dass die erfahrene Welt nicht wirklich real sei, existiere, als wenn sie nur scheinbar, illusionär oder täuschend sei.
	Haben Sie die Welt schon einmal für eine Illusion gehalten; als ob sie nicht wirklich existiere, nur ein Schauspiel, ein Traum oder eine Bühne wäre?
5.6	Magische Ideen, verknüpft mit der Erfahrungsweise des Subjekts
	Hatten oder haben Sie manchmal das Gefühl, dass es von Ihnen abhängt, was in der Welt geschieht, dass Sie die Ursache von äußeren Ereignissen sind oder sie auf irgendeine Weise beeinflussen können?
5.7	Existenzielle oder intellektuelle Veränderung
	Gab oder gibt es Zeiten, in denen Sie sich intensiv mit Themen, wie z. B. Mystik, übernatürliche Phänomene, Esoterik, tiefgründige philosophische Theorien, Religion o. ä beschäftigt haben/beschäftigen? Haben Sie sich schon immer für diese Themen interessiert oder gab es Momente, in denen Sie sich plötzlich intensiv mit einem Thema beschäftigt haben, das Sie vorher weniger interessiert hat?
5.8	Solipsistische Grandiosität
	Hatten Sie schon einmal oder haben Sie manchmal das Gefühl, Zusammenhänge besser zu verstehen als andere Menschen, besser zu verstehen, worum es im Leben eigentlich geht? (z. B. andere Menschen führen einen oberflächlichen Lebensstil, sind nicht so klug)
Abschluss	
	Fragen, Ergänzungen
	Gibt es Themen oder Dinge, die nun nicht zur Sprache gekommen sind, von denen Sie denken, dass Sie noch relevant oder wichtig sind, damit wir Ihre Erfahrung gut verstehen können?
	Forschungsfrage
	Sie kennen die Fragestellung der Studie. Wie würden Sie aufgrund Ihrer Erfahrungen diese Frage beantworten?

Literatur

Parnas J, Møller P, Kircher T, Thalbitzer J, Jansson L, Handest P, Zahavi D (2005) EASE: examination of anomalous self-experience. Psychopathology 38(5): 236–258.

5 EAWE: Examination of Anomalous World Experience

Louis Sass, Elizabeth Pienkos, Borut Skodlar, Giovanni Stanghellini, Thomas Fuchs, Josef Parnas und Nev Jones

Übersetzt aus dem Englischen von Daniel Vespermann und Tim Schnitzler

Zusammenfassung

Die »EAWE: Examination of Anomalous World Experience« (Sass et al. 2017a) ist ein detailliertes, semi-strukturiertes Interview, dessen Zweck darin besteht, herauszufinden, wie Personen verschiedene Aspekte ihrer jeweiligen Lebenswelt erfahren, und Beschreibungen sowie Diskussionen dieser Erfahrungen zu ermöglichen. Das Instrument ist in der Tradition der phänomenologischen Psychopathologie verankert und zielt darauf ab, sechs zentrale Dimensionen der Subjektivität umfangreich qualitativ zu explorieren, nämlich das persönliche Erleben von: (1) Raum und Objekten, (2) Zeit und Ereignissen, (3) anderen Personen, (4) Sprache (in gesprochener wie in schriftlicher Form), (5) Atmosphären (dem übergreifenden Erleben von Realität, Vertrautheit, Vitalität, Bedeutsamkeit oder Relevanz) und (6) existenzieller Orientierung (Werte, Einstellungen und Weltbilder).

Die EAWE basiert und fokussiert vorrangig auf Erfahrungen, von denen angenommen wird, dass sie häufig bei Schizophrenie-Spektrum-Störungen anzutreffen, wenn nicht mitunter charakteristisch hierfür sind. Sie kann indessen auch für die Erforschung anomalen Welterlebens bei anderen Populationen verwendet werden. Nach einer theoretischen und methodologischen Einleitung führt die EAWE in sechs Domänen 75 spezifische Items auf, oftmals in Subtypen unterteilt und von veranschaulichenden Patientenzitaten begleitet.

Die EAWE ist ursprünglich in einer Sonderausgabe von *Psychopathology*[19] erschienen, die auch ein einordnendes Vorwort (in dem die Schwierigkeiten, aber auch die Notwendigkeit, das subjektive Erleben zu erforschen, anerkannt werden) und einen kurzen Befund zur Reliabilität beinhaltet. Dort sind außerdem sechs ergänzende Artikel zu finden, die zu jeder der sechs Domänen einen Überblick über relevante, phänomenologisch ausgerichtete Theoriebildung, Forschungsstand und einschlägiges klinisches Hintergrundwissen geben.

---

19 Die verschiedenen Artikel der Sonderausgabe können auf der Seite des Karger Verlags heruntergeladen werden: https://www.karger.com/Article/Abstract/456215

5.1 Einleitung

Die »Examination of Anomalous World Experience« (EAWE) ist ein semi-strukturiertes Interview, das entwickelt wurde, um subjektive Anomalien im Erleben der äußeren Welt, der Sprache oder anderer Personen, d. h. der jeweiligen »Lebenswelt« einer Person zu explorieren. Sie basiert vor allem, aber nicht ausschließlich auf den Erfahrungsberichten und klinischen Beschreibungen von Personen, bei denen eine Schizophrenie-Spektrum-Störung diagnostiziert wurde. Demnach sollte die EAWE deskriptive, differenzielle, diagnostische und vielleicht auch prognostische Relevanz für diese und andere Störungsbilder besitzen. Das vorliegende Material beinhaltet

1. eine Einführung, die theoretische und praktische Fragestellungen behandelt,
2. die sechs Domänen der Erfahrung abdeckenden EAWE-Items (»Raum und Objekte«, »Zeit und Ereignisse«, »andere Personen«, »Sprache«, »Atmosphäre« und »existenzielle Orientierung«), und
3. eine Liste aller EAWE-Items und deren Subtypen zur Verwendung während des Interviews.

Eine Version der Liste, die als Bewertungsbogen formatiert ist, steht als zusätzliches Material online zur Verfügung. Eine weitere Liste, auf der die EAWE-Items mit ähnlichen Items der EASE (Examination of Anomalous Self-Experience) und der BSABS (Bonner Skala für die Beurteilung von Basissymptomen) verglichen werden, steht ebenfalls als zusätzliches Material online zur Verfügung (siehe www.karger.com/doi/10.1159/000454928 für alle zusätzlichen, online zur Verfügung stehenden Materialien).[20]

5.1.1 Zielsetzung und theoretische Erwägungen

Störungen des Welterlebens – einschließlich anomalen Erlebens von Raum und Objekten, Zeit und Ereignissen, anderen Personen, Sprache, Atmosphären und existenzieller Haltungen – sind schon seit langem als wesentliche Eigenschaften von Schizophrenie-Spektrum-Störungen anerkannt. Sowohl in autobiografischen Schilderungen und anderen Berichten aus der Ersten-Person-Perspektive als auch in klassischen und zeitgenössischen klinischen und psychopathologischen Beschreibungen stechen diese Störungen immer wieder hervor. Zwar sind einige dieser Anomalien in der BSABS (Gross et al. 2008) aufgeführt und beschrieben, allerdings sind sie bisher noch nicht in einer einzigen, synoptischen Liste strukturiert zusammengeführt worden, die zugleich umfassend und detailreich ist

---

[20] Anm. der Hrsg.: In Absätzen, die weiterführendes Material zur EAWE beschreiben, weicht die vorliegende Übersetzung teilweise vom originalen EAWE-Text ab. Dies ist der Tatsache geschuldet, dass nur Teile des weiterführenden Materials als relevant für dieses Buch eingestuft und dementsprechend übersetzt wurden.

und sich für eine allgemeine empirisch-phänomenologische Exploration qualitativer Anomalien des Welterlebens eignet.

Die EAWE (ausgesprochen »'i:wi«) fokussiert vorwiegend Anomalien, die häufig (aber nicht ausschließlich) bei Erkrankungen im Schizophrenie-Spektrum anzutreffen sind; sie kann indes auch für Explorationen anderer Störungsbilder genutzt werden. Sie richtet sich auch nicht auf die eher floriden und offensichtlichen Symptome, die für Standarddiagnosen entscheidend sind (wie z. B. Halluzinationen, Wahnvorstellungen oder »Negativsymptome«), sondern versucht eine zugrunde liegende Orientierung oder Vulnerabilität zu erfassen, die sich in subtilen Veränderungen des Welterlebens oder der subjektiven Perspektive auf die Lebenswelt manifestieren. Zusammengenommen sollen die sechs Domänen der EAWE alle wesentlichen Bereiche des Welterlebens abdecken.

Obwohl die EAWE vermutlich eine gewisse diagnostische Aussagekraft besitzt, ist sie nicht dazu vorgesehen, als alleiniges diagnostisches Instrument verwendet zu werden; die Symptome oder Aspekte der Erfahrung, die von ihr in den Blick genommen werden, haben in den üblichen Diagnosesystemen wie dem DSM-5 (Diagnostic and Statistical Manual of Mental Disorders) oder dem ICD-10 (International Classification of Diseases) nur randständigen Charakter oder fehlen gänzlich (obwohl sie vielleicht für ein zukünftiges, phänomenologischer ausgerichtetes System von Bedeutung sein können). Die EAWE kann für die Bewertung, Erforschung und für vertiefende Einsichten in die Textur, Struktur sowie die dynamischen Aspekte subjektiven Lebens genutzt werden. Ebenso kann sie dazu dienen, ein besseres Verständnis der Erkrankung sowie der je eigenen Perspektive der interviewten Personen zu entwickeln und zu kommunizieren; dies wiederum kann für psychotherapeutische und weitere klinische Zwecke nutzbar gemacht werden.

Die EAWE stellt eine Ergänzung zur EASE (Parnas et al. 2005) dar, einem semi-strukturierten, phänomenologisch ausgerichteten Interview, dessen Schwerpunkt auf Störungen des basalen oder minimalen Selbstgewahrseins (»Ipseität«) liegt. Die EAWE hingegen ist entwickelt worden, um jene Aspekte der Schizophrenie zu erfassen, die sich eher auf das Erleben und die Orientierung in *der äußeren Welt* beziehen. Dennoch müssen Selbstgewahrsein und Welterleben als eng miteinander verschränkt und sich manchmal überschneidend verstanden werden: Nahezu alle Phänomenologen haben diese äußerst enge Beziehung zwischen den subjektiven und objektiven Aspekten oder Polen des Bewusstseinsvollzugs hervorgehoben (für eine weitergehende Behandlung dieses Themas siehe Sass et al. 2017b). Dementsprechend kann davon ausgegangen werden, dass alle Verformungen der »Ipseität« oder des basalen Selbsterlebens mit einer entsprechenden Lockerung oder anderweitigen Verzerrung dessen verbunden sind, was sich als »Zugriff« *(grip)* auf oder »Halt« *(hold)* des Subjekts in der Welt bezeichnen ließe (Merleau-Ponty 2012; Sass und Parnas 2003).

In diesem Sinne sind kategorische Unterscheidungen nicht möglich; tatsächlich muss die Abgrenzung zwischen der EASE und der EAWE ein wenig willkürlich anmuten. Betrachten wir einmal die EAWE-Domänen »Zeit und Ereignisse«, »Andere Personen« und »Sprache« (die Domänen 2, 3 und 4). Zeit ist offensichtlich eine grundlegende Dimension des Welterlebens; dennoch stellt die basale oder implizite Zeitlichkeit (Husserl 1964), die William James (1890) als »scheinbare Gegenwart« (»specious present«) bezeichnet hat, zugleich auch das zentrale Medium des basalen Selbsterlebens dar. Sich anderer Personen oder Subjektivitäten bewusst zu sein, ist mit *Selbst*bewusstsein verbunden. Sprache leitet sich (als System) aus der sozialen Umwelt ab und wird uns erst durch diese zugänglich (als von anderen Personen gesprochene und geschriebene Sprache), trotzdem verkörpert sie sich auch in und durch Subjekte; nur so kann sie einen Rahmen für unsere Erfahrung äußerer Objekte und Ereignisse darstellen.

Man kann deshalb davon ausgehen, dass bestimmte EASE-Items auch für die in der EAWE erfassten Domänen einschlägig sind. Jene EASE-Items, die sich hinreichend direkt auf das Welterleben beziehen, sind deswegen auch in der EAWE enthalten, z. B. in Domäne 6 »Existenzielle Orientierung«. Entsprechende Item-Nummern der EASE (und der BSABS) sind vermerkt, wenn sie in der EAWE verwendet wurden, und eine vollständige Liste aller Ähnlichkeiten und Überschneidungen mit der EASE sowie der BSABS ist online zugänglich.

Zudem haben Abwandlungen des Welterlebens (wie auch Veränderungen der Ipseität oder des basalen Selbsterlebens) typischerweise einen umfassenden oder holistischen Charakter, der sich einem operationalisierenden Zugriff mittels distinkter Eigenschaften und Faktoren verweigert. Zeit und Raum sind beispielsweise keine voneinander unabhängigen Eigenschaften des Welterlebens, sondern miteinander verflochtene Dimensionen oder Strukturen der Erfahrung, die sich in gewisser Weise gemeinsam verändern (Heidegger 1962). Ebenso ist unsere Erfahrung des Raums und der gegenständlichen Welt normalerweise von einem impliziten Sinn für die Gegenwart anderer bewusster Wesen (die Domäne »Andere Personen«), anderer potenzieller Beobachter mit je verschiedenen Blickwinkeln (Husserl 1950) durchdrungen. Besonders schwierig ist es, atmosphärische oder tiefgreifende, stimmungsähnliche Qualitäten einzufangen, die eine interviewte Person einmal mit dem spezifischen »Geruch« einer Erfahrung verglichen hat. Nichts hiervon sollte jedoch dazu Anlass geben, die humanistische oder wissenschaftliche Bedeutung der subjektiven Erfahrung zu schmälern.

Wir sind uns der Tatsache bewusst, dass es prinzipiell unmöglich ist, ein operationalisiertes Bewertungssystem zu entwickeln, das dem vielschichtigen Fluss gelebter Erfahrung gänzlich gerecht werden könnte. Die in der EAWE aufgeführten Items sind demnach ein Versuch, einerseits den Anforderungen zu genügen, die mit einer Operationalisierung einhergehen, andererseits die hier fokussierten und oftmals schwer fassbaren Veränderungen des Erlebens zu erfassen.[21] Die einzelnen EAWE-Items sollten deshalb *nicht* als Beschreibungen distinkter Symptome verstanden werden, die normalerweise *unabhängig voneinander* auftreten. Oftmals behandeln mehrere EAWE-Items eine einzelne, tieferliegende strukturelle Veränderung des Erlebens aus je verschiedenen Blickwinkeln oder

---

21 In einem gewissen Sinn sind viele oder die meisten der EAWE-Items irgendwie »atmosphärisch«/holistisch. Wenn die tiefgreifenden Veränderungen sich jedoch spezifisch auf den Raum, die Zeit, andere Personen oder Sprache beziehen, dann sind diese auch der jeweiligen Domäne zugeordnet, während Domäne 5, »Atmosphäre«, ausdrücklich die holistischeren Aspekte der Erfahrung in den Vordergrund stellt.

unter verschiedenen Gesichtspunkten (z. B. im Hinblick auf deren räumlichen oder zeitlichen Aspekt etc.). Die Struktur der EAWE spiegelt somit unterschiedliche (und bisweilen konfligierende) theoretische, praktische und erfahrungsbezogene Interessen wider. Im Text ist eine Vielzahl an Anmerkungen zu finden, die der Interviewerin oder dem Interviewer andere Items ins Gedächtnis rufen, die über die gesamte EAWE verteilt und strukturell ähnlich sind oder oftmals mit dem betreffenden Item oder Subtyp zusammen auftreten.

5.1.2 Die Entwicklung der EAWE

Die Items der EAWE entstammen klinisch-phänomenologischen Darstellungen oder Beschreibungen aus der Ersten-Person-Perspektive, die der psychopathologischen Literatur zur Schizophrenie und verwandten Störungsbildern sowie gelegentlich der klinischen Erfahrung der Autoren entnommen sind. Die Items wurden mithilfe von Versuchsinterviews auf Basis früherer Versionen der EAWE und durch Gespräche sowie Korrespondenzen mit Personen weiterentwickelt, die an Schizophrenie oder anderen psychotischen Zuständen litten.[22] Auf der Grundlage von Rückmeldungen der in den Probedurchläufen interviewten Personen und anderer Korrespondenten ist die EAWE von den Autoren überarbeitet und ergänzt worden, um ihre Eindeutigkeit sowie Anwendbarkeit zu verbessern und sie noch reichhaltiger werden zu lassen.

Die EAWE verdankt viel der Bonner-Skala (BSABS)[23] sowie der EASE; einige unserer Items leiten sich direkt oder ziemlich direkt von den Items dieser beiden Instrumente ab. Auf diesen Ursprung wird bei den entsprechenden Items mit den Buchstabenkürzeln »BS« bzw. »EASE« und der dazugehörigen Item-Nummer im jeweiligen Instrument hingewiesen. Andere Items spiegeln Aspekte der Erfahrung wider, die zwar denen der Items in der Bonner Skala oder EASE ähneln, aber nicht mit ihnen identisch sind. Auf identische oder nahezu identische Items wird mit »=« hingewiesen; ähneln sich Items oder liegen teilweise begriffliche Überschneidungen vor, wird das mit »~« angezeigt. (Eine Übersicht, welche die Ähnlichkeiten mit der EASE und der Bonner Skala auflistet, steht online als ergänzendes Material zur Verfügung.) Zusätzlich zu den Anleihen bei diesen beiden Instrumenten basieren die EAWE-Items und deren Beschreibungen grundsätzlich auf phänomenologischen Theoriebildungen (insbesondere der Philosophen Edmund Husserl, Martin Heidegger und Maurice Merleau-Ponty sowie der Psychiater Eugène Minkowski, Klaus Conrad und Wolfgang Blankenburg) sowie klassischen und zeitgenössischen psychopathologischen Arbeiten. Entsprechende

---

22 Die Probedurchläufe beinhalteten Interviews sowohl aus (den US-amerikanischen und slowenischen) Reliabilitätsstudien als auch andere Interviews (die nicht Teil der Reliabilitätsstudien waren) mit zehn Personen, bei denen vielfältige psychiatrische Diagnosen vorlagen (Schizophrenie, schizoaffektive Störung, schizotype Persönlichkeitsstörung, Major Depression, Bipolar-I-Störung, Depersonalisationsstörung, akute Psychose und Zwangsstörung).
23 Anm. der Hsrg: In der Originalpublikation wurde die englische Version der Bonner Skala (Gross et al. 2008) verwendet.

Stellennachweise werden bei wörtlichen Zitaten gegeben (mit Ausnahme von Zitaten unserer eigenen Patienten oder Probanden; diese werden dann als »unveröffentlichtes Material« aufgeführt), die als Beispiele fungieren und gelegentlich innerhalb der Item- oder Subtypbeschreibungen erscheinen.

5.1.3 Zusätzliche Items und Subtypen

Einige Items und Subtypen sind mit in die EAWE aufgenommen worden, obwohl die von ihnen beschriebenen Veränderungen des Erlebens nicht *häufiger* in Schizophrenie-Spektrum-Störungen aufzutreten scheinen als in anderen Störungsbildern, insbesondere affektiven Störungen und Formen der Paranoia. Sie sind Teil der EAWE, weil sie (1) immer wieder im Schizophrenie-Spektrum festgestellt werden, (2) es ermöglichen, das System entsprechend seiner inneren Logik zu vervollständigen, und (3) für Vergleichsstudien hilfreich sein könnten. Auf diese Items und Subtypen wird mit einem Stern (*) hinter den entsprechenden Bezeichnungen hingewiesen. Einige dieser derart gekennzeichneten Items/Subtypen können auch Erfahrungen abbilden, für die vielleicht eine spezifische Ausprägung in der Schizophrenie vorliegt, deren Besonderheit aber schwer zu erfassen ist und gegebenenfalls weiterer Untersuchungen[24] bedarf.

Derartige Schwierigkeiten, den nosologischen Status psychiatrisch relevanter Anzeichen und Symptome einzuschätzen und zu bestimmen, sind der modernen Psychiatrie inhärent, vielleicht besonders im Fall der Schizophrenie. Wir enthalten uns hier einer spezifischen Einschätzung der diagnostischen Signifikanz irgendeines der EAWE-Items. Die Sterne (*) sind lediglich Ausdruck unseres besten Ermessens (auf einer einfachen Entweder-oder-Basis) dessen, was dem Großteil der klassischen psychopathologischen Literatur zufolge als besonders charakteristisch für die Schizophrenie (oder das Schizophrenie-Spektrum) gelten könnte und sie von anderen »funktionalen« Psychosen unterscheidet (z. B. schweren Formen der Major Depression, der bipolaren oder der wahnhaften Störung).[25] Allerdings besteht eine mögliche Verwendungsweise der EAWE darin zu ermitteln, welche Formen des Welterlebens die beste Unterscheidung zwischen dem Schizophrenie-Spektrum und vielfältigen anderen Störungsbildern erlauben. Ein Teilbereich oder eine passende Gewichtung der EAWE-Items könnte sich auch durchaus als nützlich für Vorhersagestudien oder Differenzialdiagnosen erweisen. Man sollte selbstverständlich nicht annehmen, dass es *genau eine* Art und Weise gibt, in der das Welterleben in der Schizophrenie und in anderen Störungsbildern verändert ist; es kann vielmehr sein, dass in der Schizophrenie heterogene, gegebenenfalls aber auch miteinander verknüpfte Modi und Abwandlungen der Weltlichkeit der Betroffenen zusammen bestehen.

---

24 Für ein Beispiel einer solchen weiterführenden Präzisierung im Hinblick auf Erstrangsymptome siehe Koehler (1979).
25 Auf potenzielle Überschneidungen mit anderen Störungsbildern, deren jeweilige Symptomatik derjenigen der Schizophrenie ähnelt, wie es beispielsweise bei der Depersonalisationsstörung oder anderen dissoziativen Störungsbildern der Fall ist, wird nicht verwiesen.

Beispiele für diese mit einem Stern ausgewiesenen Items/Subtypen sind: 1.8.7 Affektive Erfahrung des Raums*, 2.1.1 Die Zeit oder Bewegungen scheinen beschleunigt zu sein*, 3.4.1 Selbstunsicherheit, Selbstkritik*, 5.15.1 Mystische Vereinigung mit der Welt* und 6.6 Unmögliche Verantwortung oder Schuld*. Obwohl diese Erfahrungen wie alle anderen Items oder Subtypen abgefragt werden sollten, kann es erforderlich sein, sie in einer Datenanalyse separat zu verarbeiten.

5.2 Allgemeine Leitlinien zur Durchführung des Interviews

5.2.1 Intrinsische Herausforderungen des Interviews

Grundsätzlich zielt die EAWE auf Erfahrungen ab, die die interviewten Personen auch als anomal anerkennen werden, d. h. sie sehen einen Unterschied zwischen diesen Erfahrungen und demjenigen, was sie für »normale« Erfahrungen anderer Personen oder als charakteristisch für ihr eigenes Erleben in einem gewöhnlicheren Zustand halten. Die in der EAWE beschriebenen subjektiven Erfahrungen sind oftmals befremdlich, sehr persönlich sowie flüchtig. Deshalb wird vielen von ihnen eine nur sehr schwer zu beschreibende Qualität eignen, was es zu einer besonderen Herausforderung macht, sie zu erfragen oder zu schildern. Einige Erfahrungen können sogar die Fähigkeit zu klarer sprachlicher Kommunikation unterlaufen. Zusätzlich können Beschreibungen des subjektiven Erlebens in vielfältiger Weise verfälscht sein und dürfen nicht einfachhin für wahr gehalten werden. Folglich ist es notwendig, dass beide, Interviewer und interviewte Person, fähig und interessiert daran sind, die berichteten Erfahrungen gemeinsam eingehend zu untersuchen.

Es ist ebenfalls wichtig, die Rolle von Metaphern anzuerkennen, die als ein unentbehrlicher Bestandteil von Sprache oftmals dann Verwendung finden, wenn Erfahrungen beschrieben werden sollen, die besonders subtil, tiefgreifend oder ungewöhnlich sind. Metaphern können jedoch sowohl irreführend als auch aufschlussreich sein; so ist oftmals das Urteilsvermögen des Interviews ausschlaggebend, um zu ermitteln, ob die Darstellung der interviewten Person die Kriterien eines jeweiligen Items oder Subtyps erfüllen.

5.2.2 Notwendige Voraussetzungen

Der das Interview prägende Umgangston ist von entscheidender Bedeutung. Die Erfahrung zeigt, dass Patienten aus der Klinik sowie Studienprobanden sich oftmals erleichtert zeigen, einem Interviewer zu begegnen, der an den subtilen, oft beunruhigenden Erfahrungen, die sie mitunter nie zuvor anderen gegenüber preisgegeben oder über die sie nie gesprochen haben, interessiert (und mit diesen vertraut) ist. Es ist aber ebenfalls möglich, dass die interviewte Person das Gefühl hat, dass man auf irgendeine Weise in vertrauliche Bereiche ihres Privatlebens eindringt; genauso kann es ihr widerstreben oder unangenehm sein, über Phänomene zu sprechen, die in besonderer Weise intim oder befremdlich erscheinen und die im alltäglichen Leben, aber auch im psychiatrischen Kontext normalerweise keine Erwähnung finden. Demnach ist es wichtig, das Gefühl einer neutralen, nicht verurteilenden und dennoch mitfühlenden Beziehung entstehen zu lassen, die frei ist von einer bloß voyeuristischen oder verdinglichenden Neugier.

Um in der Lage zu sein, dem Probanden feinfühlig und verständig zuzuhören, müssen die Interviewer über ein grundlegendes Verständnis sowohl allgemeiner Psychopathologie als auch phänomenologischer Herangehensweisen an menschliches Bewusstsein und psychopathologische Phänomene verfügen. Einige der zentralen Werke der phänomenologischen Psychopathologie sind in der Bibliografie der EAWE aufgeführt. Spezifische Auseinandersetzungen mit den EAWE-Domänen (und der einschlägigen Literatur) sind in den drei Beiträgen von Sass und Pienkos sowie in den zusätzlichen Artikeln zu finden, die sich jeweils einer der sechs EAWE-Domänen widmen (Sass et al. 2017b für die entsprechenden Verweise).

Im Allgemeinen sollten keine Personen interviewt werden, die sich in akuten Krankheitsstadien oder hochgradig psychotischen Zuständen befinden. Üblicherweise ist ein gewisses Maß an Verbesserung und Stabilität des klinischen Zustandes notwendig, um sich derart an einem Gespräch beteiligen zu können, wie es für die Durchführung der EAWE erforderlich ist. Ebenso kann es der Fall sein, dass einige Studienteilnehmer, deren Schizophrenieerkrankung oder anderweitige psychische Krankheit eine lange Vorgeschichte aufweisen, nicht bereit oder in der Lage sind, sich auf ein detailliertes oder reflektiertes Gespräch über ihre Erfahrungen einzulassen; das kann die Folge wiederkehrender psychotischer Episoden oder von Nebenwirkungen der Medikation sein. Einigen Probanden mag es auch schwer fallen, sich an jene subtilen Veränderungen des Erlebens zu erinnern, nach denen in der EAWE gefragt wird und die einem ersten Krankheitsausbruch vorausgingen oder ihn begleiteten.

5.2.3 Durchführung des Interviews

Bereits das semi-strukturierte Format des Interviews lässt erkennen, dass sich die Interaktion wie ein gemeinsames, explorierendes Gespräch und nicht wie eine zielgerichtete Befragung anfühlen sollte. Es ist das Ziel, in den Berichten der Probanden Erfahrungsstrukturen festzustellen, qualitative Eigenschaften der Erfahrungen freizulegen und sie durch lebendige Selbstbeschreibungen zu erhellen. Folglich geht es *nicht* darum, etwas zu messen oder nach Kausalzusammenhängen Ausschau zu halten. Dem phänomenologischen Prinzip der *epoché* oder »Einklammerung« folgend (für eine weitergehende Erläuterung hierzu siehe Sass et al. 2017b), sollte es die Interviewerin vermeiden, danach zu fragen, *ob* eine Erfahrung tatsächlich wahrheitsgemäß war; ebenso sollte nicht nach (z. B. neurokognitiven oder psychodynamischen) Mechanismen und Theorien gefragt werden, die die entsprechenden Erfahrungen erklären könnten, es sei denn, derartige Deutungen waren in der ursprünglichen Erfahrung selbst enthalten (Domäne 6, »Existenzielle Orientierung«, kann hier gewissermaßen als Ausnahme gelten, da dort explizit Stellungnahmen zu und Interpretationen der Erfahrung oder der Welt erfragt werden). Falls sich die interviewte Person solcher deutender Begrifflichkeiten bedient, sollte die Interviewerin das Gespräch wieder zu »den Sachen selbst« lenken, d. h. darauf, wie den interviewten Personen die Welt *erschienen* ist; das kann bedeuten, die Probanden zu bitten, ein Beispiel der fraglichen Erfahrung anzugeben und sie zu beschreiben, um es dann möglichst eingehend zu explorieren.

Es ist wichtig, dass die Interviewer über ein belastbares Verständnis der von der EAWE fokussierten Phänomene verfügen. Dies erlaubt es, die explorierenden Fragen möglichst unumwunden und in eigenen Worten zu formulieren sowie einen übermäßig intellektualisierten Tonfall zu vermeiden. Um den Fortgang des Interviews zu erleichtern, sind wesentliche Ausdrücke kursiv gesetzt. Ein kurzer Blick auf die großgeschriebenen Item- oder Subtyp-Bezeichnungen und die kursiv gesetzten Ausdrücke macht es den Interviewern (die bereits mit der EAWE vertraut sind) einfacher, sich an deren jeweils wesentliche Aspekte zu erinnern. Grundsätzlich sollte sich das Gespräch als eine wechselseitige interaktive Reflexion vollziehen, in dem die Interviewerin und die interviewte Person gemeinsam versuchen, die bisweilen schwierige Aufgabe zu bewältigen, das Wesentliche aus den anfänglichen Aussagen abzuleiten und zu klären. Zu Beginn des Interviews ist es üblicherweise hilfreich, die Probanden darauf hinzuweisen, dass von ihnen nicht erwartet wird, dass sie alle Erfahrungen, nach denen sie gefragt werden, auch tatsächlich gemacht haben. Gleichwohl sollten sie ermutigt werden, eine bestimmte Erfahrung, sollte sie mit einer Beschreibung einigermaßen im Einklang stehen, ohne ihr gänzlich zu entsprechen, dennoch gegenüber der Interviewerin zu erwähnen.

Um die subjektive Qualität einer Erfahrung besser zu verstehen, wird es hilfreich sein, um ein oder mehrere Beispiele für das entsprechende Phänomen zu bitten (sofern sie nicht bereits spontan geäußert wurden) und dann so eingehend nach verschiedenen Aspekten und Eigenschaften eines bestimmten Ereignisses zu fragen, wie es für ein ausreichendes Verständnis des »Wie« der Erfahrung notwendig ist. (Wenn eine interviewte Person das Vorliegen zahlreicher Items bestätigt, kann sich das Interview deutlich verlängern, sodass es besser in mehrere Sitzungen aufgeteilt wird.)

5.2.4 Die anvisierte Zeitspanne

Zwar liegt das Augenmerk der EAWE auf dem prä- oder subpsychotischen Erleben, das bedeutet jedoch nicht, dass psychotische Erfahrungen überhaupt nicht in Betracht gezogen werden. Einige »psychotische« Phänomene (d. h. Erfahrungen, die eindeutig von der konsensuellen Realität abgekoppelt sind wie beispielsweise Halluzinationen oder Wahnvorstellungen) sind ebenfalls mit in die EAWE aufgenommen worden, da diese manchmal auch außerhalb akuter psychotischer Episoden auftreten oder nach deren Abklingen fortbestehen und sich als relevant erweisen können, um die Qualität der Lebenswelt einer Person zu verstehen. (Darüber hinaus ist die Abgrenzung zwischen »subpsychotisch« und »psychotisch«, wie bei den meisten dieser terminologischen Unterscheidungen, nicht immer ganz eindeutig: Die Items unter 3.7 Störung der Selbst-Anderer-Demarkation stellen hierfür eindrückliche Beispiele dar.) Die Forscher können überlegen, ob sie auch Erlebnisse miteinbeziehen und bewerten möchten, die ausschließlich in klar psychotischen Zuständen auftreten[26]; falls sie mitaufgenommen werden, sollte dies vermerkt werden. Ebenso sollten auch Erfahrungen, die nur während der Kindheit (d. h. vor der ersten Prodromalphase) aufgetreten sind, nicht außer Acht gelassen, sondern von den Interviewern oder Ratern ebenfalls als solche notiert werden. Hingegen sollten Erfahrungen, die nur unter dem Einfluss psychotroper Substanzen (hierunter fallen nicht Psychopharmaka, die wie verordnet eingenommen werden) oder infolge somatischer Erkrankungen auftreten, nicht berücksichtigt werden.

Die EAWE-Items können für verschiedene Zeiträume erfragt werden, je nach Ziel- und Zwecksetzung der durchgeführten Studie (siehe die Einleitung von Domäne 6 für einige mögliche, jedoch nicht notwendige Fragen bezüglich des zeitlichen Rahmens). Üblicherweise werden Erfahrungen über die gesamte Lebensspanne hinweg beurteilt (wie es auch bei der Durchführung der EASE für gewöhnlich der Fall ist). Dennoch kann sich die Beurteilung auch auf die letzten 14 Tage, drei Monate, das letzte Jahr oder einen anderen Zeitraum beschränken.

5.2.5 Abfolge der Domänen und Items

Bevor mit der EAWE begonnen wird, ist es in der Regel hilfreich, die Probanden nach ihrem Krankheitserleben zu befragen, einschließlich vergangener Krankenhausaufenthalte oder besonders problematischer Phasen. Das kann mit einem ergebnisoffenen Gespräch darüber einhergehen, was im Krankheitserleben als besonders bedeutsam empfunden wird, insbesondere im Hinblick auf die Erfahrung der äußeren Welt und anderer Personen. Dadurch wird der Beziehungsaufbau begünstigt und ein umfassender Eindruck des Selbstverständnisses der Probanden vermittelt; zugleich können dabei oftmals Informationen oder Beispiele zutage treten, die sich auf später erfragte, spezifische Items beziehen lassen. Es kann auch zunächst nach der Lebensgeschichte der Probanden gefragt werden, um sich dann auf etwaige dabei erwähnte, relevante Erfahrungen zu konzentrieren. Die Entscheidung, an welcher Stelle der EAWE eingesetzt wird, sollte sich aus dem Gesprächszusammenhang ergeben. Im Allgemeinen scheint es ratsam zu sein, zunächst mit Phänomenen zu beginnen, die einen eher neutralen und weniger bedrohlichen Charakter haben, und dann zu den schwierigeren und herausfordernderen Domänen weiterzugehen. Die Items ordnen sich in je-

---

26 Anm. der Hsrg: EASE und EAWE unterscheiden sich stark im Einbezug psychotischer Erlebnisse. Siehe hierfür die Einleitung zur EASE in diesem Band.

der EAWE-Domäne im Wesentlichen nach folgendem Prinzip an: Eindeutige und unverfänglichere Fragen gehen gemeinhin jenen voraus, die sich auf komplexere oder potenziell verstörende Phänomene beziehen.

Falls sich aus dem Gespräch heraus kein anderer Einstieg anbietet, empfiehlt es sich, mit Domäne 1 zu beginnen und dann der Reihenfolge nach zu den Domänen 5 und 6 fortzuschreiten. Interviewern, deren Interessen sich auf bestimmte Domänen richten, ist es wiederum freigestellt, sich auf die wichtigsten Abschnitte zu beschränken. Soweit es möglich ist, sollten erst alle für ein Item relevanten Informationen zusammengetragen werden, bevor zum nächsten Item übergangen wird. Beim Durchgehen des Interviews sollte sich die Interviewerin darüber im Klaren sein, dass in zunehmendem Maße verschiedene Items bereits angeschnitten wurden und möglicherweise nicht noch einmal separat abgefragt werden müssen. Obwohl es wichtig ist, dass jedes Item exploriert wird, müssen sie nicht in der hier angeführten Reihenfolge abgefragt werden; der natürliche Gesprächsfluss wird oftmals zu späteren oder früheren Themen auf der Itemliste führen.

Es bietet sich an, die Probanden in die jeweilige Domäne einzuführen, indem eine allgemeine Frage gestellt wird, die, am Beispiel von Domäne 3, so lauten könnte: »Sind Ihnen jemals Veränderungen in der Art und Weise aufgefallen, wie Sie andere Personen erleben?« (Domäne 1, »Raum und Objekte«, ließe sich in die verschiedenen Wahrnehmungsmodalitäten zerlegen, sodass die jeweils relevanten Abschnitte mit allgemeinen Fragen zum Sehen, Hören oder Erleben des Raums eingeleitet werden können.) Alles, was in den Antworten der Probanden relevant erscheint, kann dann vertieft werden, indem nach weiteren Details oder Beispielen gefragt wird, sodass man schließlich eine möglichst genaue Beschreibung erhält. Wenn die Probanden von sich aus nichts mehr über die Erfahrungen berichten, sollten die Interviewer die Itemliste durchgehen und jedes Item abfragen, einschließlich etwaiger Subtypen. Falls sich die Interviewer hinreichend sicher sind, dass ein Item insgesamt nicht vorliegt, müssen nicht zwingend die einzelnen Subtypen abgefragt werden. Andernfalls können die Subtypen wiederum als Stichworte und Hilfsmittel dienen, um die mit dem Item verknüpften Erfahrungen zu explorieren.

Es ist zu beachten, dass die Aussagen der Probanden manchmal unter mehr als ein Item oder einen Subtypus fallen werden. So sollte z. B. die Aussage »Objekte sind Bühnendekorationen, hier und da platziert, geometrische Würfel ohne Bedeutung« als Vorliegen von 5.2 Verlust der Aufforderungscharaktere, 5.1.5 Verlust von Handlungsanreizen*, (»geometrische Würfel ohne Bedeutung«) und als 5.1.4 Falschheit, (»Bühnendekorationen«) gewertet werden. Die Subtypen sind (innerhalb eines jeweiligen Items) aus *deskriptiven* Gründen zusammen angeordnet; darin drückt sich nicht die vorgängige Annahme aus, dass zwischen den Subtypen notwendigerweise ein wesentlicher psychopathologischer oder pathogenetischer Zusammenhang besteht.

Grundsätzlich ist davon auszugehen, dass ein vollständiges EAWE-Interview zwischen 1,5 und 2,5 Stunden dauern wird, wenngleich die Länge je nach Interviewer erheblich schwanken kann.

5.2.6 Bewertung

Das Vorliegen der in der EAWE abgefragten Items sollte von den Interviewern bzw. Ratern (falls diese nicht identisch sind) mithilfe einer Skala von 0 = eindeutig nicht vorhanden, 1 = möglicherweise vorhanden, bis 2 = eindeutig vorhanden, bewertet werden. Items oder Subtypen, die nicht abgefragt wurden, sollten bei der Bewertung frei gelassen werden. Es kann vorkommen, dass sich eine Raterin nicht in der Lage sieht zu bestimmen, welcher Subtypus eines Items vorliegt, entweder weil keiner zutrifft oder nicht genügend Informationen zur Verfügung stehen, um einschätzen zu können, welcher zutreffend ist. In diesem Fall sollte das Item bewertet werden, ohne einen Subtypus anzugeben. Sie könnte aber notieren, warum sie keinen Subtypus bewertet hat; auch wenn eine solche Angabe nicht notwendig ist, kann es sich je nach Zweck der Studie doch als hilfreich erweisen. Dieses Bewertungssystem orientiert sich prinzipiell an demjenigen, das jüngst in verschiedenen EASE-Studien verwendet wurde.

Der Gesamtwert des EAWE-Scores (die Stern-Items nicht eingeschlossen, ▶ Kap. 5.1.3) sollte dann den Schweregrad und die Durchgängigkeit der spezifischen schizophreniformen Abwandlungen oder Anomalitäten in subjektiven Welterleben abbilden. Je nach Untersuchungsgegenstand der Studie mag es für die Interviewer sinnvoll sein, die Werte aller Subtypen oder nur die der Items für die Berechnung der Gesamtsumme heranzuziehen. Die unterschiedliche Bedeutsamkeit der Items und Subtypen wird sich wahrscheinlich in zukünftigen Forschungen herausstellen. Wie bereits oben angemerkt, sollten Items oder Subtypen, die von den Probanden bestätigt wurden, *nicht* gewertet werden, wenn die entsprechenden Erfahrungen nur in Phasen aufgetreten sind, in denen Drogen konsumiert wurden oder eine akute somatische Erkrankung vorlag.

5.2.7 Training

Ein EASE- oder EAWE-Training ist äußerst hilfreich, um ein besseres Verständnis für die Feinheiten sowie die Durchführung beider Interviews zu entwickeln und die Interrater-Reliabilität zu erhöhen. Zum jetzigen Zeitpunkt werden offizielle EASE-Trainings in Dänemark angeboten (bzgl. EASE-Workshops und relevanter Materialien siehe www.easenet.dk); für ein EAWE-Training und Hinweise zur Durchführung des Interviews sei interessierten Forschern und Klinikern empfohlen, sich an eine/n der Autoren/innen zu wenden. Wie bereits erwähnt, sollten die Interviewer mit der Psychopathologie im Allgemeinen und Schizophrenie-Spektrum-Störungen im Besonderen vertraut sein, genauso wie mit einer phänomenologischen Perspektive auf psychopathologische Phänomene.

5.2.8 Psychometrische Eigenschaften

Zwei erste Studien zeigen eine hohe Interrater-Reliabilität für die EAWE. In einer Studie mit elf ambulanten sowie einem stationären Patienten, in der beide Rater während der Interviews anwesend waren, reichten die κ-Werte für die einzelnen

Domänen von 0.73–0.89, mit einem durchschnittlichen κ-Wert von 0.79. In einer zweiten Studie mit 15 stationären Patienten war ein Rater während der von ihm durchgeführten Interviews anwesend, während dem zweiten die Interviews als Videoaufnahmen vorlagen; die κ-Werte für die einzelnen Domänen lagen zwischen 0.74 und 0.95, mit einem durchschnittlichen κ-Wert von 0.84 (Conerty et al. 2017).[27]

5.3 EAWE: Domänen und Item-Beschreibungen

1 Raum und Objekte

Allgemeine Beschreibung. Die 17 Items der Domäne 1 beziehen sich auf ungewöhnlicher Erlebnisse in Bezug auf Objekte oder den Raum sowie auf Qualitäten der Sinneseindrücke. Die meisten Items beziehen sich auf das Sehen und Erleben der räumlichen Welt, es sind aber auch andere Modalitäten enthalten. Der Fokus liegt auf stabilen oder konstanten Aspekten der Welt (im Gegensatz zu Handlungen, Abläufen oder Veränderungen über die Zeit hinweg).

1.1 Ungewöhnliche Intensität oder Persistenz der visuellen Wahrnehmungen

Farben, Licht oder ganze Bilder werden entweder mehr oder weniger intensiv als üblich gesehen; sie treten z. B. nicht mehr in den Hintergrund oder halten länger an als gewöhnlich. Dies kann mit einer erhöhten oder verminderten Empfindlichkeit gegenüber visuellen Reizen verbunden sein.

1.1.1 Zunahme der Intensität visueller Wahrnehmungen* (= BS C.2.2.1)[28]

Farben und Licht erscheinen stärker oder heller. Dies kann an einer gesteigerten Empfindlichkeit gegenüber visueller Wahrnehmung oder an einer Veränderung der Wahrnehmungen selbst liegen.

---

27 Wir möchten an dieser Stelle vor einer voreiligen Durchführung von Faktoranalysen warnen (da die EASE und die EAWE nicht die Voraussetzungen für parametrische Verfahren erfüllen). Die Items sollten als ordinal verstanden werden. Ebenso bestehen in vielen Fällen wechselseitige Implikationsverhältnisse, wenn nicht sogar Überschneidungen (was sich auch in den Bewertungsrichtlinien widerspiegelt); das Instrument selbst ist auf Grundlage theoretischer Erwägungen in rational strukturierte Domänen unterteilt.
28 Die im Folgenden in Klammern angeführten A-, B- und C-Codes stehen jeweils für die entsprechenden Items der *Bonner Skala für die Beurteilung von Basissymptomen* (BS)

»Farben scheinen jetzt glänzender zu sein, fast als würden sie leuchten.« (McGhie und Chapman 1961)[29]
»Was einmal grün gewesen war, war jetzt dunkelgrün. Die Farbe eines Maisfeldes erschien anders, intensiver und grell. Alles erschien anders und unnatürlich.« (Cutting 1990)

1.1.2 Abnahme der Intensität visueller Wahrnehmungen*

Die Person beschreibt, dass *Farben und Licht verblasst, matter oder schwächer erscheinen*. Dies kann an einer verminderten Empfindlichkeit gegenüber visueller Wahrnehmung oder an einer Veränderung im Wahrnehmungsobjekt selbst liegen.

»Es ist eine matte Welt. Ich glaube nicht, dass es Farben in ihr gibt.« (unveröffentlichtes Material) (Werte auch 5.1.2 Verminderte Intensität)
»Die Farben sind matter, matter ist die Bedeutung.« (Jaspers 1946)[30] (Erwäge auch 5.2 Verlust des Aufforderungscharakters)

1.1.3 Wiederauftreten oder Haften visueller Reize (= BS C.2.3.12)

Die Person *sieht weiterhin Dinge, nachdem sie aus seinem Gesichtsfeld verschwunden sind* (»Palinopsie«). Diese Vorstellung kann kontinuierlich oder wiederkehrend sein.

»Manchmal sehe ich immer noch Dinge, die nicht mehr da sind, z. B. ein Auto, das bereits vorbeigefahren ist. Sie bleiben für eine Weile vor meinen Augen ... wie ein visuelles Echo.« (Gross et al. 2008)
»Ein Hut, der anfangs an einer Person zu sehen war, tauchte an der richtigen Position bei anderen wieder auf.« (Cutting 1997)
»Ich sehe manchmal abstrakte Muster, die ich bereits vorher gesehen habe. Sie bleiben tagelang an demselben Ort in meinem Gesichtsfeld; wenn ich meinen Kopf bewege, folgen sie.« (Gross et al. 2008)

1.2 Blindheit oder partielle Blindheit (= BS C.2.1)

Die Person erlebt ihr Sehen als verschwommen bzw. unklar oder als ob ein Teil des Objekts oder des Gesichtsfeldes fehlt.

(Gross et al. 2008). Genaue Entsprechungen werden mit =, ungefähre mit ~ bezeichnet. Alle anderen Zahlenangaben in Klammern beziehen sich auf die EAWE-Items selbst.

29 Anm. d. Hrsg.: Da auch in der Originalpublikation keine Seitenangaben der illustrativen Beispiele angeführt wurden und diese zudem vorwiegend von heuristischem Wert sind, ist auch der deutschen Übersetzung darauf verzichtet worden.

30 Anm. d. Hrsg.: Sofern sie zu rekonstruieren waren, sind, anders als in der Originalpublikation, alle Jaspers-Zitate der deutschsprachigen vierten Auflage der *Allgemeinen Psychopathologie* (1946) entnommen worden.

1.2.1 Verschwommensehen* (= BS C.2.1.1)

Verschwommenes, unscharfes oder trübes Sehen. Es kann entweder vorübergehend oder von längerer Dauer sein, kontinuierlich oder fluktuierend.

> »Meine Sehfähigkeit hat abgenommen, ich sehe alles trüb und vernebelt, wie durch einen Schleier.« (Gross et al. 2008) (Erwäge auch 5.1.1 Gefühl des Entfernt- oder Abgeschnittenseins (Glasscheibengefühl))
> »Beim Lesen sehe ich undeutlich, die Buchstaben verschwimmen vor den Augen.« (Gross et al. 2008)

1.2.2 Partielles Sehen (= BS C.2.1.3)

Die Person *nimmt nur ein Teil des Objekts wahr*, während andere Teile der Wahrnehmung fehlen.

> »Zeigt man mir die ganze Hand, sehe ich nur die obere Hälfte der letzten drei Finger. Der Teil oberhalb einer Linie, die vom Zeigefinger schräg nach unten zum kleinen Finger verläuft, ist abgeschnitten.« (Gross et al. 2008)

1.2.3 Passagere Blindheit (= BS C.2.1.2)

Das Gesichtsfeld der Person wird vorübergehend ganz oder teilweise nicht wahrgenommen.

> »Wenn ich einen Gegenstand fixieren will, verschwindet er vor meinen Augen.« (Gross et al. 2008)
> »Der Weg, das Huhn und der Raum waren plötzlich unsichtbar.« (Gross et al. 2008)

1.3 Störungen der Veridikalität (Richtigkeit) visueller Wahrnehmung*

> Die Person berichtet, dass sie *visuelle Objekte falsch sieht (z. B. einen Schatten als eine Schlange) oder Dinge sieht, die eindeutig nicht da sind.* Die Erfahrung kann quasi-visuell sein, wie eine Zwischenstufe von Sehen und Vorstellen. NB: Der Schwerpunkt sollte auf der Art der ursprünglichen Erfahrung und nicht auf einer anschließenden Bewertung liegen. Auch der erlebte Realitätsstatus dieser Erfahrungen (daher die Subtypen) kann manchmal schwer zu spezifizieren sein. Wenn der Subtyp nicht eindeutig ist, wähle den am besten geeigneten Subtyp aus oder Subtypen, die alle relevanten Details erfassen, die die Art der Erfahrung verdeutlichen könnten.

1.3.1 Visuelle Illusionen*

Die Person berichtet, dass sie einen aktuellen, externen visuellen Stimulus oder ein Wahrnehmungsobjekt insgesamt als etwas anderes fehlinterpretiert (wobei die Person erkennt, dass das erlebte Wahrnehmungsobjekt nicht wirklich dem äußeren Stimulus entspricht). Die Erfahrung *kann eine »als ob«- statt einer buchstäblichen Qualität haben*. Dies ist schwerwiegender als normale Fälle, in denen man etwas aus dem Augenwinkel oder aufgrund von Dunkelheit falsch wahrnimmt; normalerweise bleibt das Erleben trotz näherer oder längerer Betrachtung bestehen.

> »Die Sachen formen sich zu Bildern. Die runden Löcher am Fenster (Schlüssellöcher) werden zu Köpfen. Die machen immer so beißende Bewegungen gegen mich.« (Jaspers 1946)
> »Statt der Elstern sah ich häufig da und dort auf Bäumen und Gesträuchern in schattenhaften, aber ganz deutlichen Umrissen Spottgestalten sitzen, dickbäuchige Kerle mit krummen, dünnen Beinen, langen dicken Nasen oder langrüsselige Elefanten, die mich.« (Jaspers 1946)

1.3.2 Visuelle Halluzinationen*

Erleben visueller Empfindungen oder Wahrnehmungen, die wenig oder keine Grundlage in der äußeren Realität haben. Die fraglichen Phänomene *haben mindestens eine quasi-reale oder quasi-externe Qualität* (die Person kann die Erfahrung aber möglicherweise nicht als *vollständig* objektiv oder *ganz* der normalen Wahrnehmung entsprechend empfinden). Berichte über dieses Item implizieren im Allgemeinen eine nachträgliche Einsicht in den trügerischen Charakter der früheren Erfahrung.

> »Ich sehe auch, dass die Haut der Menschen ganz feine schwarze oder gelbe Strahlen ausspritzt. Ich sehe die Luft wieder von anderen merkwürdigen Strahlen und Schichten durchzogen…« (Jaspers 1946)
> »Schon den ganzen Tag habe ich die wilden Tiere gefürchtet, die durch geschlossene Türen rasen oder die langsam und schwarz an der Wand lungern, bis sie sich unter das Sofa verkriechen und von dort mich funkelnden Auges bewachten…« (Jaspers 1946)
> »Die Gestalten gruppieren sich um mich herum in einem Abstand von 3-6 m. Es waren groteske Menschengestalten … Die Gestalten waren im Raum, aber es war, als hätten sie ihren eigenen ihrer Wesensart zugehörigen Raum.« (Jaspers 1946)

1.3.3 Visuelle Pseudohalluzinationen* (~ BS C.2.2.2)

Wie bei den visuellen Halluzinationen* (1.3.2) *erlebt die Person visuelle Phänomene, die nicht (oder nur minimal) auf einem äußeren Stimulus basieren*; hier ist der Person jedoch *während der Erfahrung selbst klar, dass diese Phänomene keine Grundlage in der äußeren Realität haben*.

> »Er hatte oft das Gefühl, dass er bunte Gegenstände durch sein Gesichtsfeld fliegen sah.« (Lenzenweger 2011)

1.4 Visuelle Fragmentierung

Objekte oder eine Szene, die normalerweise als zusammenhängendes Ganzes wahrgenommen werden, scheinen auseinander zu brechen oder ihre Einheit zu verlieren.

1.4.1 Objekt-Fragmentierung

Einzelne Objekte werden als aus einzelnen Teilen zusammengesetzt betrachtet. Es ist schwierig oder unmöglich, einen Gegenstand als Ganzes zu beobachten; Fragmentierung kann Dinge oder Personen betreffen. Dies kann das Zerlegen oder Aufteilen von Objekten nicht nur in einzelne Bestandteile (z. B. einen Stuhl in Beine, ein Sitzkissen usw.), sondern auch in Partikel umfassen.

> »Ich muss die Dinge in meinem Kopf zusammensetzen. Wenn ich auf meine Uhr schaue, sehe ich die Uhr, das Armband, die Oberfläche, die Zeiger usw., dann muss ich sie wieder zu einem Ganzen zusammenfügen.« (Chapman 1966)
> »Denn ich sah die einzelnen Gesichtszüge getrennt voneinander: die Zähne, dann die Nase, dann die Wangen, das eine Auge und das andere.« (Sechehaye 1962)

1.4.2 Auseinanderbrechen einer *Szene*

Eine Szene, Landschaft oder Umgebung stellt keine zusammenhängende Einheit mehr da; Objekte erscheinen isoliert, aus ihrem Sinnzusammenhang herausgelöst und vielleicht bedeutungsärmer. Dies kann sich darin zeigen, dass Objekte als buchstäblich voneinander abgetrennt erfahren werden oder ein allgemeines Gefühl besteht, dass Objekte nicht mehr miteinander in Beziehung stehen. NB: Wenn die Person versucht, diese Beeinträchtigung durch ein bewusstes oder aufwändiges Zusammensetzen der Dinge zu kompensieren, sollte die Interviewerin »bewusste Konstruktion eines Kontextes oder einer Szene« (Matussek 1987) notieren.

> »…unendlicher Raum, unwirklich, in dem alles voneinander abgetrennt war, nackt und isoliert.« (Sechehaye 1962) (werte auch 1.8.5 Erfahrung eines unendlichen Raums)
> »… sah die Umgebung nur in Fragmenten. … kein Verständnis des Ganzen… nur Details vor einem bedeutungslosen Hintergrund.« (Matussek 1987)
> »Alles ist in Stücken. Du setzt das Bild nach und nach in deinem Kopf zusammen. Es ist wie ein Foto, das in Stücke gerissen und wieder zusammengefügt wird… Wenn ich mich bewege, entsteht ein neues Bild, das ich wieder zusammenfügen muss.« (McGhie und Chapman 1961)

1.4.3 Fesselung der Aufmerksamkeit durch isolierte Details (= BS C.2.9, = EASE 1.12.1)

Bestimmte Details von Objekten oder einer Szene scheinen grundlos hervorzustechen und ziehen die gesamte Aufmerksamkeit der Person so auf sich, dass sich diese nicht in der Lage fühlt, ihren Blick oder ihre Aufmerksamkeit abzuwenden. Hierunter können auch Objekte, Details oder Merkmale fallen (wie z. B. bestimmte Farben, Linien, Formen oder Strukturen), die normalerweise nicht hervorstechen oder die Aufmerksamkeit erregen würden.

> »Manchmal sticht ein Gegenstand hervor. Mein Blick bleibt dann an diesem Detail haften, wie gefesselt, obwohl ich meine Aufmerksamkeit gar nicht darauf richten möchte.« (Gross et al. 2008)
> »Nicht nur die Farbe der Dinge fasziniert mich, sondern alle möglichen Kleinigkeiten, wie Markierungen auf einer Oberfläche, fesseln meine Aufmerksamkeit.« (McGhie und Chapman 1961)

1.5 Desorganisation oder gestörte Objektstabilität

Eine Störung der Wahrnehmungsintegrität oder der Anordnung von Objekten oder Szenen.

1.5.1 Auflösung der Objektkonturen (= BS C.2.3.10)

Grenzen oder Konturen eines Objekts werden als gestört, aufgelöst, desintegriert oder auf andere Weise beschädigt wahrgenommen. Die Person beschreibt Konturen z. B. als »gebrochen, gebogen, gekrümmt, sich schlängelnd« (Gross et al. 2008).

1.5.2 Verlust der Wahrnehmungsstabilität (*Fluidität oder Kontamination*)

Dinge oder Objekte verändern ihre Form oder Bedeutung oder verwandeln sich, während sie angeschaut werden. Im Extremfall *mag es sogar so erscheinen, als wäre ein Objekt zur selben Zeit zwei verschiedene Objekte,* ähnlich einer fotografischen Doppelbelichtung (Beispiele hierfür sind »Fluidität« und »Kontamination« in Rorschach-Antworten).

»Ich sehe keine vollständigen Objekte, Dinge oder Personen... Objekte schienen nicht mehr stabil zu sein. Sie schimmern unbeständig und verschieben sich, sodass alles in Bewegung scheint.« (Cutting 1997)
»Strukturen sind aus ihrem Käfig gelassen, befreit aus ihrer »scheinbaren« Immobilität; jetzt wölben sie sich, zerfließen wie Wachs, schwellen in Wellen an, gehen zurück und nehmen ab.« (unveröffentlichtes Material)
Die Person sieht ein Objekt gleichzeitig als ein »unversehrtes grünes Blatt«, aber auch als »zusammengeknüllt«. (unveröffentlichtes Material)

1.6 Veränderungen der Qualität, Größe oder Form visueller Wahrnehmungsgehalte

Objekte scheinen sich in Farbe, Größe oder Form geändert zu haben (verglichen mit gewöhnlichen Wahrnehmungen derselben Objekte).

1.6.1 Veränderungen der Farbe visueller Wahrnehmungen (= BS C.2.3.4)

Die Farbtönung scheint sich verändert zu haben – dies betrifft entweder bestimmte Objekte oder das gesamte Gesichtsfeld.

»Beim Lesen sehen die weißen Seiten plötzlich rot, die Buchstaben grün aus. Die Gesichter anderer haben einen merkwürdig braunen Ton.« (Jaspers 1946)
»Plötzlich schien ich alles durch eine gelbe Brille zu sehen. Dann erschien mir wieder alles in einem intensiven Dunkelrot.« (Gross et al. 2008)

1.6.2 Mikro- und Makropsie (= BS C.2.3.2)

Objekte werden als kleiner oder größer wahrgenommen oder empfunden, als sie es wirklich sind. Der Interviewer sollte notieren, ob kleiner oder größer.

> »Alles war so klein und so weit weg.« (Gross et al. 2008)
> »Die Möbel erschienen klein und verzerrt, das Zimmer lang und breit.« (Gross et al. 2008)
> »Ich hörte einer anderen Person zu und plötzlich wurde sie kleiner, dann größer und schien daraufhin wieder kleiner zu werden…« (Chapman 1966)
> »…aber je mehr wir uns annäherten, umso größer wurde die andere Person, umso weiter schwoll sie an.« (Sechehaye 1962)

1.6.3 Dysmegalopsie (= BS C.2.3.11)

»Gegenstände erscheinen auf einer Seite größer, auf einer anderen kleiner, als sie wirklich sind.« (Gross et al. 2008)

> »Die Gegenstände erschienen verzerrt, auf der einen Seite höher, auf der anderen Seite niedriger.« (Gross et al. 2008)

1.6.4 Metamorphopsie (= BS C.2.3.3)

Die Form eines Objekts wird, verglichen mit dessen tatsächlichem Erscheinungsbild in der Realität, als verändert oder verzerrt wahrgenommen. NB: Im Gegensatz zu 1.5.2 Verlust der Wahrnehmungsstabilität, ist hier bereits eine Veränderung eingetreten; die Wahrnehmung ähnelt auch nicht einer fotografischen Doppelbelichtung.

> »Die Waren sahen so eigenartig verschieden, verändert und verzerrt aus.« (Gross et al. 2008)

1.6.5 Andere Störungen (= BS C.2.3.8)

Visuelle Wahrnehmungsobjekte können als »verdoppelt, schief, geneigt oder umgedreht« (Gross et al. 2008) erscheinen.

> »Eine ganze Weile sah ich doppelt.« (Gross et al. 2008)
> »Die Häuser auf der Straße waren alle so schräg, sie standen nicht mehr gerade.« (Gross et al. 2008)

1.7 Störungen der Wahrnehmung von Entfernungen oder der räumlichen Lage von Objekten

Verschiedene Störungen der Einschätzung räumlicher Abstände oder der räumlichen Lage von Objekten.

1.7.1 Objekte erscheinen näher oder weiter weg* (= BS C.2.3.1)

Der Person erscheinen *Objekte entweder als näher oder weiter entfernt, als es normalerweise der Fall ist*, ohne dass dabei jedoch die Größenänderung in den Fokus rückt (wie bei 1.6.2 Mikro- und Makropsie). Dies kann sowohl für visuelle als auch für akustische Wahrnehmungen gelten. Die Interviewerin sollte notieren, ob die Objekte näher oder weiter weg sind. NB: Eine Störung dieser Art kann sich auch in einer allgemeinen Störung der Einschätzung von Entfernungen ausdrücken, ohne dass auf ein bestimmtes Objekt oder einen bestimmten Wahrnehmungsinhalt Bezug genommen werden muss.

> »Die Dinge erschienen mir so weit weg, alles war von mir entfernt.« (Gross et al. 2008)
> »Alle Gegenstände schienen näher gekommen zu sein, als würde man durch ein Fernglas schauen.« (Gross et al. 2008) (Erwäge auch 5.1.1 Gefühl des Entfernt- oder Abgeschnittenseins (Glasscheibengefühl))
> »Vage räumliche Unregelmäßigkeiten verzerren meine Wahrnehmung, sich vertiefende Treppen und ineinanderschiebende Schulkorridore.« (Wagner und Spiro 2008)

1.7.2 Störung der relativen räumlichen Verhältnisse (Juxtaposition) von Objekten

Die räumlichen Beziehungen zwischen Gegenständen bzw. die räumliche Lage von Objekten oder deren relative Distanz zum Wahrnehmenden sind ungeordnet oder möglicherweise umgekehrt (ein räumlich entferntes Objekt erscheint der Person weniger entfernt als ein näheres). Es kann Schwierigkeiten bereiten zu bestimmen, was sich im Hintergrund und was sich im Vordergrund befindet oder wie Objekte räumlich zueinander in Beziehung stehen.

> »Immer wieder sah ich für kurze Zeit die Dinge über Kreuz, in verwirrender Weise gegeneinander verschoben.« (Gross et al. 2008)

1.7.3 Allgemeine Störungen der Einschätzung von Entfernungen (= BS C.2.3.9)

Die Person hat Schwierigkeiten zu bestimmen, wie weit sie von einem Objekt oder einer Person entfernt ist.

> »Ich konnte keine Dinge mehr in den Papierkorb werfen, ich zielte immer zu kurz oder zu lang. Ich hatte mein Gefühl für die Entfernung verloren.« (Gross et al. 2008)
> »Die Dinge erscheinen mir flach. ... Deshalb zögere ich vorwärts zu gehen. Es ist, als gäbe es dort eine Mauer und ich würde dagegen laufen. Es gibt keine Tiefe ... Bis ich die Dinge nicht erfasst habe, weiß ich nicht, in welcher Entfernung sie sich befinden.« (Chapman 1966)

1.8 Verzerrtes Raumerleben

Die Erfahrung der *Gesamtstruktur des Raumes ist in irgendeiner Weise verändert oder ungewöhnlich.*

1.8.1 Verminderte perspektivische Orientierung

Dem Raum scheint die gewöhnliche, implizite subjektive Zentrierung zu fehlen, *als ob die visuelle Welt nicht von einem bestimmten, Orientierung bietenden Standpunkt aus betrachtet würde*. Dies kann das Erleben eines »isotropen« Raums oder eines »Blicks von Nirgendwo« beinhalten, als würde man von »überall zugleich« sehen.

> »Ich schien den Sinn für die Perspektive verloren zu haben. So habe ich, als ich nach dem Vorbild einer Skizze meines Schulfreundes ein Modell erstellt habe, von meinem Platz aus eine falsche Perspektive wiedergegeben. In der Sporthalle verstand ich die Anweisungen nicht, verwechselte links und rechts.« (Sechehaye 1962)

1.8.2 Verlust topografischer Orientierung

Obwohl sie sich an einem *vertrauten oder überschaubaren Ort befinden, fühlen sich Subjekte völlig verloren oder desorientiert*.

> »Es gab eine Zeit, als ich spazieren ging und ich nicht wusste, wo ich war.« (Cutting 1990)
> »Ich habe mich verlaufen... [und empfand] einen allgemeinen Mangel an Orientierung. Ich konnte keine der Umgebungen, in denen ich mich befand, Personen oder Orte wiedererkennen.« (Cutting 1990) (Erwäge auch 3.12.2 Menschen wirken seltsam unvertraut und 5.1.7 Unspezifische/sonstige Derealisation*)

1.8.3 Verlust der räumlichen Integrität oder Struktur

Die Struktur des Raums hat etwas Irreführendes, sie erscheint inkonsistent oder irgendwie unmöglich; als würde man »in einer Zeichnung von Escher leben«, einem Raum, der nicht mit der üblichen Geometrie vereinbar ist. Eine Person mag z. B. berichten, dass man hinaufgeht, dann aber das Gefühl hat, irgendwo unten angekommen zu sein, oder als würde eine Abfolge von Räumen nicht mit dem übereinstimmen, was geometrisch möglich ist.

1.8.4 Verlust der Dimensionalität

Der Raum oder die darin enthaltenen Objekte können als flach, zweidimensional oder auf andere Weise verdichtet erscheinen; Dreidimensionalität selbst kann irgendwie illusorisch erscheinen.

> Die Person beschreibt Objekte als »bloße Bilder auf einer Leinwand« oder »als ob sie auf eine Fensterscheibe gemalt wurden.« (Stanghellini und Rosfort 2013)

1.8.5 Erfahrung eines unendlichen Raums

Der Raum scheint irgendwie für immer weiterzugehen oder »riesig« (Cutting 1997) zu sein.

1.13.1 Taktile Störungen* (= BS C.2.6.3)

Objekte fühlen sich bei Berührung irgendwie anders oder verändert an. Dies kann auch eine ungewöhnlich lange Fortdauer taktiler Empfindungen, die sich eigentlich nicht mehr länger ereignen, einschließen, oder die Person mag das Gefühl haben, etwas zu berühren oder von etwas berührt zu werden, das nicht da ist.

> »Das Tastgefühl wird im Anfassen von Holz ... Wolle, Papier insofern unangenehm berührt, als ich dabei ›verbrennendes‹ Durchziehen aller Gliedmaßen verspüre.« (Jaspers 1946)
> »Wenn ich Gegenstände oder auch meinen eigenen Körper berühre, fühlt sich das anders an als sonst. Wenn ich stricke, fühlen sich die Stricknadeln manchmal eigentümlich anders an, irgendwie klebrig. Auch weiche Wolle fühlt sich anders an, wie Stroh.« (Gross et al. 2008)

1.13.2 Gustatorische Störungen* (= BS C.2.6.2)

Objekte schmecken anders für die Person. Unter dieses Item kann eine allgemeine Geschmacksverschiebung fallen, z. B. hin zu mehr oder weniger intensiv bzw. angenehm. Die Person kann auch einen Geschmack ohne Bezug zu einem Stimulus wahrnehmen oder eine Fragmentierung der Geschmackserfahrung, indem z. B. einzelne Zutaten geschmeckt werden.

> »Alle Sinne können mehr genießen. Sogar der Geschmack ist anders und intensiver als früher.« (Jaspers 1946)
> »Ich hatte überhaupt keinen Geschmack mehr, alles schmeckte fad.« (Gross et al. 2008)
> »Ich kann die Suppe nicht schmecken, sondern nur ihre Zutaten. Das Schmecken der Suppe als Ganzes erfordert eine Rekonstruktion.« (Stanghellini 2007)

1.13.3 Olfaktorische Störungen* (= BS C.2.6.1)

Subjektive Veränderung der Geruchserfahrung als qualitativ anders, mehr oder weniger intensiv bzw. angenehm. Die Person mag auch Gerüche wahrnehmen, die in keinerlei Beziehung zu einem Stimulus stehen.

> »Etwa ein halbes Jahr lang konnte ich nicht mehr richtig riechen, ich konnte z. B. verbrannte Milch nicht mehr riechen und Vanille nicht von Kaffee unterscheiden.« (Gross et al. 2008)

1.14 Synästhesie oder in ungewöhnlicher Weise gleichzeitig auftretende Wahrnehmungen*

Das *Erleben einer Sinnesmodalität scheint automatisch eine damit assoziierte Resonanz in einer anderen Modalität hervorzurufen.* Kann als angenehm oder störend erlebt werden.

»Jedes Wort, das mit mir oder in meiner Nähe gesprochen wird, jede noch so geringfügige, mit irgendwelchem Geräusch verbundene Handlung eines Menschen empfinde ich zugleich mit einem gegen meinen Kopf geführten, ein gewisses Schmerzgefühl verursachenden Streich. Das Schmerzgefühl äußert sich als ein ruckhaftes Zerren in meinem Kopfe, das mit dem Abreißen eines Teils der Knochensubstanz meiner Schädeldecke verbunden sein mag.« (Jaspers 1946) (Erwäge auch 1.9.1 Überempfindlichkeit gegenüber akustischen Wahrnehmungen*)

1.15 Abspaltung oder Isolation sensorischer Wahrnehmungen

Sinnesphänomene erscheinen als unabhängig, getrennt von ihrer Quelle, als würden das Sprechen einer Person oder die Laute eines Tieres irgendwie von der Person bzw. dem Tier getrennt erscheinen, obwohl gesehen oder gewusst wird, wo sie herstammen. Dies kann bei allen sensorischen Modalitäten auftreten, zeigt sich jedoch am häufigsten bei der akustischen Wahrnehmung.

»Ein Vogel zwitschert im Garten. Ich höre den Vogel und weiß, dass er zwitschert, aber dass es ein Vogel ist und dass er zwitschert, das ist so weit auseinander. Das ist eine Kluft.« (Jaspers 1946)

1.16 Störungen beim Erkennen oder Identifizieren eines Wahrnehmungsobjekts (= BS C.2.7)

Die Person fühlt sich unfähig (oder in ihrer Fähigkeit erheblich verlangsamt), ein Objekt visueller oder akustischer Wahrnehmung zu erkennen oder zu identifizieren (das dennoch klar gesehen oder gehört wird); so fällt es ihr z. B. schwer zu verstehen, dass sie eine Rose sieht, oder einen Bekannten wiederzukennen, oder ein Geräusch als dasjenige eines bremsenden oder beschleunigenden Fahrzeuges.

»Dinge, die ich eindeutig vor mir sehe, dringen nicht zu meinem Verstand durch und ich bleibe verunsichert.« (Jaspers 1963)
»Manchmal gehe ich an Leuten vorbei und schaue ihnen direkt ins Gesicht, aber erst wenn ich bereits vorbeigegangen bin, erkenne ich, dass sie mir vertraut sind und ich sie gut kenne.« (Jaspers 1963)

1.17 Verlust der Grenzen mit oder der Abgrenzung von der physischen Welt (= BS B.3.4.1, ~ EASE 4.5)

Die Person fühlt sich *unfähig zu unterscheiden, wo ihr Körper aufhört und die Außenwelt beginnt*. Eine physische Vermischung, bei der sich äußere Objekte im Körper des Subjekts zu befinden scheinen oder mit diesem verschmolzen sind, oder umgekehrt. NB: Wenn dieser Grenzverlust andere Personen betrifft, siehe Domäne 3. Wenn diese Erfahrung weniger ein Gefühl der Verschmelzung als das einer mystischen Vereinigung darstellen, werte 5.15.1 Mystische Vereinigung mit der Welt* (diese müssen sich jedoch nicht gegenseitig ausschließen).

»Als ich mir die Zigarettenpackung in meiner Hand ansah, war ich mir plötzlich nicht sicher, ob die Packung Teil meines Körpers war oder nicht.« (Jaspers 1963)
»Während ich mit dem Fahrrad unterwegs war, fühlte ich plötzlich eine Art Verschmelzung mit meinem Fahrrad, als ob das Fahrrad und ich eins geworden wären.« (unveröffentlichtes Material)

2 Zeit und Ereignisse

Allgemeine Beschreibung. Die 6 Items der Domäne 2 beziehen sich auf verschiedene Formen des anomalen Erlebens von Handlungen, Ereignissen, Abläufen oder des Zeitflusses. Der Fokus liegt dabei auf zeitlichen und dynamischen Aspekten der Welt, die Bewegung, Gedächtnis, Antizipation und zeitliche Veränderungen umfassen. Beachten Sie, dass zwei oder mehr dieser Aspekte häufig zusammen auftreten können und dass Erfahrungen eines *Déjà-vu* oder *Jamais-vu* in Domäne 5 enthalten sind: Atmosphäre.

2.1 Die Zeit oder Bewegungen scheinen ihre Geschwindigkeit zu ändern (~ BS C.2.12)

Verzerrung der momentanen Erfahrung von Zeit oder Bewegungen, wobei diese entweder beschleunigt oder verlangsamt erlebt werden. Typischerweise sind diese Störungen ohne Bezug zum Aktivitätsniveau der Person und sie sollten nicht nur während Wartezeiten oder aufregender Aktivitäten auftreten. (Gross et al. 2008)

2.1.1 Die Zeit oder Bewegungen scheinen beschleunigt zu sein*

»Mir scheint es, dass alles viel schneller ging als zuvor. Die Krankenschwestern und Patienten bewegten sich ... schneller als üblich. Wenn der Arzt sprach, hörte es sich schnell und laut an und es war in einer höheren Tonlage.« (schizophrene Patientin nach einem Insulin-Koma) (Cutting und Silzer 1990) (Werte auch 1.9.1 Überempfindlichkeit gegenüber akustischen Wahrnehmungen* und 1.11 Andere Veränderungen der Qualität akustischer Wahrnehmungen).

»Vögel picken viel schneller als in Wirklichkeit möglich.« (Stanghellini et al. 2016)
»Die Zeit verging sehr schnell.« (Stanghellini et al. 2016)

2.1.2 Die Zeit oder Bewegungen scheinen verlangsamt zu sein*

»Die Nacht schien länger zu sein.« (Cutting 1997)
»Längere, langsamere Zeit.« (Cutting 1997)
»Ausgedehnte Zeit.« (Cutting 1997)

2.1.3 Die Zeit oder Bewegungen scheinen (irgendwie) sowohl beschleunigt als auch verlangsamt zu sein

»Zeit ist langsamer, schneller, zeitlos.« (Stanghellini et al. 2016)
»Die Mundbewegungen und das Sprechen anderer sind nicht synchronisiert: das eine ist schneller und das andere langsamer.« (Stanghellini et al. 2016)

2.2 Diskrepanz zwischen innerer und äußerer Zeit* (~ BS C.2.12, ~ EASE 1.14.1)

> Die Person berichtet, das Gefühl zu haben, ihre *innere Uhr laufe mit einer anderen Geschwindigkeit als der Rest der Welt*. Dies kann als eine Verschiebung der inneren Zeit, der äußeren Zeit oder beider erlebt werden; entscheidend ist die berichtete Diskrepanz.

2.2.1 Die innere Zeit scheint langsamer zu sein als die Weltzeit*

Die Person erlebt *ihre eigenen Handlungen, Gedanken oder Emotionen als bewegungslos oder sehr langsam, während Personen und Ereignisse sich in normaler oder erhöhter Geschwindigkeit bewegen.*

»Draußen geht es immer noch weiter, die Früchte an den Bäumen bewegen sich hin und her. Die anderen laufen im Raum hin und her, aber für mich fließt die Zeit nicht … Was hat die Außenwelt mit mir zu tun? Ich stoße nur gegen Zeit.« (Minkowski 1970)
»Ich fühle mich wie ein langsamer, großer Riese.« (Stanghellini et al. 2016)

2.2.2 Die innere Zeit scheint schneller zu sein als die Weltzeit*

Die Person hat das Gefühl, dass *sie schneller handelt oder denkt als die äußere Welt.*

»Ich hatte das Gefühl, ich bewegte mich normal und alle anderen bewegten sich langsam.« (Stanghellini et al. 2016)

2.3 Unterbrechung der dynamischen Zeitorganisation (~ EASE 1.14.2)

> Die Person hat das Gefühl, *dass das normale Fließen oder Vergehen der Zeit als ein zusammenhängender, aber auch dynamischer Hintergrund der Erfahrung nicht als selbstverständlich vorausgesetzt werden kann. Es liegt eine Unterbrechung jener gelebten und lebendigen Einheit oder Synthese vor,* durch die der erlebte gegen-

> wärtige Moment in sich sowohl die unmittelbare Vergangenheit enthält (was der Philosoph Edmund Husserl (1964) als »Retention« oder »primäre Erinnerung« bezeichnet) als auch die erwartete, bevorstehende Zukunft (Husserls »Protention«).[32]

2.3.1 Die Zeit fühlt sich an, als wäre sie vollständig stehen geblieben, statisch, unendlich, verschwunden

Die Person könnte Zeit als angehalten oder zum Stillstand gekommen erfahren. Es kann den Anschein haben, als würde derselbe Augenblick unaufhörlich andauern; als ob es nur die Gegenwart gäbe; als ob die Zeit eingefroren sei oder stillstehen würde, sie aufgehört habe zu fließen oder überhaupt in irgendeiner bedeutungsvollen Weise zu existieren; oder als ob eine kurze Zeitspanne viel länger gedauert habe, als es tatsächlich der Fall war. Dies kann mit einem Gefühl ungewöhnlicher Bedeutsamkeit assoziiert sein, ebenso wie mit Verwirrung oder Ratlosigkeit angesichts einer scheinbar offensichtlichen Abfolge von Ereignissen.

»Es ist, als ob immer derselbe Augenblick bliebe, als ob eine zeitlose Leere sei.« (Jaspers 1946) (Auch in Betracht zu ziehen ist 5.17.1 Leere, Taubheit, Gleichgültigkeit, Fehlen spontaner Ansprechbarkeit auf die Welt*)
»Das Denken stand still, ja alles stand still, als hätte die Zeit aufgehört zu existieren.« (Minkowski 1970)
»Ich lebe von nun an in der Ewigkeit, es gibt keine Stunden, Tage oder Nächte mehr.« (Minkowski 1970)
»Ich habe aufgehört, eine Zigarette anzuzünden ... Ich hatte plötzlich das Gefühl, als hätte ich schon ungefähr zwei Stunden dort gestanden ... ich habe auf meine Uhr geschaut ... Ich hatte nur ein paar Sekunden dort gestanden.« (Gross et al. 2008)

2.3.2 Zeit als zusammenhanglos oder fragmentiert (~ BS C.2.10)

Der normale, kontinuierliche Zeitfluss scheint abhandengekommen zu sein; stattdessen erscheinen die einzelnen Momente als voneinander getrennt, zusammenhanglos oder ohne Reihenfolge, möglicherweise wie eine bloße Ansammlung unzusammenhängender Momentaufnahmen oder wie in einem Blitzlicht. Der Ablauf der Ereignisse fühlt sich völlig zufällig oder willkürlich an, ohne dass eine Ursache, ein Grund oder eine sinnvolle Kontinuität auszumachen ist. Musik beispielsweise kann als eine Abfolge voneinander unabhängiger Noten erlebt werden, die in keinerlei Beziehung zueinander stehen und keine Einheit bilden. Beobachtete Bewegungen können als abgehackt und sinnlos erlebt werden, als ob sie richtungslos oder ohne übergreifenden Zweck wären, manchmal wie bloße Unruhe.

---

32 Siehe weiterführend James (1890) zur »scheinbaren Gegenwart« *(specious present)* und zum »Dauer-Block« *(duration block)*. Siehe auch Husserl (1964) zum »Zeithof«, der bei normaler Zeiterfahrung den »Jetztpunkt« umgibt; dieser Begriff bezieht sich auf die Verflechtung von »Retention« und »Protention« mit der »Urimpression« des »tatsächlichen Jetzt des Bewusstseins«.

»Der Zeiger [der Uhr] ist ständig anders ... jetzt ist er hier, dann springt er gewissermaßen und dreht sich. Ist das nicht jedes Mal ein neuer Zeiger?« (Minkowski 1970; Silverstein, i. V.)
»Beim Fernsehen wird es noch merkwürdiger. Obwohl ich jede Szene verfolgen kann, verstehe ich die Handlung nicht. Jede Szene springt zur nächsten, es gibt keine Verbindung.« (Fuchs 2007)
»Auch der Zeitablauf ist merkwürdig. Die Zeit teilt sich auf und läuft nicht mehr vorwärts. Es entstehen unzählige voneinander getrennte jetzt, jetzt, jetzt, sie sind alle verrückt und ohne Regel oder Ordnung.« (Fuchs 2007)

2.3.3 Desorientierung in der Zeit

Die Person empfindet es als schwierig oder verwirrend, Ereignisse in den Zeitablauf einzuordnen, oder hat Probleme mit dem Begriff der Zeit selbst.

»Ich fragte ununterbrochen, wann meine Mutter ankommen würde.« (unveröffentlichtes Material)
»Ich kann mich nicht an die Zeit erinnern.« (unveröffentlichtes Material)
»Ich schaute auf die Uhr und es bedeutete nichts.« (Stanghellini et al. 2016)
»Es war alles wie eine Geschichte. Die Tagesmitte schien nachts zu sein.« (Stanghellini et al. 2016)

2.3.4 Sich auf den gegenwärtigen Moment beschränkt oder darin isoliert fühlen

Schwierigkeiten, die eigene Vergangenheit oder Zukunft zu repräsentieren, sie sich vorzustellen oder sich mit ihr verbunden zu fühlen, weil sich die eigene Erfahrung auf die Gegenwart beschränkt anfühlt. NB: Siehe auch 2.4.4 Kollabieren der Protention (Zukunftsbezogenheit), und verschiedene Subtypen von 2.6 Gestörtes Erleben von Erinnerungen oder der Vergangenheit.

»In jedem neuen Moment treten, vollkommen zufällig, verschiedene »Selbst« auf und verschwinden wieder. Es gibt keine Verbindung zwischen meinem gegenwärtigen Selbst und dem vorherigen.« (Fuchs 2013)
»Alles ist auf die Gegenwart reduziert und so meine ich, keine Zukunft wie auch keine Vergangenheit mehr sehen zu können. Es scheint nur eine omnipräsente, rein momentane Gegenwärtigkeit zu geben.« (unveröffentlichtes Material)

2.3.5 Verschiedene bizarre Zeiterfahrungen

Hierunter fallen ein allgemeines Gefühl der Fremdartigkeit wie auch spezifischere Störungen, z. B. der Eindruck, dass die Zeit rückwärts laufe, das Gefühl, verdoppelt zu sein, dass man sich selbst wiederholt oder sich in einer Endlossschleife befindet, dass Ereignisse ungewöhnlich verzögert erscheinen, dass man die Zeit kontrollieren kann oder zugleich in mehreren Zeitdimensionen existiert. (Die Interviewerin sollte das Beispiel aufnehmen.) Hinweis: Das Gefühl der Verdoppelung, Wiederholung oder sich in einer Endlossschleife zu befinden unterscheidet sich zum einen von *Déjà-vu*-Erfahrungen (5.5 Déjà-vu-Erlebnisse), die den allgemeinen Eindruck bezeichnen, etwas bereits vorher erlebt zu haben, zum anderen vom Wiederauftreten von Stimuli oder Objekten (1.1.3 Wiederholung oder Verlängerung visueller Reize und 1.9.4 Wiederholung oder langes Anhalten akustischer Reize); hier scheinen sich ganze Zeitabschnitte oder Abfolgen von Erlebnissen und Ereignissen zu wiederholen.

> »Die Zeit ist irgendwie verändert. Es sollte nicht so sein, wie es ist. Ich weiß aber nicht inwiefern.« (Cutting 1985)
> »Ich dachte, ich würde die Zeit kontrollieren. Ich dachte, ich wäre hier und gleichzeitig in einer anderen Dimension.« (Cutting 1985)
> »Die Zeit kommt immer wieder auf denselben Moment zurück.« (Northoff und Stanghellini 2016)
> »…nicht nur die Zeit wiederholte sich immer wieder…. Eine fremde Zeit entstand. Alles war durcheinander, chaotisch und ich fühlte mich in mir selbst zusammengezogen.« (Minkowski 1970)

2.4 Beeinträchtigung der Antizipation

Das normale Gefühl des Bevorstehens, der Gerichtetheit auf eine antizipierte unmittelbare Zukunft, ist irgendwie verändert oder gestört. Der Schwerpunkt scheint hier auf einer Verzerrung der normalen *protentionalen* und/oder *retentionalen* Aspekte der zeitlichen Erfahrung zu liegen. (Husserl 1964; Fuchs 2007)

2.4.1 Andauernde Antizipation

Das Gefühl, dass *etwas sehr Wichtiges jederzeit im Begriff ist zu geschehen* (obwohl vielleicht gar nicht auszumachen ist, was genau das ist), dass »etwas unmittelbar bevorsteht«, als würde man »in einem ewigen und bedeutungsvollen ›Jetzt«« oder »einem Zustand der Ungewissheit« (Stanghellini und Rosfort 2013; Stanghellini et al. 2016) leben (was auch als *ante festum-Erfahrung* (Kimura 1992) oder *Trema* (Conrad 1958) bezeichnet wird). NB: Im Gegensatz zu 5.14 Gefühle der Offenbarung oder apophäne Stimmung, wo Gegenstände in der Welt oder die Erfahrung der Welt als Ganze durch ein Gefühl der Fremdheit oder Besonderheit gekennzeichnet sind, hat die andauernde Antizipation einen besonderen zeitlichen Fokus (die Qualität des unmittelbaren Bevorstehens, des Kommenden).

> »Dann schien alles anzuhalten, zu warten, den Atem anzuhalten, in einem Zustand extremer Anspannung … Etwas schien im Begriff zu sein zu passieren, eine außergewöhnliche Katastrophe.« (Sechehaye 1962)

2.4.2 Fortwährendes Gefühl des Überraschtseins aufgrund der Unfähigkeit, zukünftige Ereignisse zu antizipieren

Die Person verspürt ein *durchdringendes Gefühl der Neuartigkeit, des Überraschtseins oder der Angst in Bezug auf Ereignisse, die normalerweise keine derartige Reaktion hervorrufen würden (da sie zu erwarten wären)*, als ob keine Kontinuität mit der Vergangenheit, keine »Retro-Kontinuität« erlebt werden könnte, aber ohne dass hierbei ein Gedächtnisverlust im üblichen Sinne vorliegt (Blankenburg 1971). Die Person mag dies so beschreiben, als ob die Welt beständig »von Neuem anfängt«.

NB: Im Gegensatz zu 5.6 *Jamais-vu*-Erlebnisse, muss dies nicht mit dem spezifischen, unheimlichen Gefühl einhergehen, dass man auf etwas trifft, das vertraut sein sollte, es aber nicht ist; im Gegensatz zu den relativ eigenständigen, herausgehobenen Erlebnissen, die *Jamais-vus* typischerweise darstellen, handelt es sich hier in der Regel eher um eine kontinuierliche, fortlaufende Erfahrung.

> »Jeden Tag muss ich neu anfangen, ganz neu!« (Blankenburg 1971)
> Jeden Morgen schien »immer alles wieder ganz anders.« (Blankenburg 1971)

2.4.3 Das Gefühl, dass »alles passieren könnte«

Mit entsprechend verminderter emotionaler Reaktion. Hierbei handelt es sich nicht nur um das allgemeine Gefühl, dass die Zukunft unbekannt ist, sondern dass alle *sich möglicherweise entwickelnden Ereignisse gleich wahrscheinlich oder unwahrscheinlich erscheinen*, als ob die übliche Kontinuität oder Vorhersagbarkeit der Welt nicht gegeben wäre und als Nächstes fast alles passieren könnte. Daher ist eine normale Antizipation bevorstehender Ereignisse und jegliche damit verbundene emotionale Reaktion (z. B. Überraschung oder Vorfreude) unmöglich. Die Person kann das Fehlen einer »vorausschauenden Nervosität« oder von »Angst« bemerken. Dies kann das Gefühl oder die Überzeugung einschließen, dass Naturgesetze, der gesunde Menschenverstand oder eine kohärente Abfolge oder Entwicklung der Ereignisse nicht mehr gelten; falls dies zutrifft, werte auch 6.2.2 Gedankliche Freiheit/Alles ist möglich.

> »Einerseits gibt es dieses seltsame Gefühl, irgendetwas könnte bevorstehen – Monster, das Ende der Welt – und dennoch fühlt es sich zugleich an wie ›na und‹. Es gibt kein Gefühl der Angst, wie man es erwarten könnte. Ich merke das und wundere mich oft, warum diese Möglichkeiten, die Menschen normalerweise erschrecken würden, keinerlei Wirkung auf mich haben.« (unveröffentlichtes Material) (Erwäge auch 5.17.1 Leere, Taubheit, Gleichgültigkeit, Fehlen spontaner Ansprechbarkeit auf die Welt)

2.4.4 Kollabieren der Protention (Zukunftsbezogenheit)

Die Person berichtet von einem Verlust der unmittelbaren Antizipation: von dem Gefühl, dass es *unmöglich sei, auf natürliche Weise in die unmittelbar bevorstehende Zukunft voranzuschreiten.* (Hier geht es um das zeitliche Empfinden, dass der je nächste Moment fließend aus der unmittelbaren Zukunft in die Gegenwart übergeht, und nicht um explizite Erwartungen einer vorgestellten künftigen Zeitspanne, wie in 2.5.1 Zukunft scheint nicht zu existieren*). Es kann auch das Gefühl vorliegen, in der Gegenwart festzustecken (siehe 2.3.4 Sich auf den gegenwärtigen Moment beschränkt oder darin isoliert fühlen) oder sogar in die Vergangenheit gezogen zu werden oder von ihr angesaugt zu werden (siehe Punkt 2.6.6 Aufdringlichkeit der Vergangenheit*).

> »Alles um mich herum ist unbeweglich und erstarrt ... Ich sehe die Zukunft nur als eine Wiederholung der Vergangenheit.« (Minkowski 1927)

2.5 Gestörtes Bewusstsein der erwarteten Zukunft*

Die vorgestellte oder entworfene Zukunft (im Unterschied zur unmittelbar bevorstehenden Zukunft der Protention) *wird als irrelevant oder nicht existent erlebt, als höchst bedrohlich, als ungewöhnlich bekannt oder auf andere Weise im Voraus offenbart.*

2.5.1 Die Zukunft scheint nicht zu existieren*

Die Person ist *nicht in der Lage, die Möglichkeit einer zukünftigen Zeitspanne gedanklich zu erfassen, sie sich vorzustellen oder sie anderweitig zu begreifen* (im Unterschied zum ausbleibenden Gefühl, in die unmittelbar bevorstehende Zukunft voranschreiten zu können, wie in Item 2.4.4 Kollabieren der Protention (Zukunftsbezogenheit). Dies kann, muss aber nicht von der Person als belastend empfunden werden.

> »Ich kann nichts mehr voraussehen, als wenn es Zukunft mehr gäbe. Ich meine immer, es hört jetzt alles auf und morgen ist überhaupt nichts mehr.« (Jaspers 1946)
> »[Ich fühle mich] wirklich von allem abgetrennt, was in der Zukunft passieren könnte.... Selbst wenn ich weiß, was ich tue, kann ich es nicht auf mich persönlich beziehen, etwa wie ... werde ich zu Abend essen? Es muss in meinem Bewusstsein spezifisch für mich sein, damit es sich echt anfühlt. Und weil ich solche Dinge nicht vorhersagen kann, fühle ich mich damit einfach nicht verbunden.« (unveröffentlichtes Material)
> »Manchmal scheint es ... dass es keine Zukunft für mich gibt. Ich weiß nicht, wie ich es erklären soll. Ungefähr so, als ob alles weiterläuft, aber ich zum Stillstand komme.« (unveröffentlichtes Material)

2.5.2 Die Zukunft erscheint unwichtig oder irrelevant*

Zukünftigen Ereignissen scheint jegliche Bedeutsamkeit oder emotionaler Gehalt zu fehlen. Die Person könnte angeben, dass sie sich den erwarteten zukünftigen Ereignissen gegenüber »gleichgültig« oder »apathisch« fühlt.

2.5.3 Die Zukunft erscheint bedrohlich*

Die Person gibt an, *die Zukunft als bedrohlich oder überwältigend zu erleben*, oft sogar in dem Ausmaß, dass sie in ihr eine Gefahr für die eigene Existenz sieht. Es können verschiedene Verhaltensweisen oder Techniken beschrieben werden, um das Nachdenken über die Zukunft zu vermeiden.

> Die Person berichtet, die Zukunft sei voll von »Fristen, bis zu denen ich Dinge getan haben muss oder alles würde aufhören.« (unveröffentlichtes Material)
> »Die Zukunft war [für den Patienten] versperrt durch die Überzeugung, dass ein vernichtendes und schreckliches Ereignis [seine Hinrichtung] eintreten werde,. Diese Überzeugung beherrschte seine Sichtweise vollständig.« (Minkowski 1970)

2.5.4 Vorahnungen

Die Person beschreibt, *in gewisser Weise zu wissen, was passieren wird, bevor es geschieht*. Dies kann von einer Ahnung oder dem Eindruck, die Ereignisse zu kennen, die eintreten werden, bis hin zum Gefühl reichen, genaue Details zukünftiger Ereignisse zu wissen.

> »Ich hatte das Gefühl, dass mir etwas Gutes passieren würde.« (Stanghellini et al. 2016)

2.6 Gestörtes Erleben von Erinnerungen oder der Vergangenheit

> Die erinnerte *Vergangenheit fühlt sich auf irgendeine Weise verändert an, sei es als übermäßig abgeschnitten, unbestimmt oder undeutlich, verschwunden, übermäßig beschleunigt oder verlangsamt, unzusammenhängend oder aufdringlich*[33].

2.6.1 Die Vergangenheit erscheint abgeschnitten*

Die Person fühlt sich von den Erinnerungen an die Vergangenheit abgetrennt, als ob die Vergangenheit vollkommen vom gegenwärtigen Zeitpunkt losgelöst oder nicht auf ihn bezogen wäre (als würde sie irgendwie in einer »Zeit vor der Zeit« existieren), oder als ob die vergangenen Ereignisse einem selbst niemals wirklich passiert seien (dass sie z. B. bloß eingebildet oder geträumt wurden).

> »Ich war wie abgeschnitten von meiner eigenen Vergangenheit, als sei es nie so gewesen, so schattenhaft. Als finge das Leben jetzt erst an.« (Jaspers 1946)
> »[Die Vergangenheit fühlt sich] wie etwas an, das man in einem Buch oder Roman gelesen hat, selbst aber nie wirklich erlebt hat.« (unveröffentlichtes Material)

2.6.2 Die Vergangenheit erscheint unbestimmt oder undeutlich*

Daher ist es schwer, sich daran zu erinnern. Die Person könnte die Vergangenheit als »in einem Nebel verloren« beschreiben.

2.6.3 Die Vergangenheit verschwindet oder scheint nicht existent zu sein*

Die Person *kann sich überhaupt nicht an vergangene Erfahrungen erinnern* und das Gefühl haben, dass die Vergangenheit nie wirklich geschehen sei.

> »Manchmal scheint (die Vergangenheit) einfach nicht zu existieren, wie eine Erinnerung, wenn mir z. B. mein Therapeut erzählt, dass etwas passiert ist, denke ich, OK, das existiert, weil Du es mir jetzt gerade erzählt hast, aber nicht, weil es wirklich passiert ist.

---

33 Hiermit ist jene Form des Erinnerns gemeint, die Husserl (1964) im Gegensatz zu »primärer Erinnerung« oder »Retention« als »sekundäre Erinnerung« oder »Wiedererinnerung« bezeichnet hat.

... Manchmal denke ich, dass ich nie ein Kind war, nie eine Kindheit hatte, niemals eine Vergangenheit hatte.« (unveröffentlichtes Material)

2.6.4 Die Vergangenheit erscheint beschleunigt*

Rückblickend scheinen *Erinnerungen an die Vergangenheit irgendwie verdichtet zu sein*, als ob eine lang andauernde Abfolge von Ereignissen in einem sehr kurzen Zeitraum stattgefunden hätte oder als ob die Ereignisse irgendwie beschleunigt wurden.

> »Die Monate und Jahre gehen überschnell voran.... [Eine] Person fühlte eine Vergangenheit von neunundzwanzig Jahren als von der Länge von höchstens vier Jahren, und darin die einzelnen Zeiträume im gleichen Verhältnis gekürzt.« (Jaspers 1946)

2.6.5 Die Vergangenheit erscheint verlangsamt*

Die Person hat das Gefühl, dass *Erinnerungen an die Vergangenheit in die Länge gezogen sind* oder dass Ereignisse über einen viel längeren Zeitraum hinweg stattfanden, als es tatsächlich der Fall war.

> »Aus der Gesamtheit meiner Erinnerungen hat sich der Eindruck in mir festgesetzt, als ob der betreffende nach gewöhnlicher menschlicher Annahme nur 3–4 Monate umspannenden Zeitraum, in Wirklichkeit eine ungeheuer lange Zeit umfasst haben müsse, als ob einzelne Nächte die Dauer von Jahrhunderten gehabt haben hätten.« (Jaspers 1946)

2.6.6 Aufdringlichkeit der Vergangenheit*

Die *Gegenwart der Person und sogar ihre Zukunft fühlen sich irgendwie von ihrer Vergangenheit überwältigt an*, als ob sie an nichts anderes mehr denken könnte oder im Vergleich nichts anderes mehr real erscheint.

> »Es gibt keine Gegenwart mehr, sondern nur ein Zurückbezogensein. Die Zukunft schrumpft immer mehr zusammen. Die Vergangenheit ist so aufdringlich, sie wirft sich über mich, sie zieht mich zurück.« (Jaspers 1946)

2.6.7 Aushöhlung der Unterscheidung zwischen Vergangenheit und Gegenwart*

Die Person ist *sich unsicher, ob sie sich gerade an etwas aus der Vergangenheit erinnert oder ob sie dies in Wirklichkeit in der Gegenwart erlebt*. Es kann das Gefühl vorliegen, von der Vergangenheit überwältigt zu werden, aber hier (im Gegensatz zu 2.6.6 Aufdringlichkeit der Vergangenheit* oder 5.5 Déjà-vu-Erlebnisse) scheint das Verhältnis von Vergangenheit zu Gegenwart unklar zu sein.

> »Die Zeit schien so, als wäre ich zurück in der Vergangenheit, nicht in der heutigen Zeit.« (Cutting 1997)

2.6.8 Die Vergangenheit erscheint unzusammenhängend

Vergangene Ereignisse erscheinen im Nachhinein als unverbunden, zusammenhangslos oder keiner Abfolge zu unterliegen, anstatt eine nachvollziehbare Reihe von Ereignissen darzustellen.

> »Es fühlt sich an, als ob ich jene Kontinuität verloren habe, die die Ereignisse in meiner Vergangenheit verbindet. Anstelle einer Reihe von Ereignissen, die kontinuierlich miteinander verbunden sind, erscheint meine Vergangenheit nur wie eine Ansammlung voneinander abgetrennter Fragmente.« (Sass 1992)
> »Dann schlug die Vergangenheit um. Alles ging durcheinander, aber nicht in greifbarer Weise. Sie zog sich zusammen, fiel übereinander und ballte zusammen.« (Jaspers 1946)
> »Wenn der Besuch vorbei ist, hätte es durchaus auch gestern passiert sein können. Ich kann es nicht mehr länger einordnen und weiß dadurch nicht, wo es hingehört.« (Minkowski 1970)

3 Andere Personen

Allgemeine Beschreibung. Die 14 Items in Domäne 3 beziehen sich auf anomale Erfahrungen im Umgang mit anderen Personen oder in der zwischenmenschlichen Welt. Der Fokus liegt hier auf dem Erleben sozialer Interaktionen, von Empathie oder deren Fehlen, von Ich-Grenzen im zwischenmenschlichen Kontakt und darauf, wie das allgemeine Erscheinungsbild anderer Personen wahrgenommen wird, was für eine Anmutung oder Wirkung von ihnen ausgeht. Erfahrungen, die sich auf die sprachliche Kommunikation konzentrieren (auf Wörter, Sätze oder Gespräche), sind in Domäne 4: Sprache, enthalten.

3.1 Mangel an sozialem Verstehen oder zwischenmenschlicher Abstimmung (Hypoattunement) (~ BS A.7.1, ~ EASE 2.12)

> *Ein Gefühl extremer Distanz und des Getrenntseins von anderen*, das mit dem Eindruck einhergeht, dass die eigenen Bewegungen, die eigene Gestik oder das Sprechen irgendwie nicht mit anderen Menschen abgestimmt sind, dass es *an nonverbaler Einstimmung und vor allem sozialem Common Sense fehlt* (dass es schwierig ist, die »Spielregeln« zu verstehen oder einzuhalten). Dies kann als Verlust spontaner Teilnahme an oder von Resonanz mit der sozialen Welt und/oder als bewusste (hyperreflexive) Wahrnehmung des oder Entfremdung vom eigenen Verhalten oder der eigenen Erfahrung erlebt werden. Dies geht über das Gefühl hinaus, mit anderen Menschen nicht mehr zu harmonisieren, wie es infolge geläufiger Formen sozialer Angstzustände oder von Depressionen auftritt, bei denen jedoch der basale soziale Common Sense erhalten bleibt. Dieses Gefühl ist nicht auf bestimmte Personen oder Situationen beschränkt und beinhaltet ein umfassendes (wenn auch nicht notwendigerweise konstantes) Gefühl der Entfremdung von fast jedem.

3.1.1 Verlust des sozialen Common Sense

Gefühl, dass *das Verhalten anderer und soziale Situationen nicht in selbstverständlicher Weise zugänglich und spontan zu verstehen sind.*

> »Die Leute bewegen sich seltsam hin und her ... ihre Gesten und Bewegungen ergeben keinen Sinn.« (Silverstein, i. V.)
> »Ich kann einfach nicht verstehen, was die anderen tun.« (Stanghellini und Ballerini 2011)

3.1.2 Leiblicher/propriozeptiver Verlust der Abstimmung

Die Person berichtet, den *im Wesentlichen körperlich empfundenen Eindruck zu haben, unbeholfen zu sein und nicht mit anderen Menschen zu harmonieren.*

> »Mein Cousin hat gerade ein Baby bekommen und ich bin wirklich glücklich, aber ich muss darüber nachdenken, wie ich es zeige ... Ich reagiere nicht derart automatisch auf Dinge, wie es andere Leute tun.« (unveröffentlichtes Material)
> »Es fällt mir manchmal schwer, mich auf natürliche Weise zu bewegen und Dinge zu tun. Wenn ich etwas aus meinem Glas trinke und mit Leuten zu Abend esse, muss ich immer darauf achten, ... wer sein Glas nach wem hochhebt.« (unveröffentlichtes Material)

3.1.3 Spezifische Schwierigkeiten im Verständnis nonverbaler Kommunikation

Die Person *hat Schwierigkeiten, nonverbale Kommunikation zu verstehen, oder sie ist sich bewusst, Gesten oder Gesichtsausdrücke anderer falsch zu verstehen.*

> »Die Gesten anderer Leute erscheinen mir oft seltsam... weil ich in Wirklichkeit die Bewegungen wahrnehme.« (unveröffentlichtes Material)
> »Ich war z. B. viel zu aufmerksam, kritisch oder neugierig im Hinblick auf Körpersprache. Wenn ... ich etwa zufällig auf irgendjemanden zu- und diese Person dann wegging, konnte ich es so auffassen, dass sie sich [absichtlich] von mir entfernte.« (unveröffentlichtes Material)

3.2 Das Gefühl, von anderen entfernt zu sein*

Das Gefühl, *von anderen Personen abgespalten, abgesondert oder abgeschnitten zu sein, in grundlegender Weise keinen Bezug zu anderen Personen zu haben,* unbeteiligt zu sein und andere lediglich aus der Ferne zu beobachten, wie ein gleichgültiger Zuschauer, ohne etwas zu empfinden oder spontan eine emotionale Verbindung aufzubauen. NB: Dies kann mit oder ohne ein Gefühl verminderter zwischenmenschlicher Abstimmung einhergehen (3.1 Mangel an sozialem Verstehen oder zwischenmenschlicher Abstimmung [Hypoattunement]), das soziale *Unbeholfenheit* oder das Unvermögen einschließt, die Bedeutung zwischenmenschlicher Situationen zu erfassen.

»Ich habe mich selbst von anderen Leuten abgeschnitten und war in mir selbst eingeschlossen.« (Laing 1965)
»Zwischen mir und der Menschheit ist eine Glasscheibe.« (Sass 1992)
»Eine Mauer aus Leere trennte mich von allen.« (Stanghellini und Rosfort 2013)

3.3 Entfremdete/intellektuelle Strategien, um andere zu verstehen

> Die Person vertraut auf *distanzierte Beobachtungen oder intellektualisierte, regelbasierte Methoden, um andere zu verstehen und auf sie zu reagieren*, da sie sich nicht in der Lage fühlt, alltägliche soziale Interaktionen unmittelbar zu erfassen.

3.3.1 Entfremdetes, eingehendes Untersuchen des Verhaltens anderer

Die Person ist sich bewusst, dass sie *andere beobachtet, um soziale Situationen zu verstehen oder herauszufinden, wie man leben soll* (z. B. indem man andere nachahmt oder die Formel entdeckt, an der sie sich in ihrem Verhalten orientieren müssen; wenn letzteres zutrifft, werte ebenso 3.3.2 Algorithmischer Ansatz für soziales Verstehen/soziale Interaktionen). Dies kann das Gefühl einschließen, »ethologische« Studien anderer Personen zu betreiben oder eine »wissenschaftliche« Analyse »intelligenter« Systeme oder Maschinen vorzunehmen.

»Ich bin wie ein Kaiser in seiner Pyramide. Ich bin nicht an der Welt beteiligt, sondern beobachte sie nur von außen, um ihre verborgenen Funktionsweisen zu verstehen.« (Stanghellini und Ballerini 2007)
»Die anderen kennen die Regeln; ich muss sie studieren.« (Stanghellini und Ballerini 2007)
»Als Kind habe ich andere beobachtet, um zu sehen, was der richtige Zeitpunkt ist, um glücklich oder traurig zu sein.« (Stanghellini und Ballerini 2011)

3.3.2 Algorithmischer Ansatz für soziales Verstehen/soziale Interaktionen

Die Person *versucht, soziale Situationen zu verstehen oder darauf zu reagieren, indem es eine explizite Formel, einen Algorithmus oder eine Reihe von Regeln findet oder entwickelt*. Dies mag durch theoretische Neugier angetrieben sein oder als ein Bewältigungsversuch erscheinen und kann als erfolgreich oder nicht erfolgreich empfunden werden.

»Soll ich die Algorithmen erstellen, um mit ihm zu sprechen?« (Stanghellini und Ballerini 2011)
»Die Leute haben ein System. Ich versuche es zu verstehen. Aber dann verstehe ich gar nichts.« (Stanghellini und Ballerini 2011)

3.4 Minderwertigkeitsgefühl, Kritik oder Misstrauen im Verhältnis zu anderen*

> Das Empfinden, dass es *äußerst schwierig ist, eine wechselseitige Beziehung mit anderen oder ein Gefühl von Sicherheit aufzubauen, da ein Minderwertigkeitsgefühl gegenüber anderen oder der Eindruck besteht, dass diese feindselig eingestellt sind.*

3.4.1 Selbstunsicherheit, Selbstkritik*

Normalerweise geht dies mit einem Minderwertigkeitsgefühl gegenüber anderen, überdeutlicher Wahrnehmung eigener Fehler oder mit Unbeholfenheit in sozialen Interaktionen einher.

> Die Person ertappt sich bei der Frage: »Warum muss ich so sehr darüber nachdenken, mit was für Kleinigkeiten ich beschäftigt bin?« (unveröffentlichtes Material)
> »Mache ich das Richtige, mache ich das, was andere Leute für akzeptabel halten würden?« (unveröffentlichtes Material)

3.4.2 Soziale *Paranoia* oder soziale Phobie*

Das Gefühl, als ob *andere ungewöhnlich auf einen selbst fokussiert wären, sei es, dass sie Bemerkungen machen, Urteile fällen oder einfach nur starren, sodass die Person sich gehemmt, schuldig, beschämt oder ängstlich fühlt.* Die Person kann sich in besonderem Maße durch kritische Blicke oder Einstellungen anderer Menschen verletzlich oder verunsichert fühlen. NB: Dieses Item kann Ähnlichkeiten zu 5.12 Auf alles bezogenes Selbsterleben/ontologische »Paranoia«, oder 6.10 Gefühl von Zentralität aufweisen oder zusammen mit diesen auftreten.

> »Ich war überzeugt, dass ... jeder, der mich sah, sofort wusste, dass ich eine gewisse soziale Beeinträchtigung hatte ... als ob jeder, der mich traf, so tat, als würde er mich normal behandeln und mich dann hinter meinem Rücken auslachte, sobald ich gegangen war.« (Adam 2011)
> »Ich habe immer das Gefühl, dass wenn ich einen Raum betrete, mich die Leute anstarren, über mich reden und in der Lage sind zu wissen, was ich denke. Sie wissen, wie dumm ich in der Vergangenheit war.« (unveröffentlichtes Material) (Erwäge auch 6.10 Gefühl von Zentralität)

3.4.3 Tiefgreifendes Misstrauen gegenüber anderen*

Die Person hat *den allgemeinen Eindruck, dass andere nicht vertrauenswürdig sind oder beabsichtigen, ihr Schaden zuzufügen.* Dies kann, muss aber nicht ein paranoides Gefühl (3.4.2) einschließen, dass andere in ungewöhnlicher Weise auf einen fokussiert sind.

> »Mit anderen in Kontakt zu treten, macht mir Angst. Sie können mir Schaden zufügen.« (Stanghellini et al. 2014)

3.5 Pein oder Leiden aufgrund allgemeiner sozialer Unsicherheit (~ BS A.8.2)

> *Die bloße Anwesenheit anderer Menschen fühlt sich belastend, äußerst anstrengend oder sogar unerträglich an.* Typischerweise schließt dies eine grundlegende ontologische Vulnerabilität oder Unsicherheit ein, die tiefgreifender ist als Gefühle der Scham, Schuld oder sozialer Minderwertigkeit – *als ob sogar das eigene Selbst instabil und anfällig für die Zerstörung oder Vernichtung durch andere wäre.* Dies kann quälende Affekte oder Emotionen und/oder unheimliche Leibempfindungen beinhalten, die durch zwischenmenschlichen Kontakt hervorgerufen werden.

»Obschon ich gerne in Gesellschaft bin, strengen mich neuerdings Unterhaltungen sehr an. Auch wenn andere sich unterhalten, betrifft mich das.« (Gross et al. 2008)
»Mit Menschen zusammen zu sein, löst eine emotionale Krise in mir aus.« (Stanghellini und Ballerini 2011)
»Wenn mir die Leute zu nahekommen, werde ich nervös.« (Stanghellini und Ballerini 2011)

3.6 Beeinträchtigung durch Stimmen*

> Die Person fühlt sich *nicht in der Lage, auf normale Weise an sozialen Situationen teilzunehmen, weil sie Stimmen hört* (halluzinierte oder eingebildete), die sie ablenken oder durcheinanderbringen.

»Mit den drei (Stimmen) zusammen fertig zu werden ... der Klang wäre schlichtweg fürchterlich. Ich könnte nicht denken ... mich nicht konzentrieren oder bestimmte Aufgaben erledigen, weil sie alle reden würden.« (unveröffentlichtes Material)

3.7 Störung der Selbst-Anderer-Demarkation (= EASE 4.1)

> *Das grundlegende Gefühl der Selbstständigkeit oder des Getrenntseins gegenüber anderen Personen scheint nicht mehr zu bestehen oder ist wesentlich instabiler geworden.* Dies kann den Eindruck eines ungewöhnlichen Empathievermögens, von außerordentlicher Offenheit, Kontrolle, einer Verschmelzung oder Verwechslung von Selbst und anderen umfassen – sei es, dass dies körperlich, psychisch oder hinsichtlich der Identität erfahren wird.

3.7.1 Übermäßige Einstimmung (hyperattunement)

Die Person kann das Gefühl haben, *die Gedanken anderer »lesen« oder anderweitig direkt verstehen zu können*, als hätte sie unmittelbaren Zugang zum Bewusstsein anderer, so z. B. in Situationen, wenn die andere Person schweigt oder vermeintlich etwas anderes sagt, als sie eigentlich sagen will (wobei das nicht Ironie u. ä. betrifft).

> »Ich leide unter intensiver Empathie und Identifikation.« (Stanghellini et al. 2014)
> »Ich denke manchmal, dass jemand etwas sagt, weil ich denke, dass er es denkt, und ich glaube dann, dass es tatsächlich laut gesagt wurde.« (unveröffentlichtes Material)

3.7.2 Ungewöhnliche Formen der Einflussnahme auf andere

Die Person fühlt sich in der Lage, die *Gedanken, Gefühle oder Handlungen anderer Personen auf unmittelbare oder nicht natürliche Weise zu kontrollieren* (nicht nur durch gewöhnliche Formen der Einflussnahme).

> »Den Leuten, die ich anschaue, gebe ich meine eigenen Gedanken ein.« (Rossi Monti und Stanghellini 1993)
> »Mein Radarstrahl war eine Quelle der Freude für mich ... Ich konnte ihn nach Belieben heraufbeschwören oder erlöschen lassen ... ihn in meine Augen lenken und meinen Feind wütend anstarren, wodurch er dann erblasste, sich fürchtete und für gewöhnlich weg ging.« (Landis 1964)
> »Wann immer ich einen Raum betrete, verbreite ich meine Energie und die Menschen werden ängstlich und ruhelos.« (unveröffentlichtes Material)

3.7.3 Pathologische Offenheit

Die Person hat das Gefühl, *als ob ihre Gedanken, Gefühle oder ihre Seele/ihr Selbst irgendwie schutzlos seien* und andere Menschen auf irgendeine Weise in ihre Gedanken eindringen oder über deren Inhalt unmittelbar Bescheid wissen könnten.

> »Mein Geist ist zu offen. Es gibt keinen Filter. Alles geht rein.« (unveröffentlichtes Material)
> »[Es fühlte sich an, als] wäre mein Kopf offen gewesen und als konnten sie Gedanken eingeben, [und damit] möglicherweise auch prüfen, was darin ist.« (unveröffentlichtes Material)

3.7.4 Eindruck, kontrolliert zu werden

Die Person hat das Gefühl, dass *ihre Gedanken, Gefühle oder Handlungen von anderen kontrolliert werden* (auf ungewöhnliche Art und Weise, wie in 3.7.2 Ungewöhnliche Formen der Einflussnahme auf andere).

> »Gedanken, die mir etwas befehlen, dringen in meinen Kopf ein und immer in meinen Hinterkopf, genau genommen in der Nähe des Hirnstamms, und eine fremde Macht ergreift Besitz von mir, um Dinge zu tun, die ich nicht tun möchte.« (unveröffentlichtes Material)
> »...Nachbarn konnten ihre Gedanken lesen, sie dazu veranlassen, auf der Straße die falsche Abzweigung zu nehmen, damit sie keine Männer sieht, und ihr gewalttätige Gedanken eingeben, weil sie spürten, dass sie Männer mochte.« (Cutting 1985) (Werte auch 3.7.3 Pathologische Offenheit)
> »[Manchmal denke ich, dass] es diesen anderen Geist gibt, und ich wirklich ein Teil dieses anderen Geistes bin, und dass sie mich kontrollieren, das gesamte Universum kontrollieren.« (unveröffentlichtes Material)

3.7.5 Verschmelzende oder fließende psychologische Grenzen

Die Person hat das Gefühl, ihre Psyche werde völlig von jemand anderem *durchdrungen, durcheinandergebracht oder es würde jemand anderes in sie eindringen, als würde sie die Gedanken, Gefühle oder Erinnerungen anderer Menschen erleben oder wäre sich nicht sicher, wer welche Erfahrungen hat* – meist ist dies unangenehm oder angstauslösend und geht oft mit Unsicherheit oder Verwirrung hinsichtlich psychologischer Grenzen einher.

»Allmählich kann ich nicht mehr unterscheiden, wie viel von mir in mir selbst und wie viel bereits in Anderen ist.« (Sass 1992)
»Ich empfinde die mentalen Zustände Anderer und kann mich selbst nicht mehr ausfindig machen.« (Stanghellini et al. 2014)
»Wenn ich tatsächlich versuche, die Aufmerksamkeit anderer Menschen visuell auf mich zu ziehen ... scheint zwischen uns geistig überhaupt kein Platz zu sein. Es ist wirklich schwierig, ihr Denken und Sprechen von meinem zu unterscheiden, und ich habe das Gefühl, mir nicht sicher zu sein, wenn ich etwas nur denke, ob sie es nicht auch hören.« (unveröffentlichtes Material)

3.7.6 Universelles Verschmelzen mit anderen*

Die Person hat das Gefühl, *als ob Menschen schlichtweg nicht als einzelne Individuen existierten*, sondern dass alle Menschen irgendwie miteinander verschmolzen seien, vielleicht als eine Art Schwarmgeist oder ein vereinigtes Bewusstsein.

»Ich habe den Eindruck, in der menschlichen Flut versunken zu sein.« (Stanghellini et al. 2014; veränderte Übersetzung im Original)

3.7.7 Unsichere personale Identität/persönliche Einstellungen*

Die Person fühlt sich *in Gegenwart anderer Menschen verwirrt im Hinblick auf ihre Identität, Einstellungen oder Präferenzen, als könnte sie nicht widerstehen, sich anzupassen, oder als ob sie unfähig wäre, eine eigenständige Perspektive aufrechtzuerhalten.* Hier geht es um die Authentizität der oder das Vertrauen in die eigenen Meinungen oder Einstellungen (nicht um das Gefühl, überhaupt eigene Erfahrungen zu *erleben* oder zu *besitzen*).

»Ich habe schon lange beobachtet, wie ich mich in Gegenwart anderer Menschen ändere. Ich beginne, mich wie die Anderen zu verhalten, wie die Anderen zu sprechen usw. Ich frage mich dann, was meine wahre Identität ist, wenn ich sie ständig ändere.« (unveröffentlichtes Material)
»Wenn ich bei meiner Mutter bin, benehme ich mich eher wie meine Mutter, wenn ich bei meiner Schwester bin, fühle ich mich eher wie meine Schwester.« (unveröffentlichtes Material)

3.7.8 Unsichere physische Grenzen (~ EASE 4.3)

Die Person ist irritiert, inwieweit *physische Merkmale oder Körperteile zu ihr selbst oder anderen Personen gehören oder überhaupt unterschieden werden können*.

»Ich versuche immer, körperliche Kontakte zu vermeiden, denn wenn Leute mich nur berühren, fühlt es sich an, als würden sie in mich eindringen.« (Stanghellini et al. 2014)
»Die Körper anderer Leute vermischen sich mit ihr.« (Cutting 2002)
Ein Patient sprach folgendermaßen von anderen Leuten auf der Station: »Alle bewegen sich und drängen in meinen Kopf … Sie drehen sich herum und drücken den Kopf heraus.« (Reed 1972)

3.7.9 Das Gefühl, nachgeahmt zu werden (= BS C.1.18)

Die Person hat das Gefühl, *als ob andere Menschen ihre Bewegungen und Handlungen imitieren* oder sich darüber lustig machen würden, indem sie sie verhöhnend nachspielen. Das Nachahmen wird als *unheimlich, befremdlich oder aus dem Rahmen fallend* empfunden. NB: Im Gegensatz zu 5.13.4 Pseudobewegungen von Objekten/Personen, hat die Person hier das Gefühl, dass Menschen sie absichtlich nachahmen oder spiegeln.

»Als ich auf dem Bahnsteig stand, sah ich diesen Typen auf dem gegenüberliegenden Bahnsteig und hatte den Eindruck, er machte genau das gleiche wie ich, dass er mich irgendwie kopierte. Es war, als wäre er mein Spiegelbild.« (Gross et al. 2008)
»Als sie eine Gruppe von Fahrgästen aus dem Bus aussteigen sah, hatte sie das Gefühl, dass sie eine Art Parodie ihres aktuellen Zustands aufführten.« (Parnas et al. 2005)

3.8 Schwierigkeiten im Blickverhalten

Verschiedene Schwierigkeiten oder Gefühle des Unbehagens bei Augenkontakt im Allgemeinen. Die Person nimmt insbesondere Augenkontakt oder Blicke deutlich wahr, ist davon fasziniert oder verunsichert und mag dazu neigen, dies zu analysieren.

3.8.1 Aufdringlichkeit des Blicks der anderen

Der Blick einer anderen Person wird als bohrend und aufdringlich empfunden, möglicherweise als schwer zu ertragen. Die Person kann berichten, nach unten oder weg zu schauen, um sich nicht selbst zu verlieren.

»Ich empfinde den Blick anderer Leute als bohrend, als würde er in mich hineinstechen.« (unveröffentlichtes Material)
»Wenn ich die Augen des anderen anschaue, empfinde ich sie als sehr hart, fast so, als wäre es unmöglich, ihnen standzuhalten.« (unveröffentlichtes Material)

3.8.2 Das Gefühl der Aufdeckung durch die eigenen Augen (~ EASE 4.5)

Die Person *fühlt sich ertappt oder bloßgestellt, weil ihr Innenleben anderen, die ihr in die Augen schauen,* auf direkte Weise enthüllt wird, womit jenen unmittelbarer Zugang zu ihren Gedanken oder Gefühlen gewährt wird. Dies hat manchmal eine somatische/körperliche Qualität, als ob jemand physisch in die eigenen Augen eindringen könnte.

»Wenn mich jemand ansieht, fühle ich mich ausgesetzt. Es ist mir peinlich, dass der Andere mein Innenleben buchstäblich ›sehen‹ kann.« (unveröffentlichtes Material)

3.8.3 Aufdringlichkeit des eigenen Blicks

Die Person hat *das Gefühl, ihr eigener Blick würde andere Menschen durchdringen und belästigen*, als würde sie etwas Schlechtes oder Unangenehmes, möglicherweise negative »Energie« durch ihre Augen übertragen.

> »Ich habe beständig das Gefühl, mit meinen Augen schlechte Energie zu verbreiten.« (unveröffentlichtes Material)
> »Manchmal habe ich das Gefühl, dass jeder irritiert und unruhig wird, wenn ich Augenkontakt aufnehme.« (unveröffentlichtes Material)
> »Ich mache mir Sorgen, dass wenn ich Menschen anschaue, ich sie irgendwie verletzen könnte.« (unveröffentlichtes Material)

3.8.4 Entmenschlichung der Augen anderer

Es kann *sich das bezwingende Gefühl beim Blick in die Augen anderer einstellen, dass diese nicht wirklich lebendig sind, von keinem Bewusstsein zeugen und/oder eine beunruhigend objektartige oder materielle Qualität haben*. Augen oder Augäpfel einer anderen Person (oder der eigenen, wenn sie im Spiegel betrachtet werden) können z. B. wie »seltsame Murmeln« erscheinen oder als hätten sie einen irritierend »glasigen« oder »metallischen« Glanz.

3.8.5 Augen als kosmische Portale

Die Person beschreibt das unheimliche Gefühl, dass die *Augen anderer Menschen (oder die eigenen, im Spiegel betrachtet) Pforten »mystischer«, »kosmischer« oder »räumlicher« Dimensionen seien*.

3.8.6 Unspezifisches Unbehagen im Blickverhalten

Die Person verspürt ein *unspezifisches Unbehagen und Angst, während sie Augenkontakt mit einer anderen Person herstellt*, kann jedoch keinen Grund dafür angeben. Sie zieht es vor, die Augen anderer nicht anzublicken.

> »Wenn ich Augenkontakt mit jemandem herstelle, fühle ich mich unwohl. Ich kann nicht genau beschreiben warum, aber mir ist dann danach, zu flüchten oder zumindest wegzuschauen.« (unveröffentlichtes Material)
> »Wenn ich jemandem direkt in die Augen sehe, spüre ich seltsame Vibrationen in ihnen.« (Stanghellini et al. 2014)
> »Ich habe nie die Blicke der Andern aushalten können.« (Blankenburg 1971)

3.9 Depersonalisierung anderer

> *Andere Personen werden nicht als lebendige, atmende, menschliche Wesen wahrgenommen, sondern eher als tot, unwirklich, als Täuschung oder auf irgendeine Weise als mechanisch.* Es können mehrere Subtypen ausgewählt werden. NB: Wenn andere Objekte oder auch Situationen ebenfalls von diesem Gefühl betroffen sind, werte auch den passenden Subtyp von 5.1 Derealisation der Welt.

3.9.1 Menschen scheinen tot zu sein*

Lebende Menschen haben eine spezifisch leichenähnliche Anmutung. Dies beinhaltet das beherrschende Gefühl, dass andere leblos seien, und kann die Überzeugung einschließen, dass sie tatsächlich tot sein müssen (wie beim Cotard-Syndrom).

»Die Leute sahen seltsam aus, als wären sie tot.« (Cutting 1997)
»Es war schlimm. Als ob ich in der U-Bahn wäre. Es war wie ein Traum. Alles, was ich sehen konnte, waren Leute in einem Waggon. Sie sahen aus wie Geister, Statuen, Denkmäler, wie eingeäschert.« (Cutting 1985) (Werte auch 5.1.3 Deanimation*)

3.9.2 Menschen erscheinen unwirklich/falsch/wie eine Illusion

Die Person *nimmt andere Menschen als künstlich, seltsam falsch oder als Kopien von sich selbst wahr* (jedoch nicht als verkleidet; siehe 3.12.3 Menschen erscheinen verkleidet*, unten). Oder aber sie *erwecken den Eindruck, nicht Teil der gewöhnlichen objektiven/intersubjektiven Realität zu sein* oder als wären sie auf andere Weise subjektiviert, z. B. indem sie als mythisch, fiktional oder erfunden erscheinen.

»Die Leute scheinen verkleinert und aus Papier oder Baumwolle zu sein, wie kleine Schachfiguren aus Pappmaché.« (unveröffentlichtes Material)

3.9.3 Menschen wirken mechanisch

Die Person nimmt *andere Menschen als Maschinen wahr und somit als frei von Vitalität oder Subjektivität oder als hätten sie kein Innenleben.*

»Sie scheint ... eine von einem Mechanismus angetriebene Schaufensterpuppe zu sein, die wie ein Automat spricht, ... die Bewegungen waren jedweden Gefühls beraubt.« (Sechehaye 1962)

3.10 Personen sind durch ein einziges Merkmal bestimmt

> *Der Charakter oder das Erscheinungsbild einer anderen Person scheint gänzlich durch ein bestimmtes Merkmal definiert oder auf eine spezifische Eigenschaft beschränkt zu sein,* als ob sich die Person z. B. durch die Form der Nase, ihre Gangart, typische Gesten oder Kommentare vollständig offenbaren würde, gänzlich zusammenfassen ließe oder untrennbar damit verbunden wäre.

»Wann immer ich in der Nähe von Menschen bin, schaue ich mir an, wie sie ihre Füße positioniert haben: sind sie nach innen oder außen gedreht oder vollkommen gerade. Die Positionierung ihrer Füße sagt mir, wer sie sind und woran sie glauben.« (unveröffentlichtes Material)

»Die Farben der Kleidung, die andere tragen, sagen mir unerhört viel über ihre Werte und woran sie glauben.« (unveröffentlichtes Material)

3.11 Erhöhte Intensität, Lebendigkeit oder Wirklichkeit anderer*

Menschen werden als irgendwie intensiver, lebendiger oder realer als üblich erlebt, auf eine Weise, die ungewöhnlich oder unheimlich ist, die andere nicht ganz menschlich erscheinen lässt.

Eine Probandin berichtete, andere als »Götter, Manifestationen (Gesichter) einer Gottheit [oder] übermenschlich mächtig« zu erleben; sie beschrieb »eine Zunahme von metaphysischer Dynamik, universalem Animismus, emotionaler Resonanz, menschlicher und/oder göttlicher Zweckmäßigkeit.« (Sass 2014)

3.12 Qualitative Veränderungen des Erscheinungsbildes anderer

Wie Menschen aussehen oder wie ihr Aussehen erlebt wird, *hat sich auf seltsame oder unheimliche Weise verändert.*

3.12.1 Menschen wirken seltsam vertraut

Personen, die dem Subjekt nicht bekannt sind, wirken seltsam oder unheimlich vertraut. NB: Wenn dieses Gefühl auch nicht-menschliche Objekte, Situationen oder Ereignisse umfasst, werte auch 5.5 Déjà-vu-Erlebnisse.

»[Die Patientin] berichtete, es sei ihr sehr aufgefallen, dass sie hier in der Klinik Gesichter gesehen habe, die sie vor einigen Wochen zu Hause gesehen habe.« (Jaspers 1946)

3.12.2 Menschen wirken seltsam unvertraut

Menschen, die der Person eigentlich bekannt sind und die sie an ihrem Aussehen wiedererkennt, wirken dennoch auffallend fremd. Dies kann die Überzeugung beinhalten, dass die andere Person tatsächlich eine unbekannte Person *sein muss*, die dann möglicherweise als eine vertraute verkleidet ist (in diesem Fall sollte auch 3.12.3 Menschen erscheinen verkleidet*, gewertet werden). NB: Wenn dieses Gefühl auch nicht-menschliche Objekte, Situationen oder Ereignisse umfasst, werte auch 5.6 Jamais-vu-Erlebnisse.

»Ich kannte ihren Namen und wusste alles über sie, dennoch wirkte sie seltsam, unwirklich, wie eine Statue ... ich befand mich in Gegenwart einer Fremden.« (Sechehaye 1962) (Werte auch 3.9 Depersonalisierung anderer)

3.12.3 Menschen erscheinen verkleidet*

Die Menschen scheinen irgendwie *ihre wahre Identität zu verbergen oder zu verschleiern*. Die Personen können dieses Item in Verbindung mit (und insbesondere als Erklärung für) Depersonalisierungserfahrungen und Veränderungen der Vertrautheit erleben. Die Person mag davon sprechen, dass Menschen »unerkannt bleiben wollen« oder auf irgendeine Weise »vortäuschen«, jemand anderes zu sein, als sie es tatsächlich sind.

3.12.4 Menschen erscheinen seltsam bedrohlich*

Etwas Merkwürdiges oder Unheimliches am Auftreten anderer Menschen scheint darauf hinzudeuten, dass von ihnen irgendeine Form der Bedrohung ausgeht. NB: Dies kann auch mit 3.4.2 Soziale Paranoia oder soziale Phobie* und 3.4.3 Tiefgreifendes Misstrauen gegenüber anderen* zusammen auftreten.

> »Bei einem Bekannten fiel ihm das seltsame Benehmen auf, sodass ihm nicht geheuer war … Ein vorübergehender Mann hatte einen so durchdringenden Blick, das war womöglich ein Detektiv.« (Jaspers 1946)

3.12.5 Allgemeine/unspezifische Veränderungen im körperlichen Erscheinungsbild anderer (= BS C.2.3.5)

Die Person nimmt die *physischen Merkmale anderer Menschen wie Gesicht und Körper als seltsam verändert, verzerrt, verformt oder unnatürlich* wahr. Z. B. kann die Farbe oder das Aussehen des Gesichts, der Augen oder Haare verändert erscheinen, wenngleich dies nicht buchstäblich der Fall sein muss.

> »Die Leute erschienen zu dick oder zu dünn, irgendwie entstellt und nicht, wie sie normalerweise aussehen.« (Gross et al. 2008)
> »Die Gesichter [der Menschen] ordnen sich manchmal neu an, falls ich sie zu lange ansehe, und ich verliere dann den Überblick darüber, was sie sagen. Sie werden sehr kaleidoskopisch. Und die Gesichter beginnen, sich neu anzuordnen.« (unveröffentlichtes Material)
> »Die Augenfarbe meines Mannes wechselte von hellblau zu dunkelbraun.« (Gross et al. 2008)

3.13 Menschen scheinen etwas Besonderes oder Ungewöhnliches (jenseits des Offensichtlichen) zu kommunizieren (~ BS C.1.17)

Den Eindruck haben, als würden andere Leute eine spezielle Botschaft andeuten oder vermitteln, die oft an die Person gerichtet oder speziell für sie bestimmt ist. Was andere Menschen meinen, muss nicht viel mit demjenigen zu tun haben, was sie tatsächlich sagen. Die Person muss den Inhalt oder die Bedeutung der Nachricht nicht notwendigerweise verstehen.

3.13.1 Paranoide Bedeutsamkeit*

Die spezielle Botschaft wird *als Ablehnung, Kritik, Anschuldigung, Böswilligkeit oder als Ausdruck einer Verschwörung gegen die Person* erlebt.

> »Jeder spielte Sprachspiele … als eine Möglichkeit, mich zu schikanieren … zudem verwendeten die Leute Gesten, nickten und lächelten, um sich gegenseitig darin zu versichern, dass sie sich auf mich bezogen.« (Anonymous [Language games] 2011)
> »Sie fragte, ob ich sie bis Samstag haben wolle. Sie meinte, ich wäre eine Nutte.« (Reed 1972)

3.13.2 Grandiose Bedeutsamkeit*

Die spezielle Botschaft wird *als Hinweis auf die ungewöhnliche Macht oder Überlegenheit des Subjekts aufgefasst.*

> »Ich hörte, wie Leute das zu mir sagten [dass ich früh oder spät dran sei], Leute in Menschenmengen, und ich hatte Wahnvorstellungen, die darum kreisten: Ich dachte, dass ich die Zeit anhalten solle, und das war mein Ziel.« (unveröffentlichtes Material)

3.13.3 Metaphysische Bedeutsamkeit

Die spezielle Botschaft wird *als Hinweis auf eine umfassende Veränderung im Gefüge des Universums aufgefasst*, wie z. B. das nahende Ende der Welt oder etwas von ähnlicher metaphysischer Bedeutung.

> Andere Menschen haben auf irgendeine Weise mitgeteilt, »[…] dass die Welt untergehe und als Folge davon ständig auf verschlüsselte Weise auf ihren eigenen Zusammenbruch hinweise.« (Adam 2011) (Werte auch 5.16 Das Erleben oder die Vorahnung des Weltuntergangs).

3.13.4 Unbekannte/nicht feststellbare Bedeutsamkeit

Mitteilungen einer oder mehrerer Personen enthalten der Person zufolge eine besondere Bedeutung, *sie ist jedoch nicht in der Lage zu sagen, worin diese besteht.*

> »Ich war nicht in der Lage zu verstehen, was irgendjemand eigentlich zu mir sagte, wenn sie also mit mir redeten, wurde ich in gewisser Hinsicht … von all diesen anderen geheimen Botschaften, die sie mir mitteilen wollten, überwältigt.« (unveröffentlichtes Material)

3.14 Anomale Verhaltensweisen oder Einstellungen gegenüber anderen

Die Person *ist sich dessen bewusst, dass ihr Verhalten ungewöhnlich oder auffällig ist – oft mit dem Gefühl einhergehend, zu diesem Verhalten gezwungen zu werden –*, wenn sie mit anderen Menschen interagiert, z. B. dass sie sich zurückzieht, auflehnt, anpasst, beobachtet etc., oft in Verbindung mit intensiver Angst, ei-

5.3 EAWE: Domänen und Item-Beschreibungen

> nem Gefühl interpersoneller Bedrohung oder mit Verwirrung. Subtypen können durch eine eher unwillkürliche/automatische (möglicherweise katatone) oder eine eher vorsätzliche/aktive (»antagonomische«, Stanghellini und Ballerini 2007) Qualität gekennzeichnet sein. Für den Interviewer kann es sinnvoll sein, dies abzufragen.

3.14.1 Aktiver Rückzug*

Die Person fühlt sich *gezwungen oder neigt dazu, sich von anderen zurückzuziehen*, indem sie sich beispielsweise in ihrem Zimmer oder zu Hause aufgrund von Angstgefühlen, Furcht oder Unbehagen in zwischenmenschlichen Interaktionen einschließt.

> »Ich versuche, Dinge auf Distanz zu halten, weil mir das Schicksal anderer so sehr unter die Haut geht, dass ich damit nicht umgehen kann. Ich vermeide jedes Gespräch, weil es mich zu sehr erregt. Wenn jemand zu Besuch kommt, ziehe ich mich zurück.« (Gross et al. 2008)

3.14.2 Opponierendes/sich auflehnendes Verhalten*

Die Person fühlt *sich genötigt, sich anderen entgegenzustellen oder zu widersetzen*. Hierzu kann gehören, dass sie sich weigert, dem Anliegen eines Gesprächspartners nachzukommen (Opposition), dass sie sich vom Gesprächspartner abwendet, wenn er spricht (Aversion), und dass sie das Gegenteil von dem macht, was verlangt wird (Negativismus).

> »Ich lehne es ab, meiner Neigung nachzugeben, mich mit dem, was die anderen sagen, zu identifizieren.« (Stanghellini und Ballerini 2007)

3.14.3 Soziale Enthemmung*

Die Person ist sich *bewusst, auf eine Art und Weise zu handeln, die Gleichgültigkeit gegenüber sozialen Normen suggeriert* – unabhängig davon, ob sie gesellschaftliche Erwartungen aktiv missachtet oder sie ihr nicht bewusst sind.

> »Die Leute kaufen eine Fahrkarte, um in den Zug zu steigen – das ist die Regel. Aber diese Regel gilt für sie, nicht für mich.« (Stanghellini und Ballerini 2007)

3.14.4 Zwanghaftes Bedürfnis nach zwischenmenschlicher Harmonie*

Die Person hat das Gefühl, *ihre Beziehungen müssten konstant und vollkommen harmonisch und liebevoll sein*, gänzlich frei von Konflikten. Z. B. kann die Person berichten, dass sie sich »unfähig fühlt zu widersprechen« oder den Eindruck hat, als ob sie immer der »gleichen Meinung sein« müsse wie andere.

3.14.5 Extreme Anpassung

Die Person ist sich dessen bewusst, dass sie sich *in hohem Maße nachahmend oder nachgiebig verhält*, was auf mehr als nur soziales Angepasstsein hindeutet. Die Person kann dies z. B. als »automatischen« Gehorsam beschreiben, berichten, dass sie fast »mechanisch« dem Anliegen eines Gesprächspartners nachkommt, oder es als eine Art spiegelnde Echopraxie (die Bewegungen anderer nachzuahmen) schildern. Der Interviewer sollte die Einzelheiten notieren.

3.14.6 Zwanghafte Clownerie/Belustigung anderer*

Die Person hat das Gefühl, *als müsse sie »den Narren spielen«, sich clownhaft verhalten* oder »Possen reißen« (Bleuler 1950), wenn sie mit anderen zusammen ist, möglicherweise als Reaktion auf Angstzustände oder auch als Ausdruck von Geringschätzung/Überlegenheit. Dies hat eine gestelzte, unwillkürliche oder überspannte Qualität, die über die alltägliche Neigung hinausgeht, unterhaltsam zu sein.

4 Sprache

Allgemeine Beschreibung. Die zehn Items in Domäne 4 beziehen sich auf ungewöhnliche Arten des Spracherlebens; dies kann sich sowohl auf das Erleben des eigenen sprachlichen Ausdrucks als auch desjenigen anderer Personen beziehen. Im Mittelpunkt steht dabei das *subjektive Erleben* von Wörtern und Bedeutungen, des Sprachflusses, der Grammatik, von Begriffen und Problemen des verbalen Ausdrucks (das bezieht sich *nicht* auf sprachliches Verhalten oder implizite sprachliche Strukturen). Bei dieser Domäne kann es für die Betroffenen besonders schwer sein, die Veränderungen an sich selbst festzustellen. Interviewer müssen möglicherweise ihre Fragen auf verschiedene Weise stellen, wobei die anfänglichen Fragen allgemein formuliert werden sollten, bevor nach Spezifika gefragt wird; z. B. ließen sich, bevor 4.4 Unkonventionelle Wortwahl, Grammatik, eigenwilliger Tonfall oder kryptische Redeweise, abgefragt wird, folgende Formulierungen wählen: »Sind Sie sich bewusst, dass Sie das Bedürfnis haben, Sprache auf ungewöhnliche Weise zu verwenden?« oder: »Fühlen sie sich von Sprache gestört oder verspüren sie das Bedürfnis, anders zu sprechen oder Sprache anders zu nutzen als die meisten Leute?«

Während des Interviews kann es der Fall sein, dass Interviewer bestimmte Sprachauffälligkeiten feststellen, die von der Person jedoch *nicht* bemerkt werden, wenn das entsprechende EAWE-Item abgefragt wird. In diesem Fall sollte man erwägen, die Person behutsam nach der Wahrnehmung dieser Sprachauffälligkeiten zu fragen, dies allerdings erst *am Ende des EAWE-Interviews* (um die Beziehung zur Interviewerin nicht zu stören). Falls die Person die Auffälligkeiten weiterhin verneint, obwohl sie sich deutlich zeigen, sollte die Interviewerin das Verhalten notieren, jedoch ohne eine EAWE-Wertung zu vergeben (da die EAWE die *Erfahrung* des Subjekts betrifft). Es kann sein, dass ein Subjekt davon berichtet, einige ungewöhnliche Erlebnisse in Bezug auf Sprache gehabt zu haben, jedoch weder bejahend auf die jeweils einschlägige EAWE-Frage antwortet, noch anderweitig die Erfahrung in klarer, begrifflicher Weise beschreibt. In einem solchen Fall *sollte* die Interviewerin das Item werten, da die Beschreibung des Befragten auf ein Bewusstsein seinerseits hindeutet.

4.1 Grundlegende Störungen des üblichen Sprachverständnisses (~ BS C.1.6)

Die Person empfindet es als *schwierig, Sprache oder Schriftsprache, einschließlich der Bedeutung von Wörtern, Sätzen oder Satzfolgen zu verstehen*. Dies kann vorkommen, wenn man anderen vorliest oder ihnen zuhört, aber ebenso beim Sprechen oder Schreiben.

4.1.1 Dissoziation von Bedeutungen und sprachlichen Lauten

Die Person hat *Schwierigkeiten, die Laute (oder Erscheinungsweisen) von Wörtern mit deren Bedeutungen zusammenzusetzen* (die phonetische mit der semantischen Dimension zu verbinden).

> »Aber was ist ein Zug? Es ist ein Wort. Das Wort hat nichts mit einem festen Gegenstand wie einem Zug zu tun.« (Sass 1992)
> »Ich sagte: ›Stuhl, Krug, Tisch, es ist ein Stuhl.‹ Aber das Wort hallte hohl wider, ohne jede Bedeutung; es hatte das Objekt verlassen, war davon geschieden ... ein Name, jeden Sinnes beraubt, eine inhaltslose Hülle. Ich konnte die beiden auch nicht zusammenbringen...« (Sechehaye 1962)

4.1.2 Abgelenktsein durch semantische Möglichkeiten

Die Person *zieht eine Vielzahl möglicher Bedeutungen eines bestimmten Wortes oder Satzes in Erwägung oder hat Schwierigkeiten, die Verwendung eines Wortes zu bestimmen*, was dazu führen kann, dass sie den Überblick darüber verliert, was sie hört, liest oder sagt.

> »... alles, was ich las, war mit einer Vielzahl an Assoziationen verknüpft ... mit allem, was auf irgendeine Weise meine Aufmerksamkeit auf sich zog, schien sich etwas Neues zu eröffnen, Peng! Peng! Peng!, ungefähr so, wobei sich eine ungeheure Anzahl an Assoziationen fortwährend auf weitere Dinge bezog, sodass es für mich derart schwierig wurde, mich damit auseinanderzusetzen, dass ich nicht mehr lesen konnte.« (Sass 1992)

4.1.3 Durch einzelne Wörter abgelenkt sein

Die Person hat den Eindruck, dass sie dazu *neigt, an einzelnen Wörtern oder Sätzen hängen zu bleiben und/oder sich auf sie zu fokussieren* und daher die übergreifende Bedeutung und Intention auf Satz- oder Absatzebene aus den Augen zu verlieren.

»Beim Lesen wundere ich mich oft über alltägliche Wörter und muss über ihre Bedeutung nachdenken.« (Gross et al. 2008)

4.1.4 Unspezifische Verständnisschwierigkeiten

Die Person hat Schwierigkeiten beim Lesen oder Hören.

»Mehr und mehr überlese ich bloß die Zeilen, ohne zu verstehen, was sie bedeuten.« (Gross et al. 2008)
»Wenn Leute reden, muss ich überlegen, was die Wörter bedeuten.« (McGhie und Chapman 1961)
»Manchmal, wenn Leute mit mir reden, ist mein Kopf überlastet. Es ist zu viel, um es auf einmal zu erfassen ... Es sind bloß Worte in der Luft, wenn dir nicht ihre Gesichter erlauben, daraus schlau zu werden.« (McGhie und Chapman 1961)

4.2 Schwierigkeiten, emotionale/expressive Aspekte von Sprache zu verstehen*

> Die Person hat *Schwierigkeiten, den emotionalen Tonfall im sprachlichen Ausdruck anderer zu identifizieren*, was dazu führen kann, emotionale Nuancen der Kommunikation nicht zu verstehen.

»Ich hörte Leute reden, aber ich habe die Bedeutung der Wörter nicht verstanden. Die Stimmen waren metallisch, ohne Wärme oder Färbung.« (Sechehaye 1962)

4.3 Spezifische Veränderungen der gewöhnlichen Anmutung oder Bedeutung von Wörtern (~ BS C.1.6)

> Die Person erlebt oder verwendet Wörter auf anomale Weise, z. B. indem sie sich auf die physischen Qualitäten von Wörtern fokussiert, ihnen neue Bedeutungen zuweist, Wörter als widersinnig oder willkürlich ansieht oder ihnen sogar eine Art Eigenleben zuschreibt. NB: Im Gegensatz zu 4.1 Grundlegende Störungen des üblichen Sprachverständnisses, und 4.2 Schwierigkeiten, emotionale/expressive Aspekte von Sprache zu verstehen*, müssen Fälle von 4.3 nicht unbedingt das Verstehen beeinträchtigen, obgleich dies möglich ist.

4.3.1 Fokussierung auf den Klang oder das Erscheinungsbild von Wörtern oder Sätzen*

Der Person scheint *die Form und/oder das physische Erscheinungsbild von Schriftsprache oder die Klangqualität von Wörtern seltsam bewusst zu sein*. NB: Falls dadurch das Verstehen der Bedeutung beeinträchtigt ist, werte auch 4.1.1 Dissoziation von Bedeutungen und sprachlichen Lauten.

»Wörter haben ihre eigenen Strukturen, die nicht die gleichen sein müssen wie diejenigen der Dinge, die sie abbilden.« (Sass 1992)

4.3.2 Eigenwillige semantische Bestimmungen im Ausgang von Signifikanten oder Wortfragmenten.

Die Person ist sich bewusst, dass *von ihr wahrgenommene Wortbedeutungen eher durch den spezifischen Klang oder das visuelle Erscheinungsbild von Wörtern oder Wortteilen (Phoneme oder Silben) bestimmt sind* als durch herkömmliche Formen der Bedeutungszuweisung, oder ihr Fokus richtet sich nur auf Teile des Wortes anstatt auf die übliche Bedeutungseinheit.

> »MAMMA bedeutete für mich, dass wir von Beginn an zu zweit sind (M), dann sind wir alleine (A), dann sind wir für eine lange Zeit zusammen (MM), aber am Ende sind wir wieder alleine (A). Buchstabe für Buchstabe wollte ich sehen, ob die Buchstabenfolge der ursprünglichen Bedeutung entsprach.« (Stanghellini 2016)
> »Contentment (Zufriedenheit)? Nun, *contentment*, also das Wort *contentment*, vielleicht ein Buch zu haben ... aber wenn du zu dem Wort »*men*« (Männer) kommst, fragst du dich, ob du dich mit Männern in deinem Leben zufriedengeben solltest und dann kommst du zu dem Buchstaben »*T*« und du fragst dich, ob du dich damit zufriedengeben solltest, allein Tee zu trinken oder mit einer Gruppe, und so weiter.« (Sass 1992)

4.3.3 Wörter erscheinen beliebig/unsinnig

Die Person ist sich *der Beliebigkeit von Wörtern übermäßig bewusst*, manchmal bis zu dem Punkt, dass sie unfähig oder nicht gewillt ist, die gewöhnlichen Verwendungen zu akzeptieren oder die beabsichtigte Bedeutung einer Mitteilung in vollem Umfang zu berücksichtigen.

> »Ich verstehe nicht, warum dies als Tisch bezeichnet werden muss, und wir, wenn die Sonne rauskommt, sagen müssen, dass es ein schöner Tag sei.« (Stanghellini und Ballerini 2007)

4.3.4 Wörter oder Sprache erscheinen lebendig, quasi-physisch, seltsam mächtig

Wörter oder Sätze werden erlebt, als ob sie ein »Eigenleben« führen würden oder einen merkwürdig »dingähnlichen« Charakter angenommen hätten. Die Person kann den Eindruck haben, dass sich Sprache irgendwie selbst bestimmt oder dass Sprache oder Wörter »heilige Gegenstände sind, erfüllt mit magischer Kraft« (Ey 1996).

> »Worte atmen, sie blinzeln; sie sind in der Lage, die Welt und sich selbst zu verändern.« (Sass und Pienkos 2015)
> »Ein Wort stach aus dem Satz hervor... Dieses Wort wurde zu etwas Materiellem, für mich nahezu zu einem Ding oder zu einem Bild, das mir gegenüber stand.« (Stanghellini 2016)

4.3.5 Egozentrische sprachliche Bezugnahme (~ BS C.1.17)

Bestimmte Wörter oder andere sprachliche Elemente werden so erlebt, als hätten sie einen besonderen Bezug zur Person. Hier geht es nicht um den *Inhalt* einer bestimmten Äußerung oder schriftlichen Mitteilung, sondern um ein grundlegenderes Gefühl, dass ein Wort oder Wörter (oder etwas anderes, das dem sprachlichen Medium selbst innewohnt) die Person auf irgendeine Weise *betreffen*.

> »Jedes Wort, das so aufgefasst werden konnte, als würde es sich auf mich beziehen, sei es auch nur indirekt, wurde auf diese Weise interpretiert ... ›Amerika‹ könnte als ›Am Erika‹ verstanden werden, d. h. als verschlüsselter Hinweis auf jemanden, der sich für eine Frau hält. Ich verstand das dann so, dass die Gruppe annahm, dass es sich auf mich bezog...« (Anonymous [language games] 2011)

4.4 Unkonventionelle Wortwahl, Grammatik, eigenwilliger Tonfall oder kryptische Redeweise (~ BS C.1.7, ~ EASE 1.17)

Die Person verwendet Wörter auf ungewöhnliche Weise, hält sie zurück oder reiht sie so aneinander, dass dadurch anderen das Verständnis erschwert wird. Dies kann manchmal absichtlich oder quasi-absichtlich sein; der Interviewer sollte sich Details notieren.

4.4.1 Rätselhafte, telegrafisch anmutende oder ungrammatische Sprechweise

Die Person ist sich dessen bewusst, eine Sprechweise angenommen oder sich zugestanden zu haben bzw. sie hat sich bei einer Art *zu sprechen* ertappt, *die telegrafisch erscheint* (eine Vielzahl an Wörtern wird weggelassen, was für andere kryptisch erscheinen mag) oder *der es an gewöhnlicher grammatikalischer Struktur fehlt.* Die Person mag berichten, dass sie absichtlich »Unsinn« redet oder mehr oder weniger nach Belieben »in ihre ›Schizo‹-Sprache« verfällt, einfach nur um Bedeutungen zu verunklaren oder andere Personen irgendwie zu testen (Sass 1992).

4.4.2 Inventarwörter

Die Person berichtet, dass sie *sich auf gebräuchliche Wörter fixiert, ihnen dann aber viele weitere Bedeutungen zuweist*, die normalerweise nicht mit ihnen einhergehen. Das kann auch ein repetitiv anmutendes, übermäßiges Vertrauen auf ein oder wenige Wörter einschließen, mit dem Ergebnis, dass die Redeweise oder der schriftliche Ausdruck des Subjekts verarmt oder gestelzt wirken.

> »So benutzte ein Patient für fast alle Gegenstände das Wort ›Gefäß‹ und bezeichnete eine Uhr als ›Zeitgefäß‹.« (Hamilton 1984)

4.4.3 Erfundene Wörter (Neologismen) oder ungewöhnliche Wortverwendungen

Die Person ist sich bewusst, *Wörter zu verwenden, die sie erfunden hat, oder existierende Wörter auf semantisch äußerst eigenwillige Weise zu verwenden.* Es kann sein, dass die Person einen Sinn für das Spiel mit Begriffen aufweist, den Wunsch hat, eine Privatsprache zu erschaffen oder nicht in der Lage ist, auf das Standardwort zu kommen. Die Interviewerin sollte Details notieren.

> »Wenn ich nicht sofort ein passendes Wort finden konnte, um dem reißenden Strom an Gedanken Ausdruck zu verleihen, suchte ich in selbsterfundenen Wörtern einen Ausweg, wie z. B. *wuttas* für Tauben.« (Bleuler 1950)
> »Ich bildete Wörter, die nicht existierten, weil meine Erfahrung etwas notwendig machte, das über die [gewöhnliche Sprache] hinausging.« (Stanghellini 2016)

4.4.4 Manierismen und gestelzte Sprache

Die Person berichtet, *Sprache als ein hochgradig manieriertes oder gestelztes Medium zu erleben* – vielleicht übermäßig »künstlich« oder »formal« – und es kann sein, dass *sich in ihrer eigenen Sprechweise oder Aussprache diese Qualitäten in übertriebener Weise wiederfinden* (Hamilton 1984).

> Ein Patient »drückte Banalitäten in den pathetischsten, gekünsteltsten Ausdrücken aus, als ob er sich mit den wesentlichsten Angelegenheiten der Menschheit auseinandersetzen würde.« (Binswanger 1987)

4.5 Gestörter Redefluss (~ BS C.1.7, ~ EASE 1.17)

> Die Person ist sich bewusst, *sich nur schwer ausdrücken zu können, sei es aufgrund einer Beeinträchtigung oder Verzögerung des Wortflusses, der Genauigkeit, Verfügbarkeit oder einer anderen Unzulänglichkeit ihres verbalen Ausdrucks* (im Gegensatz zum Aspekt der Unbeschreiblichkeit, wie bei Item 4.9.1 Sprache ist zu unzureichend, um ungewöhnliche Erfahrungen auszudrücken*). Die Person fühlt sich in ihrer Fähigkeit eingeschränkt, Sprache zur Vermittlung von Bedeutung zu verwenden, und ist sich daher mitunter der Sprache als Medium in gesteigerter Form bewusst.

4.5.1 Nichtverfügbarkeit von Wörtern

Die Person hat das Gefühl, *als könne sie nicht »die richtigen Worte finden«, um ihre Erfahrung zu beschreiben*. NB: Im Gegensatz zu 4.9 Unbeschreiblichkeit: Sprache wird als unzulänglich empfunden, um etwas zu beschreiben oder auszudrücken, hat die Person hier das Gefühl, dass es *ihr* nicht gelingt, die richtigen Wörter zu finden, anstatt dass geeignete Wörter gar nicht existierten.

4.5.2 Unfokussierte oder ungeordnete Gedanken verhindern den verbalen Ausdruck

Die Person kann *sich nicht adäquat ausdrücken (oder überhaupt sprechen), da sie Schwierigkeiten hat, sich auf ein bestimmtes Thema oder einen Gedankengang zu kon-

zentrieren – als ob ihre Gedanken, da sie zu zahlreich oder ungeordnet erscheinen, einen linearen verbalen Ausdruck oder eine Übersetzung in einen solchen nicht zulassen würden.

> »Die Gedanken waren so zahlreich, dass ich es nicht geschafft habe zu sprechen.« (Møller und Husby 2000)

4.5.3 Missverhältnis zwischen intendiertem und tatsächlichem Ausdruck (= BS A.7.2, =EASE 1.16)

»Das subjektive Erleben *der Unfähigkeit, sich entsprechend den eigenen tatsächlichen Gefühlen und Emotionen (oder Gedanken) auszudrücken.* [Die Person] hat das Gefühl, dass ihr sprachlicher Ausdruck … nicht mit ihren Gefühlen [oder Gedanken] übereinstimmt oder kongruent ist; sie empfindet ihren Ausdruck als entstellt, verzerrt und irgendwie der Selbstkontrolle entzogen.« (Parnas et al. 2005)

> »Es ist so, als könnte ich nicht anders, als Dinge auf eine Weise ausdrücken, die einen anderen Eindruck hinterlässt, und ich es nicht einmal bemerke.« (unveröffentlichtes Material)
> »Es führt dazu, dass ich versuche, etwas Ernstes auszudrücken, aber meine Äußerungen sind so durcheinander, dass bestimmte Details verzerrt sind; und mit den Veränderungen in den Details erscheint es nicht mehr so ernsthaft.« (unveröffentlichtes Material)
> »Ich dachte, meine Sprache sei falsch. Ich dachte, dass niemand verstehen konnte, was ich sagte. Ich konnte nicht verstehen, was ich sagte. Es kamen nur schrille Geräusche heraus.« (Cutting 1985)

4.6 Störung der Relevanz (~ BS C.1.7)

> Die Person ist *sich bewusst, dass sie beim Sprechen oder Schreiben Probleme hat, beim Thema zu bleiben oder es überhaupt zu erfassen.*

4.6.1 Inkohärenz*

Die Person ist sich *der Tendenz bewusst, den ursprünglichen oder übergeordneten Zweck ihrer Aussage beim Sprechen oder Schreiben zu vergessen oder aus den Augen zu verlieren*, sodass der verbalen Äußerung der allgemeine Zusammenhang fehlt (worin sich eine »assoziative Lockerung« zeigt, die extremer ist als die üblichen Themenwechsel innerhalb eines Gesprächs). Die Person kann sich dessen bewusst sein, dass sie durch sich aufdrängende Assoziationen abgelenkt wird, die sie »aus der Bahn« werfen oder »das Thema wechseln« lassen, dass es ihr schwer fällt zu entscheiden, was relevant ist, oder dass ihr einfach größtenteils das Gespür dafür fehlt, wohin das Denken oder Sprechen führt. (Der Interviewer sollte alle Anmerkungen, die für diese Unterscheidung relevant sein könnten, vermerken.)

> »Meine Gedanken geraten völlig in Unordnung. Ich fange an, über etwas nachzudenken oder zu sprechen, komme aber nie dorthin. … Die Leute, die mir zuhören, sind noch verwirrter als ich es bin…« (McGhie und Chapman 1961)

»Ich weiß oft nicht, welche Details zu berücksichtigen sind, und es kann auch sein, dass ich eine Menge irrelevanter Dinge erwähne, weil ich nicht weiß, ob sie relevant sind.« (unveröffentlichtes Material)

4.6.2 Danebenreden

Die Person ist sich bewusst, *auf Fragen oder Aussagen anderer in einer Weise zu antworten, die vermutlich als verquer, »belanglos« oder »abwegig« erscheint«.* Hier fehlt der eindeutige Bezug zum Kommentar oder der Frage der anderen Person (und nicht der kontinuierliche Zusammenhang des einmal begonnenen eigenen Sprechens).

4.7 Störung des sprachlichen Engagements oder der Zielstrebigkeit

> Die Person ist sich dessen bewusst, *dass sie eine ungewöhnliche Ausdrucksweise angenommen hat oder zeigt, der das übliche Gefühl emotionaler oder willentlicher Verbindlichkeit fehlt.*

4.7.1 Aprosodie (Fehlen emotionaler Intonation)* (~ BS A.7.2)

Die Person *hat das Gefühl, dass ihrem sprachlichen Ausdruck die normale, emotionale Intonation fehlt, beschreibt ihn dann vielleicht als »verflacht«, »leblos« oder »tot«,* und berichtet mitunter, dass ihr die Fähigkeit oder der Wunsch abhandengekommen sind, Gefühle oder Emotionen sprachlich zu vermitteln.

4.7.2 Echolalie (~ BS C.3.1)

Die Person berichtet von dem Bedürfnis oder der unwillkürlichen *Neigung, die Rede des Gesprächspartners zu wiederholen oder sie auf andere Weise nachzuahmen.*

4.7.3 Sprache scheint eine autonome Qualität zu haben (~ BS C.3.1)

Das Gefühl, dass *sich das eigene Sprechen (oder Schreiben) unabhängig von einem selbst vollzieht, möglicherweise unter externer Kontrolle steht.* Dies kann zu gehetzter Sprache oder sogar zum Verlust sprachlicher Kohärenz führen, da die Bedeutungen zunehmend durcheinandergeraten.

> »Ein Patient ... sagte über sein Sprechen, dass ›mich jemand kontrolliert‹, dass ›alles von ganz allein herauskommt‹ oder dass ›ich gezwungen werde zu sprechen‹.« (Sass 1992)

4.8 Ungewöhnliches Erleben von Abstraktem und Konkretem

Schwierigkeiten, abstrakte oder allgemeine Begriffe zu akzeptieren oder zu verstehen, ungewöhnliche Wechselbeziehungen zwischen Abstraktem und Konkretem oder ein verstärkter Fokus auf in hohem Maße Abstraktes/Allgemeines oder aber Konkretes/Spezifisches.

4.8.1 Schwierigkeiten mit oder Abneigung gegenüber abstrakten oder allgemeinen Begriffen (~ BS C.1.16)

Die Person empfindet *allgemeine oder abstrakte Begriffe oder Symbole* (wie sie z. B. in Aphorismen oder einem Sprichwort ausgedrückt werden) *als willkürlich, absurd oder schlichtweg schwer verständlich.* Dies kann auch die Neigungen umfassen, Sachverhalte auf sehr buchstäbliche Weise zu beschreiben und zu verstehen, individuelle Beispiele besonders hervorzuheben oder sich auf unmittelbare Sinneserfahrungen beziehungsweise auf einzigartige und unbeschreibliche innere Empfindungen oder Eindrücke zu konzentrieren.

> »Ich habe jetzt Schwierigkeiten, die symbolische Bedeutung von Sprichwörtern oder Fabeln zu verstehen, die ich vorher nicht hatte.« (Gross et al. 2008)
> »Ich kann nicht mehr ohne Weiteres erkennen, dass ein bestimmter Gegenstand oder Vorgang als Sinnbild für etwas Gedachtes, Allgemeines oder Abstraktes steht.« (Gross et al. 2008)

4.8.2 Abstrakte Sachverhalte werden in ungewöhnlich konkreter Terminologie wiedergegeben (~ BS C.1.16)

Die Person ist sich der *Verwendung ungewöhnlich konkreter Sprache zur Beschreibung abstrakter Konzepte bewusst,* beschreibt z. B. die Zeit als »Tür« oder Ärger als »Pfeile« (die Interviewer sollten die jeweiligen Beispiele notieren). NB: Wenn diese konkrete Darstellung eher über spezifische Wahrnehmungsmodalitäten erfolgt als über sprachliche Ausdrucksmittel, siehe 5.9.1 Physische oder buchstäbliche Instanziierung abstrakter Bedeutungen.

4.8.3 Spezifische oder konkrete Bedeutungen, die in ungewöhnlich abstrakter oder allgemeiner Terminologie wiedergegeben werden

(Die Interviewer sollten das Beispiel notieren.) NB: Wenn dies zusammen mit ungewöhnlichen Kategorisierungen auftritt, siehe auch 5.9.2 Ungewöhnliche Klassifikationen.

> »Bezieht sich auf eine Kerze als ›Nachtbeleuchtungsobjekt‹, auf eine Kehrschaufel als ›Haushaltsgerät‹.« (Sass 1992)

4.8.4 Übermäßig abstrakte oder vage Redeweise

Die Person hat das Gefühl, *dass ihr sprachlicher Ausdruck dazu tendiert, übermäßig abstrakt, allgemein oder vage zu klingen (vielleicht insbesondere für andere)*, bis hin zu dem Punkt, an dem es schwierig wird, das Gesagte noch nachvollziehen oder sich daran erinnern zu können (darin der sogenannten sprachlichen »Inhaltsarmut« ähnlich).

> »Man redet und es hat den Anschein, als sage man nichts, und dann bemerkt man, dass man über die Gesamtheit der eigenen Existenz gesprochen hat und dass man sich nicht erinnern kann, was man gesagt hat.« (Rosser 1979)

4.9 Unbeschreiblichkeit: Sprache wird als unzulänglich empfunden, um etwas zu beschreiben oder auszudrücken (kann dazu verleiten, nichts zu sagen)

Die Person *erlebt Sprache als unangemessen oder zutiefst unecht, unfähig, dasjenige zu beschreiben oder auszudrücken, was wirklich von Bedeutung ist*. Dies kann mit der Neigung einhergehen, zumindest in bestimmten Angelegenheiten zu schweigen.

4.9.1 Sprache ist zu unzureichend, um ungewöhnliche Erfahrungen auszudrücken*

Die Person hat das Gefühl, dass *Sprache nicht in der Lage ist, ihre Erfahrungen abzubilden, da diese in hohem Maße außergewöhnlich sind*. Dies kann mit der Tendenz zusammenhängen, sich auf das Unbeschreibliche zu konzentrieren (z. B. auf Erfahrungen, die zu allgemeingültig, tiefgreifend oder abstrakt beziehungsweise zu genau, spezifisch oder konkret sind, um in Worten festgehalten zu werden). NB: Die ungewöhnliche oder seltsame Natur der eigenen Erfahrungen muss deutlich erwähnt werden.

> »Es gibt Dinge, die ich erlebt habe, die völlig außerhalb meiner bisherigen Erfahrungen liegen, die ich jedoch nicht beschreiben (oder auch nur ansatzweise beschreiben) kann; es gibt keine Möglichkeit, sie auszudrücken.« (unveröffentlichtes Material)
> »Abermals ist es äußerst schwierig, diese Veränderungen in Worten zu beschreiben, weil sie mit Angelegenheiten zu tun haben, die keine Entsprechungen in der menschlichen Erfahrung haben...« (Schreber 1955)

4.9.2 Allgemeines Gefühl der Unzulänglichkeit von Sprache

Die Person hat das Gefühl, *als ob sprachliche Ausdrücke – naturgemäß – irgendwie sinnlos, unmöglich oder zutiefst unzulänglich bzw. unecht seien*. Es mag das Gefühl vorhanden sein, dass man aus der symbolischen oder sprachlichen Welt ausgestiegen ist, oder dass Sprache von sich her nicht als Mittel wahrhafter Kommunikation oder wechselseitiger Verständigung dienen kann, insbesondere aufgrund des abstrakten, verallgemeinernden oder konventionellen Charakters von Begriffen. Die Person kann sich gezwungen fühlen oder den Wunsch verspüren, das

Sprechen (oder Schreiben) zu vermeiden, oder das Gefühl haben, dass sie sehr ins Detail gehen muss, um ihre Erfahrungen angemessen auszudrücken. NB: Im Gegensatz zu 4.9.1 Sprache ist zu unzureichend, um ungewöhnliche Erfahrungen auszudrücken*, erwähnt die Person hier nicht ausdrücklich die ungewöhnliche Beschaffenheit ihrer Erfahrungen.

> »Ich bin durch die Einschränkungen unzulänglicher Wörter blockiert«, sagte eine Patientin und führte ihr Schweigen auf ihre »Unzulänglichkeit zurück, Sprache dazu zu verwenden, dasjenige auszudrücken, was so tief in mir verborgen liegt.« (Sass 1992)
> »Ich finde, dass ich ... die Unzulänglichkeit abstrakter oder allgemeiner Sprache, ganz zu erfassen und zu kommunizieren, was ich denken oder ausdrücken möchte (oder meine, ausdrücken zu müssen), nicht akzeptieren kann.« (unveröffentlichtes Material)
> »Ich gehe so sehr ins Detail, weil ich dazu neige, die gewöhnliche, einfache Sprache als unangemessen zu empfinden, um die Komplexität meiner Erfahrung zu beschreiben.« (unveröffentlichtes Material)
> »Alles ist zu nuanciert. Das sind Differenzierungen, die man nicht ausdrücken kann.« (Blankenburg 1971)

4.10 Entfremdung von Selbstbeschreibungen

> Die Person *empfindet eine tiefgreifende Distanz oder ein Abgetrenntsein, wenn sie sich selbst oder ihre Erfahrungen beschreibt*, als ob sie »über jemand anderen sprechen« würde. Dies ist nicht allein auf einen empfundenen Kontrast zwischen gegenwärtigem emotionalem Zustand und erinnerten Erfahrungen zurückzuführen, sondern scheint mit Schwierigkeiten einherzugehen, sich mit dem Selbst, das beschrieben wird, zu identifizieren (obwohl es die Person selbst ist, die beschrieben wird).

5 Atmosphäre

(Anomales Empfinden einer veränderten Realität, von Vertrautheit, Sinnhaftigkeit, Kausalzusammenhängen, Intensität oder Emotionalität)

Allgemeine Beschreibung: Die 17 Items der Domäne 5 beziehen sich auf Anomalien des Erlebens der übergreifenden Qualität, Stimmung oder Struktur der Außenwelt. Hierbei stehen unterschwellige, durchdringende oder unheimliche Qualitäten im Vordergrund, die den allgemeinen »Horizont«, die Umgebung, die Struktur, die Stimmung oder die Atmosphäre der gesamten Lebenswelt betreffen – wie die Dinge dem Subjekt überhaupt erscheinen. Diese Merkmale sind überall und nirgendwo anzutreffen; sie sind aufgrund ihres umfassenden Charakters nur schwer einzugrenzen oder zu beschreiben. Es muss nicht sein, dass *alle* Aspekte der Erfahrung einer Person von diesen Änderungen betroffen sind, dennoch liegt der Schwerpunkt hier auf einer durchdringenden Veränderung oder einer grundsätzlichen Verschiebung der Stimmung, was auf bestimmte Dinge beschränkt sein oder die ganze Lebenswelt durchziehen kann.

5.1 Derealisation der Welt (~ BS C.2.11.1, ~ EASE 2.5.1)

»Eine Veränderung im Erleben der Umwelt: Die umgebende Welt erscheint irgendwie transformiert, unwirklich und befremdlich, und sie wird vielleicht mit einem ablaufenden Film verglichen.« (Parnas et al. 2005) »Derealisation« ist ein weit gefasster und mehrdeutiger Begriff; wir wenden ihn hier nur bei Formen *des Erlebens an, bei denen das Empfinden von Unmittelbarkeit, Aktualität, Nützlichkeit, Relevanz, Authentizität, Vitalität oder Dynamik abnimmt.* (Hyperrealistische oder solipsistische Erfahrungen sind in weiter unten aufgeführten Items abgebildet.) Dies unterscheidet sich von einer halluzinatorischen oder wahnhaften Verzerrung der Realität: Hierbei misslingt nicht die Identifizierung von Menschen oder Dingen, sondern es wird eine subtile, aber durchdringende Veränderung des Empfindens oder Wirklichkeitssinnes der Welt erlebt. Diese Veränderung erfolgt, ohne dass die Realitätsprüfung verloren geht. Es sollte notiert werden, ob dies nach einer Panikattacke auftritt oder mit einer verbunden ist.

5.1.1 Gefühl des Entfernt- oder Abgeschnittenseins (Glasscheibengefühl)* (~ EASE 2.4.2)

Das Gefühl, *von der Welt abgeschnitten zu sein*, als ob die Welt weit von einem entfernt oder hinter einer transparenten Barriere existiere.

> »Es ist, wie wenn ich alles durch einen Schleier sehe; wie wenn ich alles durch eine Mauer hörte.« (Jaspers 1946)
> »Die Dinge fühlen sich nicht real an. Dort ist etwas zwischen mir und den Dingen und Personen um mich herum; so etwas wie eine Glaswand zwischen mir und allem anderen.« (Brett 2002)

5.1.2 Verminderte Intensität oder Substanzialität*

Die Intensität oder substanzielle Qualität der Welt erscheinen allgemein als abgeschwächt, ohne dass dabei eine bestimmte Sinnesmodalität hervorzuheben ist. Die Person mag den Wirklichkeitscharakter oder das Dasein von *allem als irgendwie »gedämpft«, »vermindert«, »flach« oder »leer«* beschreiben. (Kann sich mit anderen Subtypen überschneiden.)

> Die Person beschreibt, dass sich die Welt »dünn wie Plastik« oder »unkörperlich« anfühle, gleich »schwebenden Bildern«, »Schalen ohne Inhalt«, »einem Haus aus Pappe« (Stanghellini und Rosfort 2013) oder vielleicht »seltsam, zweidimensional« wirke oder »nur aus Silhouetten« (Parnas et al. 2005) bestehe.

5.1.3 Deanimation*

Allgemeiner Eindruck, dass *Dinge – z. B. ein Baum oder eine Landschaft – weniger lebendig oder lebloser und mechanischer erscheinen als gewöhnlich*. NB: Wenn sich dies nur auf Personen bezieht, siehe Item 3.9 Depersonalisierung anderer, oben.

> Ein Patient beschrieb einen Schulhof als »grenzenlos, unwirklich, mechanisch und ohne Bedeutung.« (Sechehaye 1962)
> »…Dinge … sind künstlicher, voneinander losgelöst, unwirklich, ohne Leben.« (Sechehaye 1962) (Werte auch 5.1.4 Falschheit)

5.1.4 Falschheit (= EASE 5.5)

Alles erscheint irgendwie fingiert, betrügerisch oder vorgetäuscht, scheinhaft oder »geschwindelt« (Bleuler 1950), *vielleicht theatralisch, wie ein Cartoon oder wie bloße Trugbilder. Die Welt wird vielleicht als künstlich oder bloß »virtuell« erlebt*, an Filme wie »Truman Show« oder »Matrix« erinnernd.

> Ein russischer Patient im Burghölzli-Spital in der Schweiz behauptete, »ein identisches Duplikat ›russisches Burghölzli‹ sei errichtet worden.« (Bleuler 1950)
> »Als Kind empfand sie, dass ›die ganze Welt nur für sie geschaffen wurde‹, wie auf einer Bühne.« (Parnas et al. 2005)
> »Sie können sich nicht vorstellen, wie es ist, zu wissen, dass alles fingiert ist. Zu Abend essen – sogar bei meiner Oma! – scheint nur vorgetäuscht!« (Madeira et al. 2016)

5.1.5 Verlust von Handlungsanreizen*

Die Person hat das Gefühl, *als ob Gegenstände keinen Nutzen mehr hätten oder nicht mehr zum Handeln anregen* (obwohl deren geläufige Zweckbestimmung oder praktische Bedeutsamkeit möglicherweise noch erkannt wird). Z. B. mag etwas noch problemlos als Hammer identifiziert werden (d. h. der Hammer erscheint nicht bloß als eine geometrische Form), allerdings kann die Fähigkeit fehlen, dessen praktischen Nutzen oder persönliche Relevanz festzustellen oder sich diese auch nur vorzustellen. NB: Dies kann sich mit 5.2 Verlust der Aufforderungscharaktere, überschneiden oder damit einhergehen, obwohl es auch auftreten kann, wenn das Vorhandensein der Aufforderungscharaktere davon unberührt ist.

> »… trotz all meiner Bemühungen verlor ich zunehmend das Gespür für praktische Angelegenheiten.« (Sechehaye 1962)

5.1.6 Statische Qualität, Starre oder krankhafter Intellektualismus

Die Welt wird als von festen, statischen, geometrischen oder rein rationalen Eigenschaften oder Aspekten dominiert erlebt, während Handlungen, dynamische Prozesse und flexible oder formbare Aspekte an Bedeutung verlieren (hierunter fällt auch Minkowskis (1927) »krankhafter Geometrismus«).

> »Ich mag unbewegliche Gegenstände, Kisten und Bolzen, Dinge, die immer da sind und sich nie ändern.« (Minkowski 1987)

Menschen werden als »abgeschnitten« empfunden, wie »senkrechte Linien«, »ihres Fleisches beraubt« oder mit einem »trapezförmigen Kopf« wahrgenommen. (Stanghellini und Rosfort 2013)
»[Eine Patientin] lebte für Ideen und sah Menschen als unpersönliche Objekte an.« (Minkowski 1987) (Werte auch 3.9.3 Menschen wirken mechanisch)

5.1.7 Unspezifische/sonstige Derealisation*

Die Person beschreibt Dinge als *seltsam oder unwirklich, kann aber nicht angeben, inwiefern sich das so anfühlt,* oder die Beschreibungen passen nicht zu einem der vorherigen Subtypen.

»Die Patientin erlebt andere Menschen als Roboter und alles als einen großen Topf an Molekülen und fragt sich dann, ob die Welt real ist.« (Parnas et al. 2005) (Werte auch 3.9.3 Menschen wirken mechanisch)
»Alle Gegenstände scheinen mir so neu und unbekannt, dass ich mir die Namen der Dinge, die ich sehe, nenne: ich berühre sie mehrere Male, um mich von ihrer Wirklichkeit zu überzeugen. Ich stampfe auf den Boden auf und gewinne doch nicht das Gefühl der Wirklichkeit.« (Jaspers 1946) (Werte auch 5.6 Jamais-vu-Erlebnisse).

5.2 Verlust der Aufforderungscharaktere

Praktische und konventionelle Bedeutungen von Gegenständen und Ereignissen machen einer rein geometrischen, visuellen oder vielleicht ästhetischen Wahrnehmungsform Platz. NB: Dies kann sich mit 5.1 Derealisation der Welt überschneiden, insbesondere mit 5.1.5 Verlust von Handlungsanreizen*.

»Objekte sind Bühnendekorationen, hier und da platziert, geometrische Würfel ohne Bedeutung.« (Sechehaye 1962) (Werte auch 5.1.4 Falschheit; erwäge 5.1.5 Verlust von Handlungsanreizen*)
»Als ich z. B. einen Stuhl oder einen Krug betrachtete, dachte ich nicht an deren Verwendung oder Funktion – einen Krug verstand ich nicht als etwas, das Wasser und Milch enthält, einen Stuhl nicht als Sitzgelegenheit –, sondern daran, dass sie ihre Namen, Funktionen und Bedeutungen verloren haben….« (Sechehaye 1962) (Erwäge auch 5.1.5 Verlust von Handlungsanreizen*)
»Ein Gärtner, der einen fünfzig Meter langen Weg fegt, ist ›ein langer Strahl, auf dem sich etwas in Richtung Spitze hin- und her bewegt‹.« (Cutting 1997)

5.3 Leblose Dinge scheinen lebendig zu sein oder Absichten zu haben*

Gegenstände, die nicht lebendig/unbelebt sind, erscheinen irgendwie lebendig oder *als würden sie eine besondere Energie ausstrahlen oder von einer durchströmt werden,* die sie autonom und lebendig erscheinen lässt. Objekte können sogar den Eindruck vermitteln, als würden sie einen Bedeutungsgehalt auf eine lebendige oder menschenähnliche Weise ausdrücken oder vermitteln (und die üblicherweise an die Person adressiert ist).

»Hindernisse, Stühle, Gebäude entwickelten ein Eigenleben. Sie schienen bedrohliche Gesten zu machen und eine animistische Einstellung zu haben.« (Cutting 1990)

5.4 Gesteigerte Intensität/Hyperrealisation* (~ BS C.2.11.2, ~ EASE 2.5.2)

Die Wahrnehmung der Welt ist im Allgemeinen intensiviert, ohne dass dies für einen einzelnen Sinn oder eine bestimmte Wahrnehmungsweise spezifisch wäre. *Gegenstände scheinen einfach stärker hervorzustechen als gewöhnlich, sie erscheinen irgendwie intensiver und fordern die Aufmerksamkeit der Person in größerem Maße ein.*

»Wie die Wahrnehmungswelt als fremd und unbekannt, als tot erlebt werden kann, so kann sie abnormerweise als ganz neu und von überwältigender Schönheit erlebt werden.« (Jaspers 1946)
»Das Verhalten des Hundes hat mich stark beeindruckt; es war so wild, unkontrolliert, so voll von reiner Natur, wild und instinktgetrieben … die ganze Landschaft war so authentisch, so ursprünglich natürlich, es war alles so bewegend, dass ich ein unermessliches Glücksgefühl empfand.« (Parnas et al. 2005)

5.5 Déjà-vu-Erlebnisse (= BS C.2.11.3)

Die Person beschreibt ein *ungewöhnliches Gefühl der Vertrautheit* derart, dass Dinge, Situationen oder Ereignisse, die zuvor noch nicht erlebt wurden, dennoch vertraut erscheinen. Häufig wird dies als intensiver oder bedeutungsvoller empfunden als alltägliche *Déjà-vu*-Erfahrungen. NB: Wenn diese Erfahrungen auch Menschen einbeziehen, werte auch 3.12.1 Menschen wirken seltsam vertraut.

»Genau derselbe Besucher in exakt derselben Kleidung war heute vor einem Jahr hier und hat das Gleiche gesagt.« (Bleuler 1950) (Erwäge auch 3.12.1, Menschen wirken seltsam vertraut)
»Als ich die Nachricht hörte, hatte ich das Gefühl, sie schon einmal gehört zu haben.« (Stanghellini et al. 2016)
»Ich hatte das Gefühl, dass ich diese Dinge bereits getan hatte.« (Stanghellini et al. 2016)

5.6 Jamais-vu-Erlebnisse

Die Person nimmt *ein ihr bekanntes Objekt, eine Szene, Situation oder einen Begriff (von denen sie weiß, dass sei ihnen schon einmal begegnet ist) so wahr, als ob sie ihnen noch nie zuvor begegnet wäre*, als ob es sie zum ersten Mal sehen würde – als unvertraut, vielleicht unverständlich (Jaspers 1946). NB: Wenn diese Erfahrungen auch Personen einbeziehen, werte auch 3.12.2 Menschen wirken

> seltsam vertraut. Vergleiche mit 2.4.2 Fortwährendes Gefühl des Überraschtseins aufgrund der Unfähigkeit, zukünftige Ereignisse zu antizipieren.

»Ich wusste, dass es mein Zimmer war, aber ich hatte das Gefühl, dass ich es noch nie zuvor gesehen hätte.« (Cutting 1997)
»Es ist bloß, als hätte ich einen Ort zum ersten Mal besucht...« (Cutting 1985)
»Ich leide unter Gedächtnisschwund oder sowas Ähnlichem: Viele Begriffe kommen mir plötzlich so fremd vor. Ich muss mich erst neu daran gewöhnen. Die kommen mir neu vor, obwohl ich sie eigentlich nicht richtig vergesse. Nur so ungewohnt sind sie dann.« (Blankenburg 1971)

5.7 Ratlosigkeit

> Ein tiefgreifendes und beunruhigendes Gefühl von *Ratlosigkeit und Verwirrung aufgrund des übergreifenden Wirklichkeitsempfindens*.

5.7.1 Verwechslung verschiedener Bereiche der Erfahrung (= BS C.1.15, ~ EASE 1.10)

Die Person erlebt eine Verschmelzung oder Unordnung verschiedener Bereiche oder Gegenstandsphären, die mit jeweils unterschiedlichen Erfahrungsmodalitäten verknüpft sind; d. h.: *Es fällt ihr schwer, z. B. zwischen Wahrnehmung und Vorstellung, Erinnerung und Vorstellung oder Erinnerung und Wahrnehmung zu unterscheiden.*

»Ich weiß nicht, ob ich, wenn ich mit Ihnen [seinem Therapeuten] spreche, halluziniere, eine Erinnerung fantasiere oder eine Fantasie erinnere.« (Sass 1992)
»Es fällt mir wirklich schwer, zwischen Träumen und Wirklichkeit zu unterscheiden.... Ich habe von etwas geträumt, und dann passiert es, und es ist diese wirklich seltsame Verdoppelung der Erfahrung, weil ich das Gefühl habe, dass ich diese Erfahrung bereits gemacht habe. Manchmal, wenn Du gerade aus einem Traum erwachst, fühlst Du dich [normalerweise] ein wenig unsicher, aber das hält einfach an.« (unveröffentlichtes Material)
»Eine reale Szene am helllichten Tag scheint Teil eines Traums zu sein, den ich hatte.« (Stanghellini et al. 2016)

5.7.2 Beeinträchtigungen durch Irreales

Die Fähigkeit der Person, die alltägliche Realität anzuerkennen oder in ihr tätig zu sein, wird dadurch gestört, dass sie überwiegend in eine imaginäre, wahnhafte oder solipsistische Welt vertieft ist oder von dieser abgelenkt wird (die Fähigkeit, zwischen real und imaginär eindeutig zu unterscheiden, muss dabei nicht gegeben sein).

»Wenn Leute mit mir sprachen ... hörte ich nicht, was sie tatsächlich sagten, sondern etwas anderes, das meine Wahnvorstellungen einbezog.« (unveröffentlichtes Material)

5.7.3 Die Welt wird als inkohärent und orientierungslos erfahren

Die Person kann das Gefühl haben, dass *die Welt im Allgemeinen ihre innere Ordnung und Kohärenz verliert und bedeutungslos und rätselhaft geworden ist*. Dies kann mit dem Gefühl verbunden sein, über keinen beständigen Orientierungspunkt oder keine stabile Perspektive zu verfügen.

> »Ich ... habe einen festen Punkt gesucht, aber keinen gefunden.... Alles glich sich zu sehr und bewegte sich zu schnell. Jeder hat sich jedem entzogen. Es war ein Fließen, als wäre etwas geschmolzen, ein beständiges Dahingehen, ähnlich einer Verdampfung. Alles war schematisch, geisterhaft, sogar ich selbst.« (Sass 1992) (Erwäge auch 1.8.3 Verlust der räumlichen Integrität oder Struktur, und 5.1.2 Verminderte Intensität oder Substanzialität*)
> »Die Realität ist zu komplex. Ich kann keine Grundregeln darin entdecken.« (Stanghellini und Ballerini 2011)

5.7.4 Verwirrendes, übermäßiges Bewusstsein der impliziten Dimension

Aspekte des Handelns oder der Interaktion, die normalerweise stillschweigend ablaufen, treten aus dem Hintergrund des Bewusstseins hervor. Die Person beschreibt *Schwierigkeiten, auf natürliche, präreflexive Weise mit der Welt zu interagieren*, vor allem aufgrund einer *Tendenz zur Hyperreflexivität*, sodass implizite Regeln, Common Sense-Annahmen oder unwillkürliche Aspekte von Handlungen bewusst werden (z. B. sich darauf zu fixieren oder daran »aufzuhängen«, warum eine Handlung auf diese und nicht auf eine andere Weise ausgeführt wird (Blankenburg 1971)). NB: Dies kann parallel zu 3.1 Mangel an sozialem Verstehen oder zwischenmenschlicher Abstimmung (Hypoattunement)) auftreten.

> »[Der Patient] fühlte sich gelähmt ... seine Hände konnten nicht mehr greifen, denn wer gab ihnen das Recht, Dinge zu nehmen? Seine Füße konnten nicht mehr gehen, denn wer konnte für den Boden seiner Schritte garantieren?« (Stanghellini 2000)
> »Je mehr ich mich auf meinen Atem konzentriere, desto mehr habe ich das Gefühl, entweder nicht zu atmen oder zu hyperventilieren. ... Ich habe das Gefühl, ständig daran zu arbeiten, einfach nur zu sein ... ich muss über alles, was ich tue, nachdenken.« (unveröffentlichtes Material)

5.8 Bedeutung wird auf ungewöhnliche Weise zugeschrieben oder wahrgenommen

> *Die Art und Weise oder der Vorgang, wie wahrgenommene Gegenstände als bedeutsam erfahren werden* oder eine Bedeutungszuschreibung anregen, *haben eine befremdliche Qualität angenommen*.

5.8.1 Bedeutungen, die dem Objekt vom Subjekt auferlegt werden

Die Person fühlt sich *dazu genötigt, einem Objekt eine besondere oder neue Bedeutung zu geben; oftmals weist dies zwanghafte Züge auf*. Die Bedeutung kann sich auf das Erscheinungsbild oder die wahrgenommene Auffälligkeiten des Objektes beziehen; es kann auch mit dem Gefühl einer unheimlichen Eigentümlichkeit verbunden sein.

> »Der Patient bemerkte, dass er ›gezwungen war, den Dingen eine zweite Bedeutung zu geben‹.« (Matussek 1987)

5.8.2 Dem Objekt innewohnende Bedeutung

Die *neue und besondere Bedeutung zeigt sich gleichzeitig mit der Wahrnehmung des Objekts und wird unmittelbar als integraler Bestandteil des Objekts erlebt*, ohne dass die Person das Gefühl hat, dass diese Bedeutung erst von ihr abgeleitet oder erschlossen wird. Dies ähnelt der »Wahnwahrnehmung« (Schneider 1959), jedoch ohne unbedingt eine vollständig wahnhafte Qualität aufzuweisen.

> »Die Dinge bedeuten plötzlich etwas ganz anderes. [Eine Patientin] sieht auf der Straße Menschen in Uniform: das sind spanische Soldaten. Sie sieht andere Uniformen: das sind türkische Soldaten. Alle Soldaten werden hier zusammengezogen.« (Jaspers 1946)
> Eine Patientin »sieht in der weißen Rinde [einer Birke] eine ganz bestimmte Eigenschaft, nämlich die der Unschuld« (anstatt sie als Symbol für Unschuld anzusehen). (Matussek 1987)

5.8.3 Wuchern von Bedeutungen ausgehend von Objekten

Dies betrifft wahrgenommene und gedachte Objekte oder Sachverhalte. *Etwas Wahrgenommenes, Erinnertes oder Gedachtes ruft eine Unmenge an damit verbundenen Gedanken hervor.* NB: Wenn es sich auf Sprache bezieht, werte 4.1.2 Abgelenktsein durch semantische Möglichkeiten.

> »Mein Problem ist, dass ich zu viele Gedanken habe. Du kannst über etwas nachdenken, sagen wir diesen Aschenbecher und nur denken: ›Oh! Ja, das dient dazu, meine Zigarette auszumachen‹, aber ich würde darüber nachdenken und dann würde ich gleichzeitig an ein Dutzend verschiedener Dinge denken, die damit zusammenhängen.« (McGhie und Chapman 1961)

5.9 Anomale Formen von Bedeutung

Anomale Formen von Bedeutung umfassen ungewöhnliche Buchstäblichkeit/Gegenständlichkeit oder einen unüblichen Grad an Abstraktion/Allgemeinheit. Die wahrgenommene Bedeutung ist hinsichtlich ihrer Form oder Struktur ungewöhnlich, derart, dass sie eine unübliche Buchstäblichkeit oder Gegenständlichkeit impliziert oder auch ein übersteigertes Maß an Abstraktion oder Allgemeingültigkeit.

5.9.1 Physische oder buchstäbliche Instanziierung abstrakter Bedeutungen

Die Person hat den Eindruck, dass *äußerst abstrakte Gedanken oder Begriffe* (z. B. Liebe, Politik, Wahrheit oder Realität im Allgemeinen) *wie auch Gefühle eine irgendwie buchstäbliche, vergegenständlichte oder sogar konkrete Qualität annehmen* und sich in erkennbaren (materiellen) Objekten oder in der Welterfahrung der Person manifestieren kann. NB: Wenn sich dies auf Sprache bezieht, siehe Item 4.8 Ungewöhnliches Erleben von Abstraktem und Konkretem.

> »Ich habe manchmal meine Gedanken wie Blätter oder Schneeflocken vor meinem Fenster schweben gesehen.« (unveröffentlichtes Material)

5.9.2 Ungewöhnliche Klassifikationen

Die Person verspürt *den Hang, bedeutsame Ähnlichkeiten zwischen Objekten oder Dingen wahrzunehmen, die für andere Menschen nicht offensichtlich sind, oder tendiert dazu, Dinge auf ungewöhnliche, manchmal überabstrakte Weise zu klassifizieren*. NB: Das bezieht sich hier nicht nur auf Angebote abstrakter Definitionen (wie in 4.8.3 Spezifische oder konkrete Bedeutungen, die in ungewöhnlich abstrakter oder allgemeiner Terminologie wiedergegeben werden), sondern auf Vorschläge für sehr eigenwillige Klassifikationen oder Kategorisierungen.

> »Eltern sind die Menschen, die dich großziehen. Alles, was dich großzieht, kann ein Elternteil sein. Eltern können alles sein, Materielles, Gemüse oder Mineralstoffe, alles, was dir etwas beigebracht hat.... Felsen, eine Person kann einen Felsen anschauen und etwas daraus lernen, also wäre das ein Elternteil.« (Sass 1992)
> Ein Patient ordnete »Tisch« und »Stuhl« nicht als Möbel ein, sondern als »Objekte im Universum«. (Sass 1992)

5.10 Intensiviertes Bewusstsein für Muster oder Tendenzen*

Die Person hat ein ausgeprägtes Bewusstsein von Mustern oder Tendenzen, die üblicherweise dazu neigen, bedeutungsvoll oder als nicht zufällig zu erscheinen. NB: Dies kann auch 1.4.3 Fesselung der Aufmerksamkeit durch isolierte Details und 5.14 Gefühl der Offenbarung oder apophäne Stimmung, umfassen.

> »Ich weiß immer, wie viele rote Autos ich heute gesehen habe. Es scheint, meine Aufmerksamkeit ist übermäßig hierauf abgestimmt.« (unveröffentlichtes Material)

5.11 Ungewöhnliches Gespür für Kausalzusammenhänge

Die übliche Wahrnehmung von Ursache und Wirkung oder der Strukturierung von Ereignissen ist derart verändert, dass Dinge auf seltsame Weise gesteuert, vorherbestimmt oder geplant erscheinen. NB: Überschneidungen mit Domäne 2: Zeit und Ereignisse, können hier auffällig sein. NB: Für Erfahrungen, die *im Widerspruch* zu diesem Item zu stehen scheinen – wenn also fortdauernde Ereignisse oder Handlungen willkürlich oder zufällig, *ohne* Ursache oder Grund erscheinen – erwäge Items 2.3.2 Zeit als zusammenhanglos oder fragmentiert, 2.4.3 Das Gefühl, dass »alles passieren könnte« und 6.2.2 Gedankliche Freiheit/Alles ist möglich.

5.11.1 Handlungen oder Ereignisse scheinen von einer äußeren Kraft oder einem verborgenen Willen gesteuert zu werden

Die Person hat den Eindruck, *dass Ereignisse in irgendeiner Weise unter direkter Kontrolle eines fremden Wesens, einer äußeren Kraft oder verborgenen Subjektivität stehen.*

> »… das Entstehen eines solchen Lebens [der Patient erklärt, warum ihm Insekten erscheinen] ist der absichtlichen Offenbarung einer göttlichen Willens- oder Schöpfungskraft geschuldet.« (Schreber 1955)

5.11.2 Handlungen oder Ereignisse erscheinen vorherbestimmt oder geplant

Alles scheint nur so und nicht anders sein zu können, nichts erscheint als zufällig oder unbeabsichtigt, Zufälligkeit ist ausgeschlossen – manchmal verbindet sich das mit einer Form von Gleichgültigkeit, ob es sich überhaupt lohnt zu handeln (ohne dass hierbei eine eindeutige Aussage zu einer äußeren oder göttlichen Kraft wie im vorherigen Item gemacht werden muss, obwohl beide gemeinsam auftreten können).

> »Diese ›teuflischen Zufälle‹ sind absolut keine Zufälle. Die Anrempelungen auf der Straße sind offenbar absichtlich. Dass das Stück Seife auf dem Tisch liegt, das vorhin nicht dalag, soll offenbar eine Beschimpfung bedeuten.« (Jaspers 1946)
> »Diese Tiere [Insekten, die im Garten auftauchen] erscheinen immer zu bestimmten Gelegenheiten und in einer bestimmten Anordnung um mich herum…. Sie können unmöglich vorher existiert haben und nur versehentlich in meine Nähe getrieben worden sein.« (Schreber 1955)

5.12 Auf alles bezogenes Selbsterleben/ontologische »Paranoia«

Die Person hat das durchdringende Gefühl, beobachtet zu werden. Dies zeichnet sich durch eine ausgesprochen ontologische oder kosmische Qualität aus, *als würde sie ständig von einem undefinierbaren, aber allgegenwärtigen (und normalerweise kritischen) Anderen oder Fremdbewusstsein beobachtet werden.* NB: Dieses Item kann 3.4.2 Soziale Paranoia oder soziale Phobie* oder 6.10 Gefühl von Zentralität ähneln oder mit diesen zusammen auftreten und in Verbindung mit diesen abgefragt werden.

»Ich dachte fortwährend, ich würde von Videokameras beobachtet... Ich fühlte mich ungeheuer klaustrophob. Ich fühlte mich gefangen. Es war alles wie eine Geschichte.« (Cutting 1985)
»Es fühlt sich an, als wäre das Universum auf mich gerichtet.« (Payne 2012) (Werte auch 5.14.2 Selbstbezüglichkeit)

5.13 Verminderte ontologische Unabhängigkeit der erlebten Welt/ Subjektivismus

Die äußere Welt oder ein Teil von ihr scheint in irgendeiner Weise *nicht unabhängig zu existieren,* was sich oft so anfühlt, als wäre sie *ungewöhnlich abhängig von oder beschränkt auf die Perspektive oder den mentalen Zustand des Subjekts.*

5.13.1 Subjektivismus/Solipsismus (= EASE 5.3)

Die Person hat den Eindruck, *als ob Objekte oder Menschen keine eigenständige Existenz hätten, als ob sie Ausdruck der Person selbst seien, ihre bloße Existenz von ihr abhängen würde* oder nur das eigene Erfahrungsfeld wirklich existierte. Die Person kann das Gefühl haben, als ob sie alles, was existiert, irgendwie erschaffen oder erlebt hätte. Dies kann gemeinsam mit einem normalen Realitätssinn bestehen, d. h. dem Sinn für eine vom Subjekt unabhängige Wirklichkeit, oder mit diesem verwechselt werden.

»Ein Patient hatte manchmal das flüchtige Gefühl, als ob nur Objekte in seinem Gesichtsfeld existieren würden. Andere Menschen und Orte schienen nicht zu existieren. Er hielt das unmittelbar für unsinnig.« (Parnas et al. 2005)
»Ich habe anscheinend alle Ereignisse erlebt, von denen ich gelesen oder gehört habe oder die ich auswendig kannte.« (Sechehaye 1962)
»Wenn ich ein Buch oder eine Zeitung lese, kommt der Gedanke auf, dass die darin enthaltenen Ideen meine eigenen sind; wenn ich ein Lied oder ein Opernarrangement für Klavier spiele, entsteht der Eindruck, dass der Lied- oder Operntext meine eigenen Gefühle ausdrückt.« (Schreber 1955)

5.13.2 Doppelte Buchführung

Die Person ist *sich zweier oder mehrerer Realitäten bewusst, kann jedoch unterscheiden zwischen dem, was real ist* (der praktischen, dem Common Sense folgenden, sozialen Realität), *und anderen (wahnhaften oder quasi-wahnhaften) Bereichen,* die einen weniger intersubjektiv gültigen, eher privaten Status haben. Die Person mag einige Dinge auf ungewöhnliche und eigenwillige Weise erleben, aber dennoch in der Lage sein, die Einschränkungen einer dem Common Sense unterliegenden Realität zu erkennen und adäquat darauf zu reagieren.

»Meine sogenannten Wahnvorstellungen betreffen ausschließlich Gott und das Jenseits, sie *können* daher mein Verhalten in *keiner* weltlichen Angelegenheit *in irgendeiner Weise* beeinflussen...« (Schreber 1955)

»Viele meiner abweichenden Pseudowahrnehmungen fühlen sich so an, weil ich tatsächlich den Eindruck habe, dass sie in einer parallelen Realität stattfinden, die sich nur teilweise mit dieser überschneidet.« (unveröffentlichtes Material)
»Ich bin mir absolut sicher, dass Raum und Zeit (und damit die physische Realität) nicht mehr existieren oder nie existiert haben, und verstehe dennoch, dass ich, um zu einem Termin beim Psychiater zu gelangen, die Straße entlang gehen, in den Zug steigen muss usw. .... Beide ›Überzeugungen‹ existieren gleichzeitig und scheinen sich in keiner Weise gegenseitig zu beeinflussen.« (unveröffentlichtes Material)

5.13.3 Beeinflussung der physischen Realität (= EASE 5.6)

Die Person erlebt unnatürliche Formen der Verursachung, die mit ihrer eigenen inneren Subjektivität zusammenhängen. *Äußere Objekte oder Ereignisse werden so erlebt, als würden sie sich im Einklang mit dem eigenen Erleben oder Bewusstseinszustand ändern*, als würde die Person sie irgendwie beeinflussen.

> Er hatte den Eindruck, als könne er das Wetter kontrollieren, da es sich mit seiner Stimmung zu ändern schien. (Parnas et al. 2005)

5.13.4 Pseudobewegungen von Objekten/Personen (= BS C.2.3.7, = EASE 3.9)

»Die Person erlebt Pseudobewegungen von wahrgenommenen Objekten und Menschen, *insbesondere wenn sie sich selbst bewegt*. Deshalb wird sie Bewegungen häufig zu vermeiden suchen. Entweder bewegt sich die Person oder das Objekt/der Mensch zuerst, oder beide bewegen sich gleichzeitig, sodass die Person das Gefühl hat, *als ob es eine eigenartige Verbindung zwischen beiden gebe*.« (Parnas et al. 2005) NB: Im Gegensatz zu 3.7.9 Das Gefühl, nachgeahmt zu werden beinhaltet dieser Subtyp üblicherweise nicht das Gefühl, absichtlich nachgeahmt oder gespiegelt zu werden. Beide Subtypen können jedoch zusammen auftreten.

> »Man sieht nur dann ein festes Bild, wenn man seinen Kopf und seine Augen nicht bewegt.« (Chapman 1966)
> »Die Blumen am Fenster fingen plötzlich an zu zittern, die Landschaft begann, sich heftig zu bewegen. Die Wände gingen hin und her.« (Gross et al. 2008)

5.14 Gefühl der Offenbarung oder apophäne Stimmung

Dinge erscheinen auf unbeschreibliche Weise als klar, eigentümlich oder besonders; die Welt mag so erlebt werden, als sei sie *voll von unheimlichen Bedeutungen* oder von einer mysteriösen Sinnhaftigkeit erfüllt. Trotz dieses Gefühls ist die Person möglicherweise nicht in der Lage, genau zu erfassen oder anzugeben, worin der Wandel besteht oder was er bedeuten könnte. NB: Wenn dies gemeinsam mit einem ausgeprägten Gefühl drohenden Unheils oder mit dem Gefühl auftritt, das etwas unmittelbar bevorsteht, werte auch 2.4.1 Andauernde Antizipation.

5.14.1 Unheimliches Gefühl von Eigentümlichkeit

Details von Objekten in der Welt erscheinen *auf unbeschreibliche Weise als spezifisch, eigentümlich, besonders oder bestimmt; zugleich scheinen sie etwas zu bedeuten, jedoch nichts, was die Person identifizieren kann.*

> »Die Schilder sind schief an den Häusern, die Straßen sehen so verdächtig aus. Es geht ›alles so schnell‹. Der Hund kratzt so sonderbar an der Tür. ›Es fiel mir auf‹, ist die ständige Redewendung solcher Kranker, die doch nicht sagen können, warum es ihnen eigentlich auffiel, und was sie dahinter vermuteten.« (Jaspers 1946)

5.14.2 Selbstbezüglichkeit (~ BS C.1.17, = EASE 5.1)

Die Person hat *das Gefühl, dass alltägliche Gegenstände, Ereignisse oder Menschen auf ungewöhnliche Weise auf sie bezogen oder ausgerichtet sind*; die Interviewerin sollte dokumentieren, ob es den Anschein hat, dass dies »durch eine bereits bestehende paranoide Einstellung, ein Gefühl der Unzulänglichkeit, eine vorangegangene Panikattacke oder ein depressives Schuldgefühl erklärt oder vermittelt werden kann« (Parnas et al. 2005), da dies die Ausprägung der Erfahrung verändern könnte.

> »Als er eine Tasse Kaffee trank, dachte er, die Wolken ähnelten einem Mann, der eine Tasse Kaffee trank.« (Parnas et al. 2005)

5.14.2a Paranoide Bedeutsamkeit*

Die Person glaubt, Andeutungen wahrzunehmen, dass *andere ihr schaden wollen*.

> »Es ist mir so gewesen, dass ich glaubte, es würde mir alles zum Possen gemacht; alles, was in Mannheim geschah, geschah, um mich aufzuziehen, mich anzuführen.« (Jaspers 1946)

5.14.2b Grandiose Bedeutsamkeit

Die Person glaubt, dass etwas *auf ihre außerordentliche Bedeutung hinweist*, was sich dann z. B. in Beschreibungen äußert wie der »Auserwählte«, »Göttliche«, derjenige, dem besondere Kenntnisse zuteil sind, oder der bevorzugte Zuhörer bzw. Zuschauer.

> »Ein junger Mann bemerkte, dass andere Fahrgäste im Zug gelegentlich die Beine kreuzten. Wann immer dies geschah, wusste er, dass die gesamte Szene um ihn herum ein Schauspiel war, das seinetwegen aufgeführt wurde.« (Cutting 1985) (Werte auch 5.1.4 Falschheit)

5.14.2c Metaphysische Bedeutsamkeit

Die Person glaubt, dass etwas eine *allumfassende Veränderung in der Struktur des Universums selbst impliziert*, wie etwa das nahende »Ende der Welt«, der »illusorische« oder bloß »virtuelle« Charakter von allem oder etwas anderes von metaphysischer Tragweite. Sie ist irgendwie persönlich in diese Veränderung verwickelt bzw. ist als Empfänger der metaphysischen Offenbarung ausgewählt worden.

5.14.2d Unbekannte/nicht festzustellende Bedeutsamkeit

Ein Gegenstand oder Ereignis hat für die Person *eine besondere Bedeutung, aber sie kann nicht sagen, worin diese besteht.*

> »Es ist nicht nur, dass Dinge anders oder verändert scheinen, sondern dass eine gewisse Absicht oder Motivation hinter den Veränderungen zu stecken scheint. Die Dinge scheinen sich selbst verwandelt zu haben oder aus einem bestimmten Grund verwandelt worden zu sein. Und irgendwie – obwohl mir nicht klar ist, warum – scheint das direkt mich zu betreffen.« (unveröffentlichtes Material)

5.14.3 Nicht spezifizierbare Fremdartigkeit

Die Gesamtqualität der *Welt scheint sich auf eine Weise verändert zu haben, die schwer zu bestimmen ist, die nunmehr aber durch eine unheimliche, eigenartige oder verdächtige Färbung gekennzeichnet ist* (was aber nicht auf ein unheimliches Gefühl von Eigentümlichkeit oder Selbstbezüglichkeit hindeutet). Oftmals wird sich die Person gezwungen fühlen, nach Erklärungen für diese Veränderungen zu suchen – als ob alles in »einer feinen, alles durchdringenden … ungewissen, unheimlichen Beleuchtung« erscheinen würde. (Jaspers 1946)

> »Es ist was los, sag mir doch, was ist denn los.« (Jaspers 1946)
> »Es ist etwas im Gange, als würde sich ein Drama abspielen.« (Stanghellini et al. 2016)
> »Alles war gleich und doch schien es seltsam.« (Reed 1972)

5.15 Quasi-mystische Erfahrungen

> Die Person wird von einem *Gefühl des Einsseins mit der Welt oder von ihrer bloßen Existenz* überwältigt; dies kann eine stimmungsähnliche Qualität haben.

5.15.1 Mystische Vereinigung mit der Welt*

Die Person erlebt ein *tiefes Gefühl des Einsseins mit dem Rest der Welt*. Das bezieht sich nicht so sehr auf ein Gefühl unscharfer Grenzen zwischen Selbst und Welt (d. h. 1.17 Verlust der Grenzen mit oder der Abgrenzung von der physischen Welt), sondern besteht vielmehr *in einem tiefgehenden Gefühl oder sogar der Dankbarkeit, in die äußere Welt eingebettet, mit ihr deckungsgleich* oder sogar substanziell identisch zu sein. NB: Wenn sich dies nur auf andere Personen bezieht, werte stattdessen 3.7.6 Universelles Verschmelzen mit anderen*.

> »In meiner psychischen Erkrankung war ich als Person über alle vernünftigen Grenzen hinaus vergrößert und gedehnt. Ich war ein Teil vom Ganzen und die ganze Welt, manchmal das ganze Universum, war in gewisser Weise ein Teil von mir.« (Sass 2017)

5.15.2 Bloßes Dasein

Beschäftigung mit, Fokussierung auf oder *das Erstaunen angesichts der bloßen Existenz von Objekten oder der Welt*, wobei die Bedeutung der bloßen Existenz als weitaus gewichtiger empfunden oder verstanden wird, als es bei üblichen Formen der Bedeutsamkeit oder »des Wesentlichen« der Fall ist.

> »Als ich z. B. einen Stuhl oder einen Krug ansah ... wurden sie zu ›Dingen‹ und begannen zu leben, zu existieren.... Ihr Leben bestand einzig in der Tatsache, dass sie dort waren, in ihrer Existenz selbst.« (Sechehaye 1962)

5.16 Das Erleben oder die Vorahnung des Weltuntergangs

Ein Gefühl, dass *die Welt zerstört wird, zu einem katastrophalen Ende kommt oder dass dies bald geschehen wird*. Kann mit bestimmten Sinneswahrnehmungen verbunden sein, und die Person kann in manchen Fällen glauben, dass sie selbst in irgendeiner Weise für dieses Ereignis verantwortlich ist (und möglicherweise die einzige Person ist, die es erleben wird).

> »Ich höre die Welt explodieren.« (Minkowski 1970)
> »Ich habe manchmal das vollkommen eindringliche Gefühl, dass die Welt untergehen wird, dass alles untergehen wird. Aber nicht, weil ich weiß, wie oder warum – es gibt keine bestimmte Vision – nur das drohende Gefühl eines endgültigen Endes aller Dinge.« (unveröffentlichtes Material)

5.17 Ungewöhnliche Veränderungen der Stimmung oder des Affekts

Die Person erlebt *durchdringende und einem Stimmungswandel ähnliche Veränderungen des affektiven oder emotionalen Weltzugangs, die mit Schwierigkeiten einhergehen können, typische Emotionen wahrzunehmen, zu verstehen oder auszudrücken*. Obwohl diese Stimmungen oft als innere Zustände beschrieben werden, beinhalten sie in der Regel auch Veränderungen der Gefühle gegenüber oder der Erfahrung der Welt als Ganzes. NB: Im Allgemeinen scheinen sich diese Erfahrungen von zielgerichteten, auf die Welt bezogenen Emotionen, die mit konventionellen menschlichen Anliegen verbunden sind, zu unterscheiden; stattdessen umfassen sie beispielsweise eine allgegenwärtige Existenzangst oder ontologisches Staunen.

5.17.1 Gefühle der Leere, Taubheit oder Gleichgültigkeit, Fehlen spontaner Ansprechbarkeit auf die Welt* (BS A.6.3)

Die Person beschreibt, dass sie sich *leer und taub fühle*, nicht mehr fähig sei, entschieden und spontan auf Lebensereignisse zu reagieren oder für die Welt ansprechbar zu sein, und *nicht in der Lage sei, emotional zu reagieren oder Freude zu empfinden*. Sie kann sich als »gefühllos« oder »gefühlsstarr« (Bleuler 1950) erleben und sich selbst im Allgemeinen oder das eigene Verhalten als zutiefst unglaubwürdig empfinden. Dies kann negativ (z. B. Schamgefühl oder nostalgisches Verlustgefühl), positiv (Überlegenheitsgefühl) oder neutral bewertet werden. Es kann mit der Unfähigkeit verbunden sein, Prioritäten zu setzen oder auf der Grundlage emotionaler Ansprechbarkeit zu entscheiden.

> »Ich versuche, eine bestimmte Emotion festzuhalten, sie zu ergreifen, bevor sie verschwindet. Ich denke, andere sind dabei spontaner, es ist bei ihnen freier und stärker.« (Vodusek et al. 2014)
> »Ich bin ohne Emotionen oder Freude. Die ganze Zeit bin ich in der gleichen Stimmung, d. h. in keiner Stimmung, ohne Schwankungen oder Veränderungen. Es ist totale Langeweile. Ich vegetiere nur.« (unveröffentlichtes Material)
> »Die unmittelbare, klare emotionale Bedeutsamkeit scheint verschwunden zu sein, weshalb ich oft verwirrt und verunsichert bin, wie ich auf Menschen und Ereignisse reagieren soll.« (unveröffentlichtes Material) (Werte auch 5.7.3 Die Welt wird als inkohärent und orientierungslos erfahren)
> »Ich fange an, mich bei allem ziemlich taub zu fühlen, weil ich zu einem Objekt werde und Objekte keine Gefühle haben.« (McGhie und Chapman 1961)

5.17.2 Gefühl der emotionalen/affektiven Blockade* (im Sinne der *Unfähigkeit, sich auszudrücken*)

Im Gegensatz zur emotionalen Taubheit, Item 5.17.1, hat die Person hier *das Gefühl, in hohem Maße emotional oder affektiv angespannt oder gereizt zu sein, fühlt sich aber blockiert oder sogar innerlich eingefroren, ohne in der Lage zu sein oder eine Strategie zu haben*, die empfundene Anspannung auszudrücken.

> »Manchmal fühle ich mich völlig blockiert, wie gelähmt und ich kann keine negativen oder positiven Emotionen ausdrücken.« (unveröffentlichtes Material)
> »Manchmal bin ich wütend oder sehr verärgert und verzweifelt, kann es aber nicht ausdrücken, kann es überhaupt nicht kommunizieren. Ich starre nur meinen Psychiater an und kann nichts anderes als eine Art Leere vermitteln.« (unveröffentlichtes Material)
> »Es ist wie ein innerer Block, ein Block von Gefühlen.« (Stanghellini et al. 2014)

5.17.3 Durchdringende, namenlose Vernichtungsangst* (= EASE 2.14)

Das Erleben der Welt ist begleitet von einer tiefen, allumfassenden oder »ontologischen« Angst, obwohl es in der Regel an einem bestimmten Objekt oder einem bestimmten Ausgangspunkt mangelt und dieses Gefühl nicht ohne Weiteres verbalisiert oder benannt werden kann. Es kann von einer Angst vor Vernichtung, vor dem Verschwinden oder vor dem Sterben begleitet sein.

> »Ich lebe ständig in Angst. Ich kann mich nicht entspannen und weiß nicht warum.« (unveröffentlichtes Material)
> »Unter all meinen Ängsten liegt eine Angst vor dem Tod, eine Angst, überhaupt nicht zu existieren.« (unveröffentlichtes Material)

5.17.4 Grundlegende Gereiztheit, Unruhe, Wut (nicht-emotionale Dysphorie)*

Die Person empfindet eine *tiefe, unbeschreibliche Gereiztheit und Unruhe*, wenn sie mit der Welt interagiert, die zudem nicht angemessen kommuniziert werden kann – manchmal wird dies auch als tiefe Wut oder Verzweiflung empfunden.

> »Seit ich mich erinnern kann, verspüre ich eine starke Gereiztheit: allgegenwärtig, kraftvoll und unwiderstehlich.« (unveröffentlichtes Material)
> »Eine Unruhe tief in mir drin verursachte eine große Kluft zwischen mir und anderen Menschen. Wenn ich nur eine Emotion wie Liebe, Hass oder irgendetwas fühlen könnte! Weil Emotionen bedeuten, dass du Teil einer Gesellschaft bist, war ich es mit dieser Unruhe nicht.« (unveröffentlichtes Material)
> »… eine Art innere Unruhe oder geistige Gereiztheit … fast körperlich unerträglich, [aber] definitiv in meinem Kopf, eine geistige Sache…« (unveröffentlichtes Material)

5.17.5 Distanzierte Euphorie

Die Person verspürt ein *nicht-emotionales (nicht auf irgendjemanden oder irgendetwas Bestimmtes gerichtetes) Gefühl der Hochstimmung oder Euphorie*. Im Gegensatz zu den meisten Fällen von manischer Euphorie kommt dieser Stimmung typischerweise eine kalte, distanzierte oder gelassene Qualität zu (sie ist nicht handlungsorientiert oder hektisch).

> »Ich hatte einige seltsame Erfahrungen, wie in der Zeit zu reisen und zum Planeten Mars zu fliegen, bei denen das Gefühl anders war als alles, was ich jemals erlebt hatte … irgendwie wie die tiefe Schönheit des Universums, und in diesem Momenten hatte ich auch das Gefühl, dass ich die Dinge auf tiefere Weise verstanden habe.« (unveröffentlichtes Material)

5.17.6 Verzweiflung, Demoralisierung, Hoffnungslosigkeit* (~ BS A.6.1)

Die Person erlebt sich selbst als *verzweifelt, demoralisiert oder hoffnungslos im Umgang mit der Welt*. Dies kann durch den Eindruck bedingt sein, nicht mit anderen interagieren und irgendeine Art normales Leben führen zu können, und kann das Gefühl umfassen, eingeschlossen oder ohne Hoffnung zu sein; hierunter kann ebenfalls fallen, dass eine Zuflucht in Selbstmordideen gesucht wird.

> »Meine Leiden füllen jenen Platz aus, der dafür bestimmt war, Liebe weiterzugeben. Ich weine verzweifelt.« (Bouricius 1989)
> »Die Welt ist ein feindlicher und kalter Ort, an dem wir zu Einsamkeit, Entfremdung und schließlich zum Tod verurteilt sind.« (Henriksen et al. 2010)

5.17.7 Veränderte Konstanz von Stimmungen*

*5.17.7a Stimmungen oder Emotionen dauern ungewöhnlich lange an**

Die Stimmung oder Emotion bleibt möglicherweise hinter Veränderungen der Gedanken oder Umstände zurück.

»Es gab Zeiten, in denen meine Emotionen ... stecken geblieben sind, obwohl ich weiterging und in einer neuen Situation war.... Irgendwie ist die Stimmung auf seltsame Weise immer noch da.... Sie ist bloß da, bloß als eine Emotion, die mit nichts wirklich verbunden ist.« (unveröffentlichtes Material)

5.17.7b Stimmungen oder Emotionen sind ungewöhnlich schwankend*

Stimmungen sind anfällig für plötzliche grundlose oder abrupte Veränderungen. Die Person »springt oft von einem Affekt zum anderen«, z. B. unmittelbar von einem Zustand intensiver Agitiertheit »zu einer übertrieben erotischen, glücklichen Stimmung, nur um dann wenige Minuten später weinerlich und traurig zu werden« (Bleuler 1950).

5.17.8 Missverhältnis von Stimmungen oder Emotionen

5.17.8a Unpassende Stimmung oder Emotion angesichts einer gegenwärtigen Situation

Irgendwie ›passt‹ die Stimmung nicht zu den aktuellen Gedanken oder der Situation (anders als diejenigen affektiven Zustände, die durch Gleichgültigkeit gekennzeichnet sind und die in 5.17.1 Gefühle der Leere, Taubheit oder Gleichgültigkeit, Fehlen spontaner Ansprechbarkeit auf die Welt*, erfasst werden) – z. B. unangemessene Traurigkeit angesichts eines fröhlichen Anlasses oder umgekehrt.

5.17.8b Stimmungen oder Emotionen stehen miteinander im Widerspruch

In einer als unvereinbar empfundenen, oft beunruhigenden Weise: »affektive Ambivalenz« (Bleuler 1950), die Koexistenz oder Gleichzeitigkeit gegensätzlicher und/oder widersprüchlicher Gefühle oder Emotionen, die vermutlich von den üblichen Fällen ambivalenter Gefühle zu unterscheiden ist.

»Für mich hat es den Anschein, dass ich gleichzeitig Gegensätzliches erlebe. Wenn ich beispielsweise das Wort ›weiß‹ lese, muss ich schwarz denken. Aber dasselbe gilt auch für Gefühle, so könnte ich mich erregt und angewidert, interessiert und desinteressiert fühlen, so in etwa...« (unveröffentlichtes Material)

6 Existenzielle Orientierung

Allgemeine Beschreibung. Die 11 Items in Domäne 6 beziehen sich auf eine ungewöhnliche, fortdauernde Ausrichtung oder eine »fundamentale Neuorientierung« der »allgemeinen metaphysischen Weltanschauung und/oder Hierarchie von Werten, Projekten und Interessen« (Parnas et al. 2005) einer Person. Die hier behandelten Veränderungen äußern sich in Einstellungen, Meinungen oder existenziellen Orientierungen. Es wird hier auf jene Items aus der EASE-Domäne 5 Bezug genommen, die sich eindeutig nicht darauf fokussieren, wie die Welt dem Subjekt im Allgemeinen erscheint, sondern auf *Einstellungen* oder *Interpreta-*

tionen hinsichtlich der Welt oder der eigenen Beziehung zu ihr. (Hier können sicherlich Überschneidungen auftreten: siehe z. B. Item 6.4 Absolute Gewissheit und auch 6.2.2 Gedankliche Freiheit/Alles ist möglich.) Fragen in dieser Domäne können sich mit zuvor im Interview behandelten Themen überschneiden. Wenn die Interviewerin sich nicht sicher ist, ob ein Phänomen aus Domäne 6 vorliegt oder nicht, sollte es genauer abgefragt werden.

Es kann sinnvoll sein, weitere Informationen durch Zusatzfragen einzuholen, *immer wenn* die Person ein Item zur »existenziellen Orientierung« bestätigt hat. (NB: Obwohl dies für die EAWE insgesamt relevant ist, ist es in diesem Abschnitt von besonderer Bedeutung.) Derartige Fragen könnten z. B. wie folgt lauten:

Können Sie sagen, wie lange und auch wie beständig Sie diese Gefühle von ... hatten (die Interviewerin spezifiziert das betreffende Gefühl/die Einstellung)?
Hatten Sie sie so lange wie Sie sich erinnern können? Ständig oder zeitweise?
Haben sie erst begonnen, *nachdem* andere ungewöhnliche Wahrnehmungen, Gedanken oder Gefühle auftraten – oder treten sie vielleicht
... nur in Gegenwart derartiger, ungewöhnlicher Erlebnisse auf?
... erst auf, nachdem Sie begonnen haben, Psychopharmaka oder andere Medikamente einzunehmen?
... erst nach einer äußerst bedeutsamen oder vielleicht schwierigen Erfahrung oder einer anderen Veränderung Ihrer Lebensumstände auf?

6.1 Ablehnung der Gesellschaft oder von Konventionen

> Die Person *weist allgemein akzeptierte soziale Wertvorstellungen oder die Teilnahme an der normalen menschlichen Gesellschaft zurück* oder schlägt diese aus und *entscheidet sich*, gemäß ihren eigenen, *idiosynkratischen Werten oder Verhaltensweisen zu leben*. Dies wird oft als *weitgehend willentlicher Entschluss* erlebt und liegt nicht in erster Linie in einer niedergeschlagenen bzw. gehobenen Stimmung oder geringem Selbstwertgefühl begründet. Dies kann mit Gefühlen sozialer Inkompetenz oder der Angst vor dem Verlust der eigenen Identität oder Originalität einhergehen, wenn man sich zu sehr mit anderen identifizieren oder an die Gesellschaft anpassen würde.

6.1.1 Abneigung gegenüber der menschlichen Gesellschaft (~ BS A.6.4)

Die Person lehnt *bewusst eine normale, menschliche Gesellschaft ab* und lebt vielleicht stattdessen als Einzelgänger oder sozialer Außenseiter.

»Was ich mehr als alles andere hasse, ist von anderen überredet zu werden.« (Stanghellini und Ballerini 2007)
»Ich bin verändert. Ich werde menschlicher. Wird es mein Gehirn zerstören? Dieses ganze Menschsein bringt mein eigenes spezielles System ins Wanken. Es beschmutzt mich.« (Stanghellini und Ballerini 2007)
»Ich kann sie [andere Leute] nicht erreichen, aber ich möchte sie auch nicht erreichen.« (Stanghellini und Ballerini 2007)

6.1.2 Antagonomie

Die Person *handelt auf eine Art und Weise, die den sozialen Normen zuwiderläuft, wobei sie Regeln und Werte nicht nur missachtet, sondern sich diesen direkt entgegenstellt*, oftmals verbunden mit Widerwillen, Skepsis oder Verachtung gegenüber Konventionen oder dem, was normalerweise als selbstverständlich angesehen wird.

> »Meine Abneigung gegenüber dem Common Sense ist stärker als mein Überlebensinstinkt. Deshalb sage ich, dass gegen den Common Sense zu sein sowohl ein Geschenk als auch eine Strafe ist.« (Stanghellini und Ballerini 2007)

6.1.3 Idionomie

Die Person erlebt sich *auf radikale Weise einzigartig und außergewöhnlich* gegenüber dem Common Sense und fühlt sich *ihrer eigenen Individualität oder exzentrischen Haltung in ausgeprägter Weise verpflichtet*.

> »Wahnsinn ist für die menschliche Intelligenz notwendig, um auf die höheren Ebenen zu gelangen.« (Stanghellini und Ballerini 2007)
> »Herr Doktor, ich habe eine Mission zu erfüllen. Zuallererst mein Land, Somalia, aufzubauen, dann gemeinsam mit meinem Bruder eine lebenswertere und brüderlichere Welt aufzubauen. Ich erkannte, dass es in der Welt, in der von morgen, eine neue Kultur gibt, die der Brüderlichkeit.« (Stanghellini und Ballerini 2007) (Werte auch 6.5.2 Messianische Verpflichtungen*)
> »Ich habe die Erfindung in meinem Kopf. Meine ist keine Krankheit, sie ist ein Experiment. Ich wurde dafür ausgewählt. Etwas extrem Wichtiges.« (Stanghellini und Ballerini 2007) (Werte auch 6.5.2 Messianische Verpflichtungen*)

6.2 Extreme Gleichgültigkeit oder Offenheit

Die Person zeigt eine äußerst *ungewöhnliche Akzeptanz oder Offenheit* (in Bezug auf Werte oder Ideen) *gegenüber einer überdurchschnittlich großen Vielfalt an Möglichkeiten, was darauf hindeutet, dass gewöhnliche Anliegen oder der Common Sense ihre bindende Kraft verloren haben.*

6.2.1 Gleichgültige oder unbekümmerte Haltung, Sorglosigkeit

Die Person berichtet von einer Einstellung oder Haltung äußerster Gleichgültigkeit in Bezug auf Erfahrungen; nichts ist wirklich von Bedeutung (»schizophrene Unbekümmertheit« (Blankenburg 1971) und *»je-m'en-fichisme«* [sich den Teufel um etwas scheren] mit »gefühlloser Gleichgültigkeit« (Bleuler 1950)). Diese *Gleichgültigkeit scheint eine unbeteiligte oder sorglose Qualität zu haben*, die von der depressiven Unfähigkeit, sich um etwas zu kümmern, oder der unterschiedslosen Begeisterung in der Manie abzugrenzen ist.

> »Ich bin Existenzialist, mir ist alles egal, ich brauche keine Diplome. Existenzialisten sind Leute, denen alles egal ist.« (Blankenburg 1971)

6.2.2 Gedankliche Freiheit/Alles ist möglich

Die Person hat den Eindruck, dass *sie offener für Interpretations- oder Verständnismöglichkeiten ist als andere*, oftmals in einer Art und Weise, die konventionelles Handeln, Entscheidungsfindung oder begriffliches Verständnis stören kann. NB: Im Gegensatz zu 2.4.3 Das Gefühl, dass »alles passieren könnte« stehen hier Möglichkeiten des Verstehens im Vordergrund und nicht die Unvorhersehbarkeit des Zeitflusses (obwohl beides zusammen auftreten kann). NB: Erwäge auch 6.3 Durchdringender Zweifel, Skepsis oder Neugierde gegenüber dem Offensichtlichen/als selbstverständlich Erachteten. Falls dies zudem vom Erleben wuchernder Sinngehalte begleitet wird, werte auch 5.8.3 Wuchern von Bedeutungen ausgehend von Objekten.

> »Wenn ich nicht mehr an die Schwerkraft glaube, ist es nicht so, dass ich nicht mehr in der Lage bin, etwas zu antizipieren, wenn ich nicht erwarte, dass ein Apfel vom Baum fällt, sondern dass ich einfach denke, der Apfel könnte ebenso gut schweben oder fliegen, und deswegen keinen Grund habe anzunehmen, dass er herunterfällt.« (unveröffentlichtes Material)
>
> »[Ein] Patient hatte Schwierigkeiten anzugeben, was normalerweise als ›richtige Antwort‹ [auf einen Bilderanordnungstest] angesehen wird, weil, wie er sagte, ›jede Reihenfolge Sinn ergibt‹.« (Sass 1992)
>
> Ein Patient wollte »jeglichen Unterschied von Wahrscheinlichkeiten in sich zusammenfallen lassen«, da historische Archive manipuliert werden *können* (auch wenn dies in großem Maßstab höchst unwahrscheinlich ist); er bestand darauf, dass man überhaupt keinem historischen Bericht trauen könne (Sass 1992) (Werte auch 6.3 Durchdringender Zweifel, Skepsis oder Neugierde gegenüber dem Offensichtlichen/als selbstverständlich Erachteten).

6.3 Durchdringender Zweifel, Skepsis oder Neugierde gegenüber dem Offensichtlichen/als selbstverständlich Erachteten (~ EASE 2.12)

> *Anhaltender und unvermeidlicher Zweifel an oder argwöhnische Neugierde gegenüber Dingen, die die meisten Menschen schlechthin als selbstverständlich*, offensichtlich und wahr ansehen (z. B. soziale Konventionen oder fundamentale Annahmen über die Welt – wie die Existenz der Schwerkraft). Dies kann mit anderen Denk- oder Verhaltensmustern verbunden sein, wie beispielsweise *die »wahre« Natur der Zeit, des Lebens oder des Universums herausfinden zu müssen*. NB: Erwäge auch 6.2.2 Gedankliche Freiheit/Alles ist möglich.

> »Ich frage mich manchmal, wo dieser Globus endet. Ich schaue mich um und frage mich, ob ich das Ende erreichen kann.« (unveröffentlichtes Material)
>
> »Manchmal denke ich darüber nach, woher das erste Wort stammt. Wer brachte die ersten Worte herbei und woher kamen sie? Ich verstehe nicht, wodurch wir Samen haben, weißt du? Woher stammen die Samen?« (unveröffentlichtes Material)
>
> »Ich bezweifle alles und jeden. Manchmal bezweifle ich sogar, dass meine Eltern meine Eltern sind oder dass Ljubljana die Hauptstadt Sloweniens ist.« (unveröffentlichtes Material)

6.4 Absolute Gewissheit

Der Patient *ist sich ungewöhnlicher Interpretationen der Welt vollkommen gewiss*, als wäre alles bereits so eindeutig und sicher wie 2 + 2 = 4: Beweise sind daher unnötig und Widerlegungen unvorstellbar. Die Person äußert »eine *außergewöhnliche Überzeugung*, verbunden mit einer unvergleichlichen, *subjektiven Gewissheit* [und] *Unzugänglichkeit* gegenüber anderen Erfahrungen [oder] zwingenden Gegenargumenten« (Jaspers 1963; siehe auch Müller-Suur (1950) Begriff des *absoluten Gewissheitsbewusstseins*).

»›So ist es eben, daran kann ich nicht zweifeln‹, ›Ich weiß es.‹ »Es ist so sicher und klar, dass alle entgegengesetzten Wahrnehmungen einen nicht zweifeln lassen.« (Jaspers 1946)
»Die Wahrheiten, die ich entdeckt habe, haben sich sofort und direkt mit absoluter Bestimmtheit gezeigt.« (Kaplan 1964)

6.5 Das Gefühl, etwas Besonderes oder überlegen zu sein

Die Person hat das Gefühl, auf außergewöhnliche Art und Weise besonders zu sein, *typischerweise dadurch, dass sie über überlegenes Wissen, außerordentliche Einsichten oder Fähigkeiten verfügt und/oder eine besondere Aufgabe oder Rolle* in der Welt oder im Universum hat.

6.5.1 Gefühl außergewöhnlicher Einsichten* (= EASE 5.4)

(In verborgene Dimensionen der Realität oder des Geistes, einhergehend mit dem Gefühl, außergewöhnliche intellektuelle oder kreative Kräfte zu besitzen.)

Diese Fähigkeiten können vom bloß Bemerkenswerten bis hin zum wirklich Übernatürlichen reichen und beispielsweise das Gefühl einschließen, eine außergewöhnliche Begabung für das Verstehen oder Kreieren von Poesie oder mathematischen Konzepten zu besitzen, aber auch, dass sich einem das Wesen der Zeit, des Todes oder des Universums offenbart.

»Ich bin der Wahrheit unendlich nähergekommen als Menschen, die keine göttliche Offenbarung erhalten haben.« (Schreber 1955)
»Ich wusste, dass mir von Gott Kräfte gegeben wurden, um den tiefen Sinn der Realität zu durchdringen.« (Stanghellini et al. 2014)

6.5.2 Messianische Verpflichtungen*

Die Person *fühlt sich anderen gegenüber auf eine außerordentliche Art und Weise verpflichtet*, ähnlich einem Messias oder kreativen Genie, dessen Aufgabe es ist, anderen Menschen, dem Planeten, außerirdischem Leben usw. zu helfen oder sie bzw. es zu retten.

»Ich habe eine Mission zu erfüllen. Die Welt vor der Selbstzerstörung zu retten.« (unveröffentlichtes Material)

6.5.3 Intellektuelle/spirituelle Grandiosität (= EASE 5.8) (verbunden mit unfairen Gegenüberstellungen)

Die Person zeigt »*ein ausgeprägtes Überlegenheitsgefühl gegenüber ihren Mitmenschen, typischerweise verknüpft mit der Überzeugung, über außergewöhnliche Einsichten und Fähigkeiten zu verfügen*« (Parnas et al. 2005). Andere mögen als weniger intelligent oder entwickelt, eingeschränkter oder oberflächlich angesehen werden – als gäbe es eine tiefe Kluft hinsichtlich der Bewusstseinsfähigkeit selbst.

> Ein Patient sagte, er habe es »geschafft, den Geist vollständiger, und bitte verzeihen Sie mir, was Ihnen als meine Grandiosität erscheinen könnte, vollständiger zu verstehen als jeder andere in der Geschichte der Menschheit«; die meisten anderen Menschen schienen einen rein »mechanischen« Verstand zu haben: »organische Maschinen« oder »geistiges Gemüse«. (Sass 1992) (Werte auch 3.9.3 Menschen wirken mechanisch)

6.6 Unmögliche Verantwortung oder Schuld*

Schuldgefühle oder ein übermäßiges Verantwortungsbewusstsein gegenüber Dingen, die die Person unmöglich hätte tun oder bewirken können – wie beispielsweise einen Krieg oder einen tragischen Unfall in den Nachrichten zu verursachen oder auf andere unmögliche Weise andere Personen zu schädigen.

> »Dem ersten Psychiater, zu dem ich gegangen bin, habe ich erzählt, dass ich mich für den Golfkrieg verantwortlich fühle und ich habe mir die Schuld für Dinge gegeben, mit denen ich nichts zu tun hatte.« (unveröffentlichtes Material)

6.7 Gefühl des Freiheits- oder Individualitätsverlustes

Die Person erlebt sich als eine Art Automat, dem es in extremem Maße *an Freiheit oder Originalität mangelt*, als ob sie *von äußeren Kräften* zu etwas gezwungen oder *gänzlich bestimmt würde*. NB: Im Gegensatz zu 5.11.1 Handlungen oder Ereignisse scheinen von einer äußeren Kraft oder einem verborgenen Willen gesteuert zu werden, und 5.11.2 Handlungen oder Ereignisse erscheinen vorherbestimmt oder geplant, liegt hier der Fokus nicht so sehr auf der Welt als auf dem Selbst.

> Eine Patientin erklärte, sie sei »unter dem Einfluss einer elektrischen Maschine gewesen ... auf eine bestimmte Weise von jemandem manipuliert worden und dass alles, was dieser zustößt, auch ihr widerfährt.« (Sass 1992)
> »Ich werde überwacht, um wie erwartet zu reagieren, und das geschieht so schnell, dass ich, selbst wenn ich es gewollt hätte, nicht in der Lage bin, mich selbst aufzuhalten.« (Sass 1992)

6.8 Einhaltung abstrakter, intellektualistischer und/oder selbstgesetzter Regeln

Die Person fühlt sich gezwungen, streng festgelegten Regeln und Werten zu folgen, die Nachdruck auf Rationalität, eine intellektuelle Einstellung oder abstrakte wie auch idealistische Prinzipien legen; oder sie verspürt den starken Drang, idiosynkratische »Regeln« oder »Gesetze« zu befolgen. Dies beinhaltet häufig eine intellektuelle, spirituelle, moralische oder utopische Weltanschauung, die von den konkreten, körperlichen, individuellen oder kontextabhängigen Gegebenheiten des sozialen oder praktischen Lebens weit entfernt ist.

»[Ein Patient] übernimmt ein pädagogisches System und ändert dessen Leitlinie einmal pro Woche: Er wechselt zwischen strenger, militärischer Disziplin und einem Prinzip absoluter Nachsicht oder einem ›liberalen Prinzip der Zärtlichkeit‹.« (Urfer 2001)
Eine Frau lehnte den Gebrauch von Messern und Scheren (auch zum Schneiden von Gemüse oder zum Aufschneiden einer Packung) kategorisch ab, weil sie ihrer Meinung nach mit Beschneidungen verbunden waren. (unveröffentlichtes Material) (Erwäge auch 5.8.2 Dem Objekt innewohnende Bedeutung)

6.9 Existenzielle oder intellektuelle Veränderungen* (= EASE 5.7)

Neuartiges oder ungewöhnliches Vertieftsein in existenzielle, metaphysische, religiöse, philosophische oder psychologische Themen. Häufig berichtete Themen: übernatürliche Phänomene, Religionen (insbesondere außergewöhnliche), mystische Erfahrungen, Philosophie, übersinnliche Themen, Meditation, Psychologie, altertümliche Rituale, Symbole, Reinkarnation, das zukünftige Leben, der Kampf zwischen Gut und Böse, weltumfassender Frieden und universelle Kommunikation, der Sinn des Daseins, das Schicksal der Menschheit, Erlösung, unkonventionelle Wissenschaften oder damit in Beziehung stehende Vorstellungen von Gesundheit und Ernährung. (Parnas et al. 2005)

»Neue Ideen und Interessen, die allmählich mein Leben und Denken heimsuchten, nahmen mich gänzlich in Anspruch; sie prägten mein gesamtes Leben.« (Parnas et al. 2005)
»Äußerst eingenommen von Gedanken darüber, wie man gut genug sein könne.« (Parnas et al. 2005)

6.10 Gefühl von Zentralität (= EASE 5.2)

Flüchtiges oder anhaltendes Gefühl, das Zentrum des Universums zu sein – das scheinbar um die Person herum organisiert ist, von ihr kontrolliert wird oder abhängig ist. NB: Dieses Item unterscheidet sich von dem häufiger auftretenden Gefühl, von anderen Personen beobachtet, bewundert oder kritisiert zu werden wie in Item 3.4.2 Soziale Paranoia oder soziale Phobie*; ähnlich wie 5.12 Auf

> alles bezogenes Selbsterleben/ontologische »Paranoia«, bezieht sich dieses Item auf eine alles durchdringende oder *ontologische* Art der Erfahrung (Sass 1994). Im Gegensatz zu 5.12 betrifft dieses Item jedoch in erster Linie das Gefühl, man sei selbst von zentraler Bedeutung, und weniger den Eindruck, beobachtet oder kritisiert zu werden. Es bietet sich auch der Vergleich mit 5.13.1 Subjektivismus/Solipsismus an, aber 6.10 bezieht sich nicht so sehr auf den subjektiven oder unwirklichen Charakter der *äußeren* Realität als auf die *zentrale Rolle des Subjekts in der Welt*. Item 6.10 kann jedoch mit jedem der oben genannten Items (3.4.2, 5.12 oder 5.13.1) zusammen auftreten.

»Ich habe das Gefühl, dass sich alles um mich dreht«, mag der Patient sagen. »Ich bin wie ein kleiner Gott, die Zeit wird von mir kontrolliert.« (Conrad 1958)
»Auf einer Party schien alles von ihm verursacht zu werden oder von ihm abhängig zu sein.« (Parnas et al. 2005)
»Ich fühle mich, als wäre ich das Ich-Zentrum der Gesellschaft.« (Stanghellini et al. 2014)
»Ich wurde in gewisser Weise für Gott das einzige menschliche Wesen oder schlichtweg der Mensch, um den sich alles dreht.« (Schreber 1955; Sass 1994)

6.11 Dezentrierung des Selbst im Verhältnis zum Universum

> *Die Person bezweifelt ihren eigenen Realitätsstatus oder den ihrer unmittelbaren Umwelt und glaubt, dass sie irgendwie außerhalb oder getrennt von einer anderen, »wahreren« Realität existiert.* Sie kann den Eindruck haben, dass sie selbst oder ihre Umgebung das Hirngespinst einer anderen Person sei, oder sich wie eine Figur oder als Teil einer Szene in einem fremden Buch fühlen.

»Passiert das wirklich? Ist das wirklich das Universum oder nur eine Art Amöbe in einer Petrischale in einem größeren Universum?« (unveröffentlichtes Material)

Literatur

Adam (2011) Experiencing suspicious thoughts and paranoia: an account. Schizophr Bull 37: 656–658.
Anonymous (2011). Language games, paranoia, and psychosis. Schizophr Bull 37: 1099–1100.
Binswanger L (1987) Extravagance, perverseness, manneristic behavior, and schizophrenia. In: Cutting J, Shepherd M (Hrsg.) The Clinical Roots of the Schizophrenia Concept. Cambridge: Cambridge University Press. S. 83–88.
Blankenburg W (1971) Der Verlust der natürlichen Selbstverständlichkeit. Ein Beitrag zur Psychopathologie symptomarmer Schizophrenien. Stuttgart: Enke.
Bleuler E (1950) Dementia Praecox or the Group of Schizophrenias. New York: International Universities Press.

Bouricius JK (1989) Negative symptoms and emotions in schizophrenia. Schizophr Bull 15: 201–208.
Brett C (2002) Psychotic and mystical states of being: connections and distinctions. Philos Psychiatry Psychol 9: 321–341.
Chapman J (1966) The early symptoms of schizophrenia. Br J Psychiatry 112: 225–251.
Conerty J, Skodlar B, Pienkos E, Byrom G, Sass L (2017) The Examination of Anomalous World Experience in schizophrenia and other disorders: a report on reliability. Psychopathology 50: 55–59.
Conrad K (1958) Die beginnende Schizophrenie: Versuch einer Gestaltanalyse des Wahns. Stuttgart: Thieme.
Cutting J (1985) The Psychology of Schizophrenia. Oxford: Churchill Livingstone.
Cutting J (1990) The Right Cerebral Hemisphere and Psychiatric Disorders. New York: Oxford University Press.
Cutting J (1997) Principles of Psychopathology. Oxford: Oxford University Press.
Cutting J (2002) The Living, the Dead, and the Never-Alive. Hove: Forest Publishing.
Cutting J, Silzer H (1990) Psychopathology of time in brain disease and schizophrenia. Behav Neurol 3: 197–215.
Ey H (1996) Schizophrénie: Études Cliniques et Psychopathologiques. Paris: Synthelabo.
Fuchs T (2007) The temporal structure of intentionality and its disturbance in schizophrenia. Psychopathology 40: 229–235.
Fuchs T (2013) Temporality and psychopathology. Phenomenol Cogn Sci 12: 75–104.
Gross G, Huber G, Klosterkötter J, Linz M (2008). Bonn Scale for the Assessment of Basic Symptoms (BSABS). Aachen: Shaker.
Hamilton M (Hrsg.) (1984) Fish's Schizophrenia. 3. Aufl. Bristol: Wright.
Heidegger M (1962) Being and Time. New York: Harper & Row.
Henriksen M, Skodlar B, Sass L, Parnas J (2010) Autism and perplexity: a qualitative and theoretical study of basic subjective experiences in schizophrenia. Psychopathology 43: 357–368.
Husserl E (1950) Cartesian Meditations. Dordrecht: Kluwer.
Husserl E (1964) The Phenomenology of Internal Time Consciousness. Bloomington: Indiana University Press.
James W (1890) Principles of Psychology. Cambridge: Harvard University Press.
Jaspers K (1946) Allgemeine Psychopathologie. 4. Aufl. Berlin/Heidelberg: Springer.
Jaspers K (1963) General Psychopathology. Chicago: University of Chicago Press.
Jones N, Luhrmann T (2016) Beyond the sensory: findings from an in-depth analysis of the phenomenology of »auditory hallucinations« in schizophrenia. Psychosis 8: 191–202.
Kaplan B (Hrsg.) (1964) The Inner World of Mental Illness. New York: Harper & Row.
Kimura B (1992) Écrits de psychopathologie phénoménologique. Paris: Presses Universitaires de France.
Koehler K (1979) First rank symptoms of schizophrenia: questions concerning clinical boundaries. Br J Psychiatry 134: 236–248.
Laing RD (1965) The Divided Self. New York: Penguin.
Landis C (1964) Varieties of Psychopathological Experience. New York: Holt, Rinehart & Winston.
Lenzenweger M (2011) Schizotypy and Schizophrenia: The View from Experimental Psychopathology. New York: Guilford.
Madeira L, Bonoldi I, Rocchetti M, Brandizzi M, Samson C, Azis M, Queen B, Bossong M, Allen P, Perez J, Howes OD, McGuire P, Fusar-Poli P (2016) Prevalence and implications of Truman symptoms in subjects at ultra high risk for psychosis. Psychiatry Res 238: 270–276.
Matussek P (1987) Studies in delusional perception. In: Cutting J, Shepherd M (Hrsg.) The Clinical Roots of the Schizophrenia Concept. Cambridge: Cambridge University Press. S. 89–103.
McGhie A, Chapman J (1961) Disorders of attention and perception in early schizophrenia. Br J Med Psychol 34: 103–116.
Merleau-Ponty M (2012) Phenomenology of Perception. London: Routledge.

Minkowski E (1927) La schizophrénie. Paris: Payot.
Minkowski E (1970) Lived Time. Evanston: Northwestern University Press.
Minkowski E (1987) The essential disorder underlying schizophrenia and schizophrenic thought. In: Cutting J, Shepherd M (Hrsg.) The Clinical Roots of the Schizophrenia Concept. Cambridge: Cambridge University Press. S. 188–212.
Møller P, Husby R (2000) The initial prodrome in schizophrenia: searching for naturalistic core dimension of experience and behavior. Schizophr Bull 26: 217–236.
Müller-Suur H (1950) Das Gewissheitsproblem beim schizophrenen und beim paranoischen Wahnerleben. Fortschr Neurol Psychiatr 18: 44–51.
Northoff G, Stanghellini G (2016) How to link brain and experience? Spatiotemporal psychopathology of the lived body. Front Hum Neurosci 10: Art. 76.
Parnas J, Møller P, Kircher T, Thalbitzer J, Jansson L, Handest P, Zahavi D (2005) EASE: Examination of Anomalous Self-Experience. Psychopathology 38: 236–258.
Payne R (2012) Night's end. Schizophr Bull 38: 899–901.
Reed G (1972) The Psychology of Anomalous Experience: A Cognitive Approach. London: Hutchinson.
Rosser R (1979) The psychopathology of feeling and thinking in a schizophrenic. Int J Psychoanal 60: 177–188.
Rossi Monti M, Stanghellini G (1993) Influencing and being influenced: the other side of »bizarre delusions.« 1. Analysis of the concept. Psychopathology 26: 159–164.
Sass L (1992) Madness and Modernism: Insanity in the Light of Modern Art, Literature, and Thought. New York: Basic Books.
Sass L (1994) The Paradoxes of Delusion: Wittgenstein, Schreber, and the Schizophrenic Mind. Ithaca: Cornell University Press.
Sass L (2014) Delusion and double bookkeeping. In: Fuchs T, Breyer T, Mundt C (Hrsg.) Karl Jaspers' Philosophy and Psychopathology. New York/Heidelberg: Springer. S. 125–147.
Sass L, Parnas J (2003) Schizophrenia, consciousness, and the self. Schizophr Bull 29: 427–444.
Sass L, Pienkos E (2015) Beyond words: linguistic experience in melancholia, mania, and schizophrenia. Phenomenol Cogn Sci 14: 475–495.
Sass L, Pienkos E, Fuchs T (2017b) Other worlds: introduction to the special issue on the EAWE: Examination of Anomalous World Experience. Psychopathology 50: 5–9.
Sass L, Pienkos E, Skodlar B, Stanghellini G, Fuchs T, Parnas J, Jones N (2017a) EAWE: Examination of anomalous world experience. Psychopatholoy 50: 10–54.
Schneider K (1959) Clinical Psychopathology. New York: Grune & Stratton.
Schreber DP (1955) Memoirs of My Nervous Illness. London: Dawson.
Sechehaye M (1962). Autobiography of a Schizophrenic Girl. New York: Penguin.
Silverstein SM (in Vorbereitung) Fragmentary phenomena scale.
Stanghellini G (2000) Vulnerability to schizophrenia and lack of common sense. Schizophr Bull 26: 775–787.
Stanghellini G (2007) Schizophrenia and the sixth sense. In: Chung M, Fulford K, Graham G (Hrsg.) Reconceiving Schizophrenia. Oxford: Oxford University Press. S. 129–150.
Stanghellini G (2016) The Cratylus effect: a case study in semantic deconstruction. J Psychopathology 22: 80–89.
Stanghellini G, Ballerini M (2007) Values in persons with schizophrenia. Schizophr Bull 33: 131–141.
Stanghellini G, Ballerini M (2011) What is it like to be a person with schizophrenia in the social world? A first-person perspective study on schizophrenic dissociality. Part 2: methodological issues and empirical findings. Psychopathology 44: 183–192.
Stanghellini G, Ballerini M, Lysaker P (2014) Autism Rating Scale. J Psychopathology 20: 273–285.
Stanghellini G, Ballerini M, Presenza S, Mancini M, Raballo A, Blasi S, Cutting J (2016) Psychopathology of lived time: abnormal time experience in persons with schizophrenia. Schizophr Bull 42: 45–55.

Stanghellini G, Rosfort R (2013) Emotions and Personhood: Exploring Fragility, Making Sense of Vulnerability. Oxford: Oxford University Press.
Urfer A (2001) Phenomenology and psychopathology of schizophrenia: the views of Eugene Minkowski. Philos Psychiatry Psychol 8: 279–289.
Vodusek V, Parnas J, Tomori M, Skodlar B (2014) The phenomenology of emotion experience in first-episode psychosis. Psychopathology 47: 252–260.
Wagner P, Spiro CS (2008) Divided Minds: Twin Sisters and Their Journey through Schizophrenia. New York: St. Martin's Press.

5.4 EAWE Itemliste

1	**Raum und Objekte**
1.1	**Ungewöhnliche Persistenz der visuellen Wahrnehmungen**
1.1.1	Zunahme der Intensität visueller Wahrnehmungen*
1.1.2	Abnahme der Intensität visueller Wahrnehmungen*
1.1.3	Wiederauftreten oder Haften visueller Reize
1.2	**Blindheit oder partielle Blindheit**
1.2.1	Verschwommensehen*
1.2.2	Partielles Sehen
1.2.3	Passagere Blindheit
1.3	**Störungen der Veridikalität (Richtigkeit) visueller Wahrnehmung***
1.3.1	Visuelle Illusionen*
1.3.2	Visuelle Halluzinationen*
1.3.3	Visuelle Pseudohalluzinationen*
1.4	**Visuelle Fragmentierung**
1.4.1	Objekt-Fragmentierung
1.4.2	Auseinanderbrechen einer Szene
1.4.3	Fesselung der Aufmerksamkeit durch isolierte Details
1.5	**Desorganisation oder gestörte Objektstabilität**
1.5.1	Auflösung der Objektkonturen
1.5.2	Verlust der Wahrnehmungsstabilität (Fluidität oder Kontamination)
1.6	**Veränderung der Qualität, Größe oder Form visueller Wahrnehmungsgehalte**
1.6.1	Veränderung der Farbe visueller Wahrnehmungen
1.6.2	Mikro- und Makropsie
1.6.3	Dysmegalopsie
1.6.4	Metamorphopsie
1.6.5	Andere Störungen
1.7	**Störungen der Wahrnehmungen von Entfernungen oder der räumlichen Lage von Objekten**
1.7.1	Objekte erscheinen näher oder weiter weg*
1.7.2	Störung der relativen räumlichen Verhältnisse (Juxtaposition) von Objekten
1.7.3	Allgemeine Störungen der Einschätzung von Entfernungen

1	Raum und Objekte
1.8	**Verzerrtes Raumerleben**
1.8.1	Verminderte perspektivische Orientierung
1.8.2	Verlust topografischer Orientierung
1.8.3	Verlust der räumlichen Integrität oder Struktur
1.8.4	Verlust der Dimensionalität
1.8.5	Erfahrung eines unendlichen Raums
1.8.6	Umkehrung des Gestalt-/Hintergrund-Verhältnisses
1.8.7	Affektive Erfahrung des Raums*
1.9	**Abnorme Intensität oder Persistenz akustischer Wahrnehmungen**
1.9.1	Überempfindlichkeit gegenüber akustischen Wahrnehmungen*
1.9.2	Unterempfindlichkeit gegenüber akustischen Wahrnehmungen*
1.9.3	Gesteigerte Wahrnehmung akustischer Hintergrundempfindungen
1.9.4	Wiederholung oder ungewöhnlich langes Anhalten akustischer Reize
1.10	**Störungen, die die Veridikalität (Richtigkeit) akustischer Wahrnehmungen umfassen***
1.10.1	Akustische Illusionen*
1.10.2	Akustische Halluzinationen*
1.10.3	Akustische Pseudohalluzinationen*
1.11	**Andere Veränderungen der Qualität akustischer Wahrnehmungen**
1.12	**Probleme beim Lokalisieren von Geräuschen**
1.13	**Störungen anderer Sinne***
1.13.1	Taktile Störungen*
1.13.2	Gustatorische Störungen*
1.13.3	Olfaktorische Störungen*
1.14	**Synästhesie oder in ungewöhnlicher Weise gleichzeitig auftretende Wahrnehmungen***
1.15	**Abspaltung oder Isolation sensorischer Wahrnehmungen**
1.16	**Störungen beim Erkennen oder Identifizieren eines Wahrnehmungsobjektes**
1.17	**Verlust der Grenzen mit oder der Abgrenzung von der physischen Welt**
2	**Zeit und Ereignisse**
2.1	**Die Zeit oder Bewegungen scheinen ihre Geschwindigkeit zu ändern**
2.1.1	Die Zeit oder Bewegungen scheinen beschleunigt zu sein*

2	**Zeit und Ereignisse**
2.1.2	Die Zeit oder Bewegungen scheinen verlangsamt zu sein*
2.1.3	Die Zeit oder Bewegungen scheinen (irgendwie) sowohl beschleunigt als auch verlangsamt zu sein
2.2	**Diskrepanz zwischen innerer und äußerer Zeit***
2.2.1	Die innere Zeit scheint langsamer zu sein als die Weltzeit*
2.2.2	Die innere Zeit scheint schneller zu sein als die Weltzeit*
2.3	**Unterbrechung der dynamischen Zeitorganisation**
2.3.1	Die Zeit fühlt sich an, als wäre sie vollständig stehen geblieben, statisch, unendlich, verschwunden
2.3.2	Zeit als zusammenhanglos oder fragmentiert
2.3.3	Desorientierung in der Zeit
2.3.4	Sich auf den gegenwärtigen Moment beschränkt oder darin isoliert fühlen
2.3.5	Verschiedene bizarre Zeiterfahrungen
2.4	**Beeinträchtigung der Antizipation**
2.4.1	Andauernde Antizipation
2.4.2	Fortwährendes Gefühl des Überraschtseins aufgrund der Unfähigkeit, zukünftige Ereignisse zu antizipieren
2.4.3	Das Gefühl, dass »alles passieren könnte«
2.4.4	Kollabieren der Protention (Zukunftsbezogenheit)
2.5	**Gestörtes Bewusstsein der erwarteten Zukunft***
2.5.1	Die Zukunft scheint nicht zu existieren*
2.5.2	Die Zukunft erscheint unwichtig oder irrelevant*
2.5.3	Die Zukunft erscheint bedrohlich*
2.5.4	Vorahnungen*
2.6	**Gestörtes Erleben von Erinnerungen oder der Vergangenheit**
2.6.1	Die Vergangenheit erscheint abgeschnitten*
2.6.2	Die Vergangenheit erscheint unbestimmt oder undeutlich*
2.6.3	Die Vergangenheit verschwindet oder scheint nicht existent zu sein*
2.6.4	Die Vergangenheit erscheint beschleunigt*
2.6.5	Die Vergangenheit erscheint verlangsamt*
2.6.6	Aufdringlichkeit der Vergangenheit*
2.6.7	Aushöhlung der Unterscheidung zwischen Vergangenheit und Gegenwart*
2.6.8	Die Vergangenheit erscheint unzusammenhängend

3	**Andere Personen**
3.1	**Mangel an sozialem Verstehen oder zwischenmenschlicher Abstimmung (Hypoattunement)**
3.1.1	Verlust des sozialen Common Sense
3.1.2	Leiblicher/propriozeptiver Verlust der Abstimmung
3.1.3	Spezifische Schwierigkeiten im Verständnis nonverbaler Kommunikation
3.2	**Das Gefühl, von anderen entfernt zu sein***
3.3	**Entfremdete/intellektuelle Strategien, um andere zu verstehen**
3.3.1	Entfremdetes, eingehendes Untersuchen des Verhaltens anderer
3.3.2	Algorithmischer Ansatz für soziales Verstehen/soziale Interaktionen
3.4	**Minderwertigkeitsgefühl, Kritik oder Misstrauen im Verhältnis zu anderen***
3.4.1	Selbstunsicherheit, Selbstkritik*
3.4.2	Soziale Paranoia oder soziale Phobie*
3.4.3	Tiefgreifendes Misstrauen gegenüber anderen*
3.5	**Pein oder Leiden aufgrund allgemeiner sozialer Unsicherheit**
3.6	**Beeinträchtigung durch Stimmen***
3.7	**Störung der Selbst-Anderer-Demarkation**
3.7.1	Übermäßige Einstimmung (hyperattunement)
3.7.2	Ungewöhnliche Formen der Einflussnahme auf andere
3.7.3	Pathologische Offenheit
3.7.4	Eindruck, kontrolliert zu werden
3.7.5	Verschmelzende oder fließende psychologische Grenzen
3.7.6	Universelles Verschmelzen mit anderen*
3.7.7	Unsichere persönliche Identität/persönliche Einstellungen*
3.7.8	Unsichere psychische Grenzen
3.7.9	Das Gefühl, nachgeahmt zu werden
3.8	**Schwierigkeiten im Blickverhalten**
3.8.1	Aufdringlichkeit des Blicks der anderen
3.8.2	Das Gefühl der Aufdeckung durch die eigenen Augen
3.8.3	Aufdringlichkeit des eigenen Blicks
3.8.4	Entmenschlichung der Augen anderer
3.8.5	Augen als kosmische Portale
3.8.6	Unspezifisches Unbehagen im Blickverhalten

5 EAWE: Examination of Anomalous World Experience

3	Andere Personen
3.9	**Depersonalisierung anderer**
3.9.1	Menschen scheinen tot zu sein*
3.9.2	Menschen erscheinen unwirklich/falsch/wie eine Illusion
3.9.3	Menschen wirken mechanisch
3.10	**Personen sind durch ein einziges Merkmal bestimmt**
3.11	**Erhöhte Intensität, Lebendigkeit oder Wirklichkeit anderer***
3.12	**Qualitative Veränderungen des Erscheinungsbilds anderer**
3.12.1	Menschen wirken seltsam vertraut
3.12.2	Menschen wirken seltsam unvertraut
3.12.3	Menschen erscheinen verkleidet*
3.12.4	Menschen erscheinen seltsam bedrohlich*
3.12.5	Allgemeine/unspezifische Veränderungen im körperlichen Erscheinungsbild anderer
3.13	**Menschen scheinen etwas Besonderes oder Ungewöhnliches (jenseits des Offensichtlichen) zu kommunizieren**
3.13.1	Paranoide Bedeutsamkeit*
3.13.2	Grandiose Bedeutsamkeit*
3.13.3	Metaphysische Bedeutsamkeit
3.13.4	Unbekannte/nicht feststellbare Bedeutsamkeit
3.14	**Anomale Verhaltensweisen oder Einstellungen gegenüber anderen**
3.14.1	Aktiver Rückzug*
3.14.2	Opponierendes/sich auflehnendes Verhalten*
3.14.3	Soziale Enthemmung*
3.14.4	Zwanghaftes Bedürfnis nach zwischenmenschlicher Harmonie*
3.14.5	Extreme Anpassung
3.14.6	Zwanghafte Clownerie/Belustigung anderer*
4	**Sprache**
4.1	**Grundlegende Störungen des üblichen Sprachverständnisses**
4.1.1	Dissoziation von Bedeutungen und sprachlichen Lauten
4.1.2	Abgelenktsein durch semantische Möglichkeiten
4.1.3	Durch einzelne Wörter abgelenkt sein
4.1.4	Unspezifische Verständnisschwierigkeiten

4	**Sprache**
4.2	**Schwierigkeiten, emotionale/expressive Aspekte von Sprache zu verstehen***
4.3	**Spezifische Veränderungen der gewöhnlichen Anmutung oder Bedeutung von Wörtern**
4.3.1	Fokussierung auf den Klang oder das Erscheinungsbild von Wörtern oder Sätzen*
4.3.2	Eigenwillige semantische Bestimmungen im Ausgang von Signifikanten oder Wortfragmenten
4.3.3	Wörter erscheinen beliebig/unsinnig
4.3.4	Wörter oder Sprache erscheinen lebendig, quasi-physisch, seltsam mächtig
4.3.5	Egozentrische sprachliche Bezugnahme
4.4	**Unkonventionelle Wortwahl, Grammatik, eigenwilliger Tonfall oder kryptische Redeweise**
4.4.1	Rätselhafte, telegraphisch anmutende oder ungrammatische Sprechweise
4.4.2	Inventarwörter
4.4.3	Erfundene Wörter(Neologismen) oder ungewöhnliche Wortverwendungen
4.4.4	Manierismen und gestelzte Sprache
4.5	**Gestörter Redefluss**
4.5.1	Nichtverfügbarkeit von Wörtern
4.5.2	Unfokussierte oder ungeordnete Gedanken verhindern den verbalen Ausdruck
4.5.3	Missverhältnis zwischen intendiertem und tatsächlichem Ausdruck
4.6	**Störung der Relevanz**
4.6.1	Inkohärenz*
4.6.2	Danebenreden
4.7	**Störung des sprachlichen Engagements oder der Zielstrebigkeit**
4.7.1	Aprosodie (Fehlen emotionaler Intonation)*
4.7.2	Echolalie
4.7.3	Sprache scheint eine autonome Qualität zu haben
4.8	**Ungewöhnliches Erleben von Abstraktem und Konkretem**
4.8.1	Schwierigkeiten mit oder Abneigung gegenüber abstrakten oder allgemeinen Begriffen
4.8.2	Abstrakte Sachverhalte werden in ungewöhnlich konkreter Terminologie wiedergegeben
4.8.3	Spezifische oder konkrete Bedeutungen, die in ungewöhnlich abstrakter oder allgemeiner Terminologie wiedergegeben werden

5 EAWE: Examination of Anomalous World Experience

4	**Sprache**
4.8.4	Übermäßig abstrakte oder vage Redeweise
4.9	**Unbeschreiblichkeit: Sprache wird als unzulänglich empfunden, um etwas zu beschreiben oder auszudrücken (kann dazu verleiten, nichts zu sagen)**
4.9.1	Sprache ist unzureichend, um ungewöhnliche Erfahrungen auszudrücken*
4.9.2	Allgemeines Gefühl der Unzulänglichkeit von Sprache
4.10	**Entfremdung von Selbstbeschreibungen**
5	**Atmosphäre**
5.1	**Derealisation der Welt**
5.1.1	Gefühl des Entfernt- oder Abgeschnittenseins (Glasscheibengefühl)*
5.1.2	Verminderte Intensität oder Substanzialität*
5.1.3	Deanimation*
5.1.4	Falschheit
5.1.5	Verlust von Handlungsanreizen*
5.1.6	Statische Qualität, Starre oder krankhafter Intellektualismus
5.1.7	Unspezifische/sonstige Derealisation*
5.2	**Verlust der Aufforderungscharaktere**
5.3	**Leblose Dinge scheinen lebendig zu sein oder Absichten zu haben***
5.4	**Gesteigerte Intensität oder Hyperrealisation***
5.5	**Déjà-vu-Erlebnisse**
5.6	**Jamais-vu-Erlebnisse**
5.7	**Ratlosigkeit**
5.7.1	Verwechslung verschiedener Bereiche der Erfahrung
5.7.2	Beeinträchtigung durch Irreales
5.7.3	Die Welt wird als inkohärent und orientierungslos erfahren
5.7.4	Verwirrendes, übermäßiges Bewusstsein der impliziten Dimension
5.8	**Bedeutung wird auf ungewöhnliche Weise zugeschrieben oder wahrgenommen**
5.8.1	Bedeutungen, die dem Objekt vom Subjekt auferlegt werden
5.8.2	Dem Objekt innewohnende Bedeutung
5.8.3	Wuchern von Bedeutungen ausgehend von Objekten
5.9	**Anomale Formen von Bedeutung**
5.9.1	Physische oder buchstäbliche Instanziierung abstrakter Bedeutungen

5.4 EAWE Itemliste

5	Atmosphäre
5.9.2	Ungewöhnliche Klassifikationen
5.10	**Intensiviertes Bewusstsein für Muster und Tendenzen***
5.11	**Ungewöhnliches Gespür für Kausalzusammenhänge**
5.11.1	Handlungen oder Ereignisse scheinen von einer äußeren Kraft oder einem verborgenen Willen gesteuert zu werden
5.11.2	Handlungen oder Ereignisse erscheinen vorherbestimmt oder geplant
5.12	**Auf alles bezogenes Selbsterleben/ontologische »Paranoia«**
5.13	**Verminderte ontologische Unabhängigkeit der erlebten Welt/Subjektivismus**
5.13.1	Subjektivismus/Solipsimus
5.13.2	Doppelte Buchführung
5.13.3	Beeinflussung der physischen Realität
5.13.4	Pseudobewegungen von Objekten/ Personen
5.14	**Gefühl der Offenbarung oder apophäne Stimmung**
5.14.1	Unheimliches Gefühl von Eigentümlichkeit
5.14.2	Selbstbezüglichkeit
5.14.2.a	Paranoide Bedeutsamkeit*
5.14.2.b	Grandiose Bedeutsamkeit
5.14.2.c	Metaphysische Bedeutsamkeit
5.14.2.d	Unbekannte/nicht festzustellende Bedeutsamkeit
5.14.3	Nicht spezifizierbare Fremdartigkeit
5.15	**Quasi-mystische Erfahrungen**
5.15.1	Mystische Vereinigung mit der Welt*
5.15.2	Bloßes Dasein
5.16	**Das Erleben oder die Vorahnung des Weltuntergangs**
5.17	**Ungewöhnliche Veränderungen der Stimmung oder des Affekts**
5.17.1	Gefühl der Leere, Taubheit oder Gleichgültigkeit, Fehlen spontaner Ansprechbarkeit auf die Welt*
5.17.2	Gefühl der emotionalen Blockade*
5.17.3	Durchdringende, namenlose Vernichtungsangst*
5.17.4	Grundlegende Gereiztheit, Unruhe, Wut (nicht-emotionale Dysphorie)*
5.17.5	Distanzierte Euphorie
5.17.6	Verzweiflung, Demoralisierung, Hoffnungslosigkeit*

5	**Atmosphäre**
5.17.7	Veränderte Konstanz von Stimmungen*
5.17.7.a	Stimmungen oder Emotionen dauern ungewöhnlich lange an*
5.17.7.b	Stimmungen oder Emotionen sind ungewöhnlich schwankend*
5.17.8	Missverhältnis von Stimmungen oder Emotionen
5.17.8.a	Unpassende Stimmung oder Emotion angesichts einer gegenwärtigen Situation
5.17.8.b	Stimmungen oder Emotionen stehen miteinander im Widerspruch
6	**Existenzielle Orientierung**
6.1	**Ablehnung der Gesellschaft oder von Konventionen**
6.1.1	Abneigung gegenüber der menschlichen Gesellschaft
6.1.2	Antagonomie
6.1.3	Idionomie
6.2	**Extreme Gleichgültigkeit oder Offenheit**
6.2.1	Gleichgültige oder unbekümmerte Haltung, Sorglosigkeit
6.2.2	Gedankliche Freiheit/alles ist möglich
6.3	**Durchdringender Zweifel, Skepsis oder Neugierde gegenüber dem Offensichtlichen/ als selbstverständlich Erachteten**
6.4	**Absolute Gewissheit**
6.5	**Das Gefühl, etwas Besonderes oder überlegen zu sein**
6.5.1	Gefühl außergewöhnlicher Einsichten*
6.5.2	Messianische Verpflichtungen*
6.5.3	Intellektuelle/spirituelle Grandiosität
6.6	**Unmögliche Verantwortung oder Schuld***
6.7	**Gefühl des Freiheits- oder Identitätsverlustes**
6.8	**Einhaltung abstrakter, intellektualistischer und/oder selbstgesetzter Regeln**
6.9	**Existenzielle oder intellektuelle Veränderungen***
6.10	**Gefühl von Zentralität**
6.11	**Dezentrierung des Selbst im Verhältnis zum Universum**

Stichwortverzeichnis

A

Affekt 17, 20, 29, 72, 170, 205
- Affektstörung 23, 31, 80, 90, 135
- Blockade, affektive 205
- Fehlen spontaner Ansprechbarkeit 205

Affekt, siehe auch Stimmung 17
»Als-ob«-Qualität. 61, 84, 86, 93, 101, 145
Alter 63, 87
Ambivalenz 29, 71, 89
Angst 22, 75, 89, 99, 161, 174, 180, 208
- ontologische 75, 90, 204 f.
- Panikattacke 88, 191, 202
- paranoide 89, 124
- paranoide, siehe auch Paranoia 89
- phobische 89
- soziale 76, 81, 89, 169, 177, 199, 213
- Vernichtungsangst 205

Anhedonie 31, 91
Animismus 176, 183, 194
Anpassung, extreme 180
Anpassung, extreme, siehe auch Demarkation, Störungen der, Einstimmung, übermäßige (Hyperattunement) 180
Antagonomie 179, 209
Antizipation 157
- andauernde 161
- Beeinträchtigung der 161
- Das Gefühl, dass »alles passieren könnte« 162
- Überraschtsein, fortwährendes 162

Antizipation, siehe auch Protention 157
Antrieb 17, 26, 31, 48, 54
Apathie 31, 81, 92, 163
Appersonierung 25
Aprosodie (Fehlen emotionaler Intonation) 187
Assoziation 22, 181, 186
Atmosphäre 18, 133, 190
Aufforderungscharakter 39, 143, 193
Aufmerksamkeit 41, 47, 49 f., 59, 61, 83, 98, 146, 152, 194, 198
- Aufmerksamkeitsstörung 31, 73, 90

Ausdruck, sprachlicher 53, 180

- Abstrakte Terminologie für konkrete Bedeutungen 188
- Autonome Qualität von Sprache 187
- Inventarwörter 184
- Manierismen 185
- Missverhältnis zwischen intendiertem und tatsächlichem Ausdruck 29, 74
- Nichtverfügbarkeit von Wörtern 185
- Redeweise, abstrakte 189
- Schwierigkeiten, emotionale oder expressive Aspekte von Sprache zu verstehen 182
- Sprechweise, rätselhafte 184
- Störung der expressiven Sprachfunktion 74
- Tonfall 180, 182
- Unbeschreiblichkeit von Erfahrungen 59, 190, 202
- Unfokussierte Gedanken als Ausdruckshindernis 185
- Ungewöhnlich konkrete Terminologie für abstrakte Sachverhalte 188, 198

Ausdruck, sprachlicher, siehe auch Spracherleben; Sprachfluss; Sprachverständnis 53
Ausdrucksform, existenzielle 40, 54, 62
Auswertung 18, 64, 116
Autismus, schizophrener 22, 26, 33, 58, 76
Automatose-Syndrom 97

B

Basissymptom 17, 30, 59
Bedeutsamkeit
- Bewusstsein für Muster und Tendenzen 198
- grandiose 178, 202
- grandiose, siehe auch Solipsismus, Grandiosität, solipsistische 202
- Klassifikationen, ungewöhnliche 188, 198
- metaphysische 100, 178, 202, 213
- nicht festzustellende 178, 203

227

- Objekten innewohnende Bedeutungen 197
- paranoide 178, 202
- paranoide, siehe auch Paranoia 178
- Physische Instanziierung abstrakter Bedeutungen 198
- Wuchern von Objektbedeutungen 197
- Zwang, Objekten Bedeutungen aufzuerlegen 196

Bewegungsstörungen 98
- Bewegungsblockaden 97
- Desautomatisierung von Bewegung 97
- Interferenz, motorische 97
- Lähmung, motorische 97
- Mimetisches Erleben 98
- Pseudobewegungen des Körpers 97

Bewertung 64, 109, 111, 141
Bewertungssystem, operationalisiertes 133
Bewusstsein 13, 20, 41, 53
- Gegebenheit des 75
- Transparenz des 13, 23, 65, 75, 91, 125

Bewusstseinsstrom 12
- Handlungsbewusstsein, diskontinuierliches 74, 121
- Unfähigkeit zur Unterscheidung von Modalitäten der Intentionalität 72, 195
- Verräumlichung der Erfahrung 71, 78, 84

Beziehungsaufbau 61 f., 139
Bipolare Störung 58, 134 f.
Blickkrampf 97
Blickverhalten 28, 45 f., 53, 89, 174
- Aufdeckung durch die eigenen Augen 174
- Aufdringlichkeit des Blicks der anderen 173
- Aufdringlichkeit des eigenen Blicks 174
- Augen als kosmische Portale 174
- Entmenschlichung der Augen anderer 174

Blockadegefühl 90
Bonner Skala für die Beurteilung von Basissymptomen (BSABS) 17, 30, 131, 134
Buchführung, doppelte 201

C

Clownerie, zwanghafte 180
Coenästhesien 25, 38, 49, 96, 126
Common Sense 200, 209
- Verlust des 17, 28, 32, 51, 69, 83, 88 f., 124, 196
- Verlust des sozialen Common Sense 167

Cotard-Syndrom 175

D

Danebenreden 187
Deanimation 82, 175, 192
Déjà-vu-Erlebnis 160, 165, 176, 194
Demarkation, Störungen der 23, 96, 173
- Eindruck, kontrolliert zu werden 171
- Eindruck, kontrolliert zu werden, siehe auch Fremdbeeinflussung 171
- Einflussnahme auf andere 171
- Einstimmung, übermäßige (hyperattunement) 170
- Einstimmung, übermäßige (hyperattunement), siehe auch Anpassung, extreme 170
- Gefühl, nachgeahmt zu werden 173, 201
- Offenheit, pathologische 171
- Personale Identität, unsichere 172
- Physische Grenzen, unsichere 172
- Universelles Verschmelzen mit anderen 172, 203
- Verschmelzende oder fließende psychologische Grenzen 172
- Verschmelzung mit dem Anderen 23, 98
- Verschmelzung mit dem eigenen Spiegelbild 99
- Verschmelzung mit dem eigenen Spiegelbild, siehe auch Spiegelbild 99

Demarkation, Störungen der, siehe auch Transitivismus 96
Demoralisierung 206
Denken 13, 17, 24, 41 f., 49, 70, 83, 186, 197
- Störung der Initiative oder Intentionalität des 72
- Verräumlichung des 14

Denken, siehe auch Kognition 42
Denkinitiative 72
Depersonalisation 20, 23, 42, 46, 81, 94
- dissoziative 86, 123
- melancholiforme 80, 122
- somatische 85, 95 f., 126

Depression 22, 31, 48, 69, 76, 81, 92, 100, 134 f., 202, 209
Derealisation 46, 83, 88, 193
- Gefühl des Abgeschnittenseins (Glasscheibengefühl) 144, 191
- Qualität, statische 192
- Substanzialität, verminderte 191
- Verlust von Handlungsanreizen 192
- Verlust von Handlungsanreizen, siehe auch Aufforderungscharakter 192

Diagnoseinstrument 12, 15, 18, 58, 132, 134

228

Differenzialdiagnose 33, 135
disembodiment, siehe Entkörperung 20
Dissimulation 61
Dissoziation 31, 74, 80, 85
Distanz, phänomenologische 14, 23, 46, 70, 75, 77, 84, 121
Doppelgänger 86
DSM-5 17, 58, 132

E

Echolalie 24, 28, 187
Echopraxie 24, 28, 180
Empathie 166
Enthemmung, soziale 179
Entkörperung 20, 32, 38, 43, 48, 54
epoché 137
Erkrankung, somatische 139, 141
Erschöpfung 92, 125
Erstaufnahmepatienten 58
Erstaufnahmepatientin 30, 58
Erste-Person-Perspektive 13, 19, 66, 77
– verzerrte 79
Euphorie, distanzierte 206
Existenzielle Veränderung 17, 102, 208, 213
Existenzielle Veränderung, siehe auch Orientierung, existenzielle 17
Exploration 61, 63, 115, 132, 137, 140

F

Faktoranalyse 15, 142
Falschheit 101, 175, 192
Familienstudie 58, 65
Farbe 82, 122, 143, 147, 177
Farbe, siehe auch Wahrnehmung, visuelle, Farbveränderungen 82
Freiheit, gedankliche 162, 199, 210
Fremdartigkeit 66, 160, 203
Fremdbeeinflussung 24
Fremdbeeinflussung, siehe auch Demarkation, Störungen der, Eindruck, kontrolliert zu werden 24
Früherkennung 11, 18, 30

G

Gedächtnis 22, 120
– Gedächtnisverlust 161
– Kurzzeitgedächtnis, Störung des 73
– Leibgedächtnis 41, 51
Gedanke, siehe unter Denken; Kognition 65

Gegenwart 26, 53, 74, 121, 133, 160, 162, 165
Geometrismus 88, 192
Gereiztheit 206
Geschlechtswechsel 25, 87, 123
Gesprächsführung 116
Gewissheit, absolute 211
Gleichgültigkeit 22, 159, 162 f., 167, 179, 199, 204, 209
Grammatik 180, 184
Grübeln 13, 42, 69, 92, 118, 125
Grundstörung 22, 26, 33

H

Halluzination 11, 17, 22, 24, 32, 132, 138, 145, 153
Haltlosigkeit 76, 121
Harmoniebedürfnis, zwanghaftes 179
Hermeneutik 62, 113
Hoffnungslosigkeit 206
Homosexualität 87
Hyperautomatismus 51
Hyperrealisation 194
Hyperreflexivität 17, 26, 28, 32, 43, 51, 69, 78, 84, 86 f., 89, 123, 166, 196
Hypohedonie 81, 92, 125

I

ICD-10 17, 22, 43, 58, 132
Ich-Bewusstsein 24, 79
Ich-Spaltung 23, 85, 123
Ich-Störung 17, 25, 32
Identität 170, 172
– des Ich 23
– fehlende 58, 77, 79, 89, 121, 208
– Ich-Identität 25
– Identitätskonfusion 86, 123
– narrative 20
Idionomie 209
Immersion 26, 74
In-der-Welt-Sein 27, 32, 39, 49
Individualität, Verlust der 212
Initiative, verminderte 29, 91, 125
Inkohärenz, sprachliche 186
Intellektualismus, krankhafter 192
Intentionalität 13, 20, 22, 39, 72, 75, 120
Interrater-Reliabilität 65, 141
Intersubjektivität 30, 51, 200
Intersubjektivität, siehe auch Personen, andere 200
Interview, semi-strukturiert 12, 61, 65, 131, 137
Interviewtraining 12, 14, 64, 141
Introspektion 19, 72, 78, 83, 86

229

Ipseität 17, 19, 42, 66, 72, 75, 79, 133
Irrealität 195
Isolation, soziale 63, 76

J

Jamais-vu-Erlebnis 162, 176, 193 f.

K

Kausalzusammenhang 137, 199
- Steuerung von Handlungen durch äußere Kräfte 199
- Vorherbestimmung von Handlungen und Ereignissen 199

Kindheit 14, 51, 76, 113, 139
Kognition 13, 31, 39, 61
- Gedankenabreißen 24
- Gedankenausbreitung 25, 44
- Gedankendrängen 22, 67, 90, 118
- Gedankenecho, stummes 68, 118
- Gedankenenteignung 24, 66, 118
- Gedankeninterferenz 65, 68, 77, 118
- Gedankenlautwerden 70, 119
- Gedankensperrung 68, 118
- Gedankenübertragung 24
- Kognitionspsychologie 51

Kognition, siehe auch Denken 13
Konkretismus 31
Konventionen, Ablehnung von 209
Konzentrationsstörung 31
Körperkontakt, bedrohlicher 99, 128
Körperkontakt, bedrohlicher, siehe auch Leiberleben 128
Krankheitserleben 139

L

Lebensspanne 58, 63, 139
Lebensstil 89, 129
Lebenswelt 32, 131, 139, 190
Leiberleben 17, 25, 42, 48, 52, 127, 167, 170
- Desintegration, leibliche 95, 126
- Einheit, psychophysische 93
- Fehlpassung oder Spaltung, psychophysische 95, 126
- Morphologische Veränderungen 93, 125
- Spiegelphänomene 25, 94, 125
- Spiegelphänomene, siehe auch Demarkation, Störungen der, Verschmelzung mit dem eigenen Spiegelbild; Spiegelbild 25
- Verräumlichung von 96, 126

Leiblichkeit 30, 33, 54

M

Magische Ideen 102, 129
Major Depression, siehe Depression 92
Medikation 137
Meinhaftigkeit 14, 24, 32, 66, 75, 79, 121
Meinhaftigkeit, siehe auch Erste-Person-Perspektive 66
Melancholie 80, 92
Messianismus 209, 211
Metapher 60, 115, 136
Minderwertigkeitsgefühl 76, 89, 169 f.
Misstrauen 28, 31, 63, 169, 177
Morbidität 61
Motorik 23
Motorik, siehe auch unter Bewegungsstörungen 23

N

Negativismus 28, 179
Negativsymptom 18, 29, 48, 132
Neologismus 184
Neugierde 87, 168, 210
Neurokognition 137
Neurose 27
Neurowissenschaften 19, 30

O

Offenbarungsgefühl 199, 203, 211
Orientierung 132
- existenzielle 76, 102, 129, 138, 214
- existenzielle, siehe auch Existenzielle Veränderung 138
- Orientierungslosigkeit 196
- perspektivische 75, 78, 150
- topografische 150

P

Paranoia 21, 68, 87, 100, 135, 169
- ontologische 200
- soziale 169, 177, 199, 213
- soziale, siehe auch Angst, soziale 169
Paranoia, siehe auch Angst, paranoide 89
Parathymie 23
Pathogenese 14, 18, 26, 29, 33, 140
Pathologie 61, 116
Personen, andere 23, 31, 133, 166
- Bedrohlichkeit, seltsame 177
- Bestimmtsein durch ein einziges Merkmal 175

- Depersonalisierung anderer 175
- Gefühl des Entferntseins 167, 191
- Lebendigkeit, erhöhte 176
- mechanisch 175, 193, 212
- Menschen scheinen tot zu sein 175
- Menschen wirken verkleidet 176 f.
- Pseudobewegungen 201
- Rückzug, aktiver 28, 31, 33, 53, 179
- Selbstunsicherheit, Selbstkritik 169
- Unvertrautheit, seltsame 176
- Unwirklichkeit 175
- Verhalten, opponierendes 179
- Vertrautheit, seltsame 176

Personen, andere, siehe auch Demarkation, Störungen der; Intersubjektivität 170
Perspektivenübernahme 20, 52
Physiognomie 25, 82, 177
Position, exzentrische 40
Präsenz 42, 74, 98, 121
- verringerte 82, 91, 122
Präsenz, siehe auch Selbstgewahrsein, Selbstpräsenz 42
Prodromalphase 17, 24, 27, 30, 139
Propriozeption 60, 167
Protention 159, 163
- Kollabieren der 160, 162
Protention, siehe auch Antizipation; Retention 159
Psychiatrie 11, 20, 24, 29, 135
- phänomenologische, siehe Psychopathologie, phänomenologische 9
Psychodynamik 24, 138
Psychopathologie 20, 25, 116, 137, 141
- medizinisch-operationalistisches Modell der 13
- phänomenologische 26, 39, 137
Psychopharmakon 139
Psychose 23, 30, 64, 69, 109, 113, 117, 124, 139
- akute 17, 22, 25, 32, 53, 61, 134
- endogene 20

Q

Quasi-Mystik 157, 204
- Dasein, bloßes 204
- Vereinigung mit der Welt, mystische 203

R

Rationalismus, krankhafter 26, 88
Ratlosigkeit 68, 71, 80, 87, 124, 159, 196
Raum 120, 122 f., 133, 142
- egozentrischer 78
- Raumwahrnehmung, siehe Wahrnehmung, räumliche 146
- subjektiv gelebter 69

Realität 26, 61, 145, 153, 195, 201
- gemeinsame 50, 138, 175, 200
- Realitätsprüfung 82, 191
- Realitätssinn 200
- Realitätsstatus 144, 152, 214
- verborgene Dimensionen der 101, 128, 211

Regeln
- explizite 51, 168
- implizite 28, 196
- implizite, siehe auch Common Sense 28
- intellektualistische 213
- rigide 88

Reliabilität 15, 29, 61, 65
Resonanz 26, 81, 98, 127, 166
Retention 159, 161
Retention, siehe auch Gedächtnis; Protention 159
Reue, krankhafte 76

S

Scham 60, 76, 95, 115, 170, 205
Schizophrenie
- Formenkreis, schizophrener 18
- hebephrene 27
- latente 22
- Phänomenologie der 17, 30, 42
- residuale 58
- Schizophreniespektrum 20, 33, 59
Schizotype Störung 11, 22, 58, 134
Selbst
- basales 19
- Dezentrierung des Selbst im Verhältnis zum Universum 214
- gespaltenes 78
- introspektives und introspiziertes 78
- Kernselbst 19, 33
- minimales 19, 31, 42
- neuronales 19
- Selbststörung 12, 17, 20, 23, 25, 31, 42, 54, 58, 63, 75, 90, 110
- Selbstverlust 25, 32, 42, 45, 52
- Verräumlichung des 77
Selbstaffektion 33, 43, 54
Selbstbewusstsein 133
- basales 75
- reflexives 20
Selbstbezüglichkeit 202
Selbstentfremdung, siehe Depersonalisation 79
Selbsterhaltung 89

Selbsterleben, siehe Selbstgewahrsein 9
Selbstgewahrsein 15, 25, 33, 69, 121, 132 f.
- Beeinträchtigungen des 12, 57, 60, 100
- präreflexives 13, 19, 75
- Selbstempfinden 18, 42, 78
- Selbsterleben, vermindertes basales 29, 77, 86, 121
- Selbstpräsenz 17, 74
Selbstkonzept 20, 33
Selbstverständnis 62, 139
Selbstvertrauen 27, 53, 172
Selbstverwirklichung 89
Sexualität 63, 91, 99
Signifikant 60, 183
Signifikat 60
Sinneswahrnehmung 154, 204
- Abspaltung oder Isolation sensorischer Wahrnehmungen 156
- Störungen beim Erkennen oder Identifizieren eines Wahrnehmungsobjekts 156
- Störungen, gustatorische 155
- Störungen, olfaktorische 155
- Störungen, taktile 155
- Störungen, taktile, siehe auch Coenästhesien 155
- Synästhesie 156
- Verlust der Grenzen mit oder der Abgrenzung von der physischen Welt 156
Sinneswahrnehmung, siehe auch Wahrnehmung, akustische; Wahrnehmung, räumliche; Wahrnehmung, visuelle 154
Skepsis 209 f.
Solipsismus 195, 200
- »Als-ob«-Gefühl, dass die erfahrene Welt illusionär sei 101
- Eigenbezüglichkeit 100, 128
- Einsichten, außergewöhnliche 101, 128, 211
- Gefühl, das Erfahrungsfeld des Subjekts sei die alleinige Realität 101
- Grandiosität, solipsistische 102, 129, 212
- Grandiosität, solipsistische, siehe auch Bedeutsamkeit, grandiose 102
- Zentralität, Empfinden von 101, 128, 169, 199, 214
Sorglosigkeit 209
Sozialinterview 63
Spiegelbild 25, 29, 93, 99, 127, 173 f.
Spiegelbild, siehe auch Demarkation, Störungen der, Verschmelzung mit dem eigenen Spiegelbild; Leiberleben, Spiegelphänomene 174
Spontaneität 27, 48, 92
Spracherleben 184
- Bezugnahme, egozentrische 183
- Eigenwilligkeit, semantische 183 f.
- Fokussierung auf Klang oder Erscheinungsbild von Wörtern oder Sätzen 182
- Lebendigkeit von Wörtern oder Sprache 183
- Schwierigkeiten mit abstrakten Begriffen 188
- Selbstbeschreibungen, Entfremdung von 190
- Unsinnigkeitserleben von Wörtern 183
Spracherleben, siehe auch Ausdruck, sprachlicher 180
Sprachfluss 180
Sprachfluss, siehe auch Ausdruck, sprachlicher 180
Sprachverständnis 182
- Abgelenktsein durch semantische Möglichkeiten 181
- Ablenkung durch einzelne Wörter 181
- Dissoziation von Bedeutungen und sprachlichen Lauten 181
- Verständnisschwierigkeiten, unspezifische 182
state-Merkmal 31, 81, 92, 122, 125
Statistische Analyse 15, 64, 110
Stimmenhören 25, 170
Stimmung 80, 133, 190
- apophäne 161, 198, 201
- Beeinflussungsstimmung 99, 128
- Gefühl der Leere, Taubheit 205
- Missverhältnis zwischen Stimmung und Emotionen 207
- Veränderte Konstanz der 31, 43, 206
Stimmung, siehe auch Affekt; Atmosphäre; Wahn, Wahnstimmung 207
Stupor 28
Substanz, psychotrope 139

T

Theory of Mind 20, 51
trait-Merkmal 14, 31, 81, 92, 125
Transitivismus 25, 45, 49, 86, 99, 128
Transitivismus, siehe auch Demarkation, Störungen der 21

U

Unbekümmertheit, schizophrene 209

Unheimlichkeit 151, 173 f., 177, 190, 197, 202 f.
Unruhe 31, 159, 206
Unsicherheit 99, 124
- ontologische 52 f., 89, 124
- soziale 63, 89, 170
Unterlegenheitsgefühl 68, 76

V

Variation, imaginative 62
Verantwortung, unmögliche 204, 212
Vergangenheit 73, 159 f., 162, 166
- Aufdringlichkeit der 165
- Aushöhlung der Unterscheidung zwischen Vergangenheit und Gegenwart 165
- Beschleunigung der 165
- Gestörtes Erleben von Erinnerungen oder der Vergangenheit 164
- Unbestimmtheit oder Undeutlichkeit der Vergangenheit 164
- Vergangenheit erscheint abgeschnitten 164
- Vergangenheit erscheint unzusammenhängend 166
- Verlangsamung der 165
- Verschwinden der 164
Verkörperung 13, 19, 30, 38, 52
Verlust der natürlichen Selbstverständlichkeit, siehe Common Sense, Verlust des 87
Verstehen, soziales 20, 167
- algorithmisches 51, 168
- Enfremdete/intellektuelle Strategien 168
- Entfremdetes, eingehendes Untersuchen des Verhaltens anderer 168
- Leiblicher bzw. propriozeptiver Verlust der Abstimmung 167
- Mangel an zwischenmenschlicher Abstimmung (Hypoattunement) 166, 196
- Schwierigkeiten im Verständnis nonverbaler Kommunikation 167
Verstehen, soziales, siehe auch unter Personen, andere 20
Vertrautheit 51, 61, 177, 194
Verzweiflung 206
Vitalität 42, 175
- Ich-Vitalität 24
- Kontakt, vitaler 25
- verminderte 75, 80, 92, 125
Vorahnung 164, 178, 204
Vorhersagestudie 135
Vulnerabilität 11, 49, 132, 170

W

Wahn 17, 29, 44, 85, 123, 135, 195, 200
- Beeinflussungswahn 24, 32
- hypochondrischer 24
- Wahnideen 22
- Wahnstimmung 29, 53, 87, 99
- Wahnvorstellung 11, 132, 138
- Wahnwahrnehmung 197
Wahrnehmung, akustische 67, 69, 149, 154, 156
- Halluzinationen, akustische 32, 60, 70, 153
- Hintergrundempfindungen, akustische 152
- Illusionen, akustische 153
- Intensität oder Persistenz, abnorme 151
- Probleme beim Lokalisieren von Geräuschen 154
- Pseudohalluzinationen, akustische 154
- Überempfindlichkeit 151
- Unterempfindlichkeit 152
- Veridikalität, Störungen der 152
- Wiederholung oder ungewöhnlich langes Anhalten akustischer Reize 152
Wahrnehmung, räumliche 151
- affektive 151
- Dimensionalität, Verlust der 150
- Einschätzung von Entfernungen, Störung der 149
- Gestalt-/Hintergrund-Verhältnis, Umkehrung des 151
- Raum, unendlicher 150
- Störung der relativen räumlichen Verhältnisse (Juxtaposition) von Objekten 149
- Verlust der räumlichen Integrität oder Struktur 150, 196
Wahrnehmung, räumliche, siehe auch Orientierung; Raum 146
Wahrnehmung, visuelle 72, 148, 156, 183, 193
- Blindheit 144
- Details, isolierte 32, 83, 120, 146, 198, 202
- Details, isolierte, siehe auch Aufmerksamkeit, Aufmerksamkeitsstörung 72
- Dysmegalopsie 148
- Farbveränderungen 142, 147, 177
- Farbveränderungen, siehe auch Farbe 143
- Fragmentierung, visuelle 145
- Halluzinationen, visuelle 86, 123, 145
- Illusionen, visuelle 93, 125, 144
- Intensität der 82, 142 f.

Stichwortverzeichnis

- Metamorphopsie 148
- Mikro- und Makropsie 148
- Objekt-Fragmentierung 146
- Objektkonturen, Auflösung der 147
- Pseudohalluzinationen, visuelle 145
- Sehen, partielles 144
- Störungen der Veridikalität (Richtigkeit) 144
- Verschwommensehen 144
- Wahrnehmungsstabilität (Fluidität oder Kontamination), Verlust der 147
- Wiederauftreten oder Haften visueller Reize 143

Wahrnehmungsmodalität 73, 142
Weltanschauung 207, 213
Weltuntergang 24, 178, 204
Werte 100, 209, 213
Willenlosigkeit 48
Willensbeeinflussung 25
Wut 22, 206

Z

Zeiterleben 29, 73, 120, 152, 161
- bizarres 161
- Desorientierung im 160
- Diskrepanz zwischen innerer und äußerer Zeit 158
- Fragmentierung des 73, 159, 199
- Gegenwart, Beschränkung auf die 73, 160
- Geschwindigkeit, Veränderungen der 158
- statisches 159
- Zeit, gelebte 26
- Zeitorganisation, dynamische 158

Zeiterleben, siehe auch Vergangenheit; Zukunft 164
Zeitfluss 73, 80, 157, 159, 210
Zeitlichkeit 13, 133
Zukunft 164 f.
- Bedrohlichkeit der 163
- Inexistenz der 163
- Irrelevanz der 163
- Zukunftsorientierung, blockierte 73, 80, 121, 160

Zukunft, siehe auch Antizipation; Protention; Zeiterleben 160
Zwangsgedanken 69, 118
Zwangsgedanken, siehe auch Grübeln 68
Zweifel 210, 214